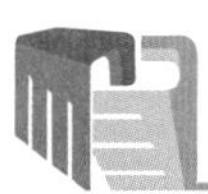

"十四五"职业教育国家规划教材

国家卫生健康委员会"十三五"规划教材

全 国 高 等 职 业 教 育 教 材

供护理、助产专业用

急危重症护理学

第 4 版

主　编　胡爱招　王明弘

副主编　邓　辉　杨凤琴　王福安　廖　毅

编　者（以姓氏笔画为序）

万紫旭（承德护理职业学院）

王明弘（吉林医药学院）

王福安（平顶山学院医学院）

邓　辉（重庆三峡医药高等专科学校）

庄丽娜（大连医科大学附属第一医院）

杨凤琴（江西医学高等专科学校）

闵小彦（温州医科大学附属第二医院）

胡爱招（金华职业技术学院医学院）

曾学燕（四川护理职业学院）

廖　毅（温州医科大学附属第二医院）

人民卫生出版社

图书在版编目（CIP）数据

急危重症护理学 / 胡爱招，王明弘主编 .—4 版
.—北京：人民卫生出版社，2018
ISBN 978-7-117-27192-9

Ⅰ. ①急… Ⅱ. ①胡…②王… Ⅲ. ①急性病 – 护理学 – 高等职业教育 – 教材②险症 – 护理学 – 高等职业教育 – 教材 Ⅳ. ①R472. 2

中国版本图书馆 CIP 数据核字（2018）第 247656 号

急危重症护理学
第 4 版

主　　编：胡爱招　王明弘
出版发行：人民卫生出版社（中继线 010-59780011）
地　　址：北京市朝阳区潘家园南里 19 号
邮　　编：100021
E - mail：pmph @ pmph.com
购书热线：010-59787592　010-59787584　010-65264830
印　　刷：北京汇林印务有限公司
经　　销：新华书店
开　　本：850 × 1168　1/16　**印张：**9　**插页：**8
字　　数：285 千字
版　　次：2001 年 3 月第 1 版　2018 年 12 月第 4 版
2024 年 7 月第 4 版第 14 次印刷（总第 55 次印刷）
标准书号：ISBN 978-7-117-27192-9
定　　价：38. 00 元

修订说明

高等职业教育三年制护理、助产专业全国规划教材源于原国家教育委员会“面向21世纪高等教育教学内容和课程体系改革”项目子课题研究，是由原卫生部教材办公室依据课题研究成果规划并组织全国高等医药院校专家编写的“面向21世纪课程教材”。本套教材是我国高等职业教育护理类专业第一套规划教材，第一轮于1999年出版，2005年和2012年分别启动第二轮和第三轮修订工作。其中《妇产科护理学》等核心课程教材列选“普通高等教育‘十五’‘十一五’国家级规划教材”和“‘十二五’‘十三五’‘十四五’职业教育国家规划教材”，为我国护理、助产专业人才培养做出卓越的贡献！

根据教育部和国家卫生健康委员会关于新时代职业教育和护理服务业人才培养相关文件精神要求，在全国卫生职业教育教学指导委员会指导下，组建了新一届教材建设评审委员会启动第四轮修订工作。新一轮修订以习近平新时代中国特色社会主义思想为指引，全面落实党的二十大精神进教材相关要求，坚持立德树人，对接新时代健康中国建设对护理、助产专业人才培养需求。

本轮修订的重点：

1. 秉承三基五性 对医学生而言，院校学习阶段的学习是一个打基础的过程。本轮教材修订工作秉承人民卫生出版社国家规划教材建设“三基五性”优良传统，在基本知识、基本理论、基本技能三个方面进一步强化夯实医学生基础。整套教材从顶层设计到选材用材均强调思想性、科学性、先进性、启发性、适用性。在思想性方面尤其突出新时代育人导向，各教材全面融入社会主义核心价值观，体现“敬佑生命、救死扶伤、甘于奉献、大爱无疆”的卫生与健康工作者精神，将政治素养和医德医技培养贯穿修订、编写及教材使用全过程。

2. 强化医教协同 本套教材评审委员会和编写团队进一步增加了临床一线护理专家，更加注重吸收护理业发展的新知识、新技术、新方法以及产教融合新成果。评委会在全国卫生职业教育教学指导委员会指导下，在加强顶层设计的同时注重指导各修订教材对接最新专业教学标准、职业标准和岗位规范要求，更新包括疾病临床治疗、慢病管理、社区护理、中医护理、母婴护理、老年护理、长期照护、康复促进、安宁疗护以及助产等在内的护士执业资格考试所要求的全部内容，力求使院校教育、毕业后教育和继续教育在内容上相互衔接，凸显本套教材的协同性、权威性和实用性。

3. 注重人文实践 护理工作的服务对象是人，护理学本质上是一门人学，而且是一门实践性很强的科学。第四轮修订坚持以学生为本，以人的健康为中心，注重人文实践。各教材围绕护理、助产专业人才培养目标，将知识、技能与情感、态度、价值观的培养有机结合，引导学生将教材中学到的理论、方法去观察病情、发现问题、解决问题，在加深学生对理论的认知、理解和增强解决未来临床实际问题的能力的同时，更加注重启发学生从心灵深处自悟、陶冶灵魂，从根本上领悟做人之道。

4. 体现融合创新 当前以信息技术、人工智能和新材料等为代表的新一轮科技革命迅猛发展，包括护理学在内的多个学科呈深度交叉融合。本套教材的修订与时俱进，主动适应大数据、云计算和移动通讯等新技术新手段新方法在卫生健康和职业教育领域的广泛应用，体现卫生健康及职业教育与新技术的融合成果，创新教材呈献形式。除传统的纸质教材外，本套教材融合了数字资源，所选素材主题鲜明、内容实用、形式活泼，拉近学生与理论课和临床实践的距离。通过扫描教材随文二维码，线上与线下的联动，激发学生学习兴趣和求知欲，增强教材的育人育才效果。

全套教材包括主教材、配套教材及数字融合资源，分职业基础模块、职业技能模块、人文社科模块、能力拓展模块、临床实践模块5个模块，共47种教材，其中修订39种，新编8种，供护理、助产2个专业选用。

教 材 目 录

序号	教材名称	版次	所供专业	配套教材
1	人体形态与结构	第 2 版	护理、助产	√
2	生物化学	第 2 版	护理、助产	√
3	生理学	第 2 版	护理、助产	√
4	病原生物与免疫学	第 4 版	护理、助产	√
5	病理学与病理生理学	第 4 版	护理、助产	√
6	正常人体结构	第 4 版	护理、助产	√
7	正常人体功能	第 4 版	护理、助产	
8	疾病学基础	第 2 版	护理、助产	
9	护用药理学	第 4 版	护理、助产	√
10	护理学导论	第 4 版	护理、助产	
11	健康评估	第 4 版	护理、助产	√
12	基础护理学	第 4 版	护理、助产	√
13	内科护理学	第 4 版	护理、助产	√
14	外科护理学	第 4 版	护理、助产	√
15	儿科护理学	第 4 版	护理、助产	√
16	妇产科护理学	第 4 版	护理	
17	眼耳鼻咽喉口腔科护理学	第 4 版	护理、助产	√
18	母婴护理学	第 3 版	护理	
19	儿童护理学	第 3 版	护理	
20	成人护理学(上册)	第 3 版	护理	
21	成人护理学(下册)	第 3 版	护理	
22	老年护理学	第 4 版	护理、助产	
23	中医护理学	第 4 版	护理、助产	√
24	营养与膳食	第 4 版	护理、助产	
25	社区护理学	第 4 版	护理、助产	
26	康复护理学基础	第 2 版	护理、助产	
27	精神科护理学	第 4 版	护理、助产	
28	急危重症护理学	第 4 版	护理、助产	

续表

序号	教材名称	版次	所供专业	配套教材
29	妇科护理学	第 2 版	助产	√
30	助产学	第 2 版	助产	
31	优生优育与母婴保健	第 2 版	助产	
32	护理心理学基础	第 3 版	护理、助产	
33	护理伦理与法律法规	第 2 版	护理、助产	
34	护理礼仪与人际沟通	第 2 版	护理、助产	
35	护理管理学基础	第 2 版	护理、助产	
36	护理研究基础	第 2 版	护理、助产	
37	传染病护理	第 2 版	护理、助产	√
38	护理综合实训	第 2 版	护理、助产	
39	助产综合实训	第 2 版	助产	
40	急救护理学	第 1 版	护理、助产	
41	预防医学概论	第 1 版	护理、助产	
42	护理美学基础	第 1 版	护理	
43	数理基础	第 1 版	助产、护理	
44	化学基础	第 1 版	助产、护理	
45	信息技术与文献检索	第 1 版	助产、护理	
46	职业规划与就业指导	第 1 版	助产、护理	
47	老年健康照护与促进	第 1 版	护理、助产	

全国高等职业教育护理、助产专业
第四届教材评审委员会

数字内容编者名单

主　编　胡爱招　王明弘

副主编　邓　辉　杨凤琴　王福安　廖　毅

编　者（以姓氏笔画为序）

万紫旭（承德护理职业学院）
王明弘（吉林医药学院）
王福安（平顶山学院医学院）
邓　辉（重庆三峡医药高等专科学校）
庄丽娜（大连医科大学附属第一医院）
杨凤琴（江西医学高等专科学校）
闵小彦（温州医科大学附属第二医院）
胡爱招（金华职业技术学院医学院）
曾学燕（四川护理职业学院）
廖　毅（温州医科大学附属第二医院）

主编简介与寄语

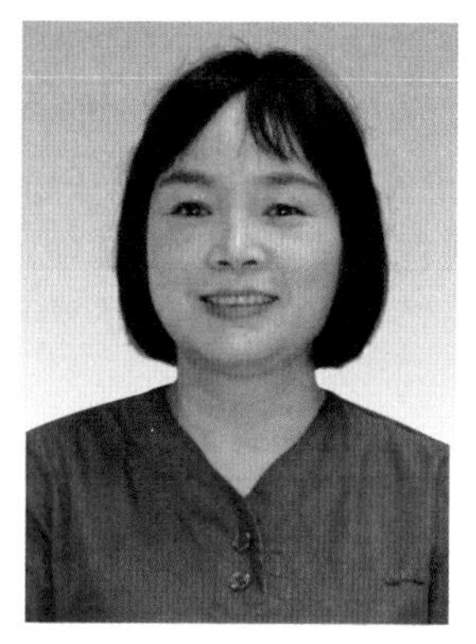

胡爱招，教授。金华职业技术学院医学院护理专业教师。从事临床护理12年、护理教学18年，主要承担成人护理、外科护理、急危重症护理等课程的教学，是国家精品课程、国家精品资源共享课程（爱课程网）和国家精品在线开放课程（人卫慕课）《急危重症护理》主持人。曾获"浙江省高校优秀教师""浙江省第四届高等学校教坛新秀""学校十佳教师""学生最喜欢的老师"称号，为浙江省高职高专护理专业带头人，获各类教学成果奖及教学优秀奖5项。完成各类课题10余项，发表论文20余篇，主编和参编国家级和省部级教材3部，多次参与教育部护理骨干教师培训工作。担任全国卫生职业教育教学指导委员会护理类专业教学指导委员会委员和护理专业教学指导委员会委员。

寄语：

"敬佑生命、救死扶伤、甘于奉献、大爱无疆"是医护人员的责任和精神，只有掌握各项急救知识和技能，树立"时间就是生命"的急救意识，有良好的团队合作能力，才能在危重症病人的抢救过程中与死亡拼速度，为病人赢得生的希望，减轻痛苦，不负人民对我们的期望。

主编简介与寄语

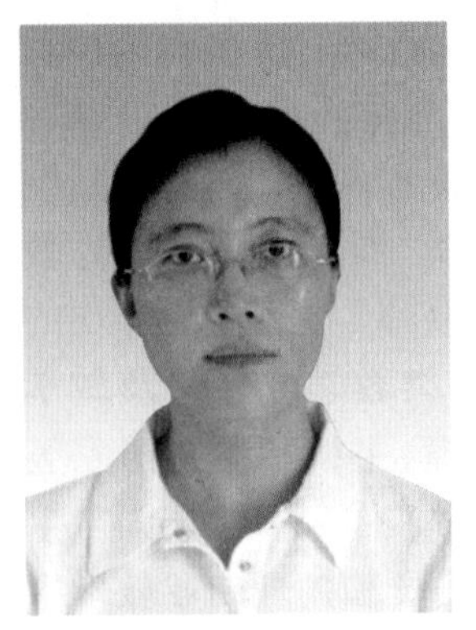

王明弘，副教授，吉林医药学院护理学院急危重症护理学教研室主任。吉林医药学院急危重症护理学A类在线课程负责人。主要从事急危重症护理学的教学研究，主持完成吉林省省级课题3项。发表学术论文30余篇，其中SCI收录1篇，中国核心期刊级别论文16篇；主编教材3部；获吉林省省级奖励4项。

寄语：

挽救病人生命、提高抢救成功率、促进病人康复、减少伤残率、提高生命质量是医学工作的重要任务。急危重症护理学以专业独特的逻辑性思维和临床护理工作方式服务于急危重症病人。

前　言

急危重症护理学是一门综合性、实践性很强的护理课程，其目的是通过学习急危重症护理的基本理论、基本技能，培养学生对危重症病人快速评估、正确决策和果断实施的急救意识和急救能力，能肩负起运用多学科知识、多团队协作挽救生命、减轻痛苦的神圣使命。为了贯彻落实党的二十大精神，随着医疗科技水平的飞速发展，急危重症护理的理念不断更新，急救技术、监护技术日新月异，教材编写不仅要紧跟岗位工作任务的不断变化，适应人才培养的新需求，还要在一定程度上引领行业的发展。鉴于此，我们在《急危重症护理学》第3版的基础上进行了更新和修订。

本教材的编写基于岗位任务，以危重症病人的救治流程为逻辑主线，以当前危重症临床护理工作岗位为单元，以案例为载体，创设情境开展教学，注重培养学生急救思维、急救意识和综合运用多学科知识处理各种急危重症的能力。

全书共分五章，重点介绍院前急救、急诊科救护、ICU监护和灾难救护的相关理论和技能。在教材编写形式上通过情景导入，以"救死扶伤"的救护理论、技术和"各系统功能监护"为主要教学内容，既避免了和其他课程的内容重复，又突出了多学科知识技能融会贯通这一重点，有利于提升学生综合性、整体性临床思维和能力。本书还增加了急危重症学科救护新理念、新进展等知识介绍，强化了教材的知识延展性。同时，本书利用现代信息技术，通过二维码链接图片、微课，方便学生的自主学习和教师的课堂教学改革。本课程教学大纲（参考）通过扫下面的二维码便可获取。

本教材在编写过程中充分体现了"医教协同"的理念，编者由来自临床一线的急诊科、ICU护理人员和高职护理院校资深的护理教师共同组成，相互取长补短，将行业的最新要求和标准融入教学的内容和形式，使本教材更具针对性和实操性。本教材供全国卫生职业教育高职高专院校护理、助产及其他医学专业学生使用，也可供医院的在职护士参考使用。

本教材的编写得到各参编单位领导和专家们的大力支持和帮助，在此深表谢意！由于水平有限，尚有疏漏和不妥之处，恳请广大读者指正。

教学大纲（参考）

胡爱招　王明弘
2023年10月

目　录

第一章　绪　论

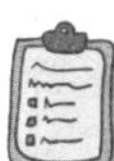

1. 掌握急危重症护理学的范畴、急诊医疗服务体系的概念。
2. 熟悉急危重症护理学的概念、急诊医疗服务体系的管理。
3. 了解急危重症护理学的发展简史、急危重症护士应具备的素质。

随着人类活动范围的不断扩大、生活节奏的加快、现代化程度的提高以及交通运输方式多样化，急危重症病人迅速增多，急危重症救护工作越来越受到重视。为了满足社会的服务需要，现代急诊医学、危重症医学以及急危重症护理学等应运而生，在挽救病人生命、提高抢救成功率、促进病人康复、减少伤残率、提高生命质量等方面发挥越来越重要的作用。

第一节　概　　述

急危重症护理学（emergency and critical nursing）是一门研究各类急性病、急性创伤、慢性病急性发作及危重病人抢救与护理的跨学科综合性应用学科。它以挽救病人生命、提高抢救成功率、促进病人康复、减少伤残率、提高生命质量为目标。

急危重症护理学与急诊医学及危重症医学同步建立和成长，既是护理学的重要组成部分，又是急诊医学、危重病医学的组成部分。随着医学学科的发展，急危重症护理学快速发展，在救治急危重症病人方面发挥了重要作用。在我国，它经历了急诊护理学、急救护理学、急危重症护理学等名称上的不断演变，其内涵也得到了极大拓展。

一、急危重症护理学的起源与发展

20 世纪 50 年代至 60 年代，欧美国家一些大的医疗中心相继建立重症监护治疗病房。1963 年，美国耶鲁大学的 New Haven Hospital 急诊科首次运用分诊技术。1966 年，美国颁布《公路安全法案》，规定要重视现场急救，并为此培训急救人员及非医务工作者的初级急救技术，取得较好效果。1968 年，美国麻省理工学院建立急诊医疗服务体系。1972 年，英国皇家护理学院（The Royal College of Nursing，RCN）A&E 护理团体（Accident & Emergency Nursing Group）成立，该团体的主要功能之一便是为 A&E 护士不断更新临床急救知识与技能，并由此形成当今急救护理课程的雏形。随着电子设备的发展，如心电示波器、电除颤器、人工呼吸机、血液透析机的出现并应用于临床，急救护理的理论和实践得到了

进一步发展。1975年5月,国际红十字会在前联邦德国召开了急救医疗会议,提出了急救事业国际化、国际互助和标准化方针,要求急救车装备必要的仪器,国际统一急救电话号码及重视交流急救经验。1979年,国际上正式承认急救医学是一门独立的医学学科,急救护理学也成为护理学中的一门重要学科。1983年,美国医学专业委员会确立麻醉、内科、外科和儿科四大医学专科中设立危重症医学专业。此后,急危重症护理在国际上迅猛发展,为急危重症病人提供最及时的救护,挽救了成千上万人的生命。

我国的急危重症护理工作,始于抗日战争和解放战争时期对伤员的战地初级救护和转运。20世纪50年代,我国按照前苏联模式开始在大中城市建立急救站;70年代开始建设心脏监护病房;80年代各医院相继成立急救中心。1980年10月,卫生部颁布《关于加强城市急救工作的意见》,要求根据条件加强急救工作。1983年,卫生部颁布《城市医院急诊室(科)建设方案》,该方案规定了急诊科的任务、急诊医疗工作的方向、组织和管理,以及急诊工作的规章制度。许多医院相继成立了急诊科、专科或综合监护病房,从此我国的急危重症护理步入正轨。

1986年11月,《中华人民共和国急救医疗法》颁布实施。此后,急救工作加快发展,设立全国统一呼叫号码为"120"。20世纪90年代以来,随着我国经济实力的增强和全社会对急危重症护理重要性认识的提高,由院前急救、急诊科、ICU构成的急诊医疗服务体系逐步建立健全,拥有了现代化的监护型救护车和灵敏的通讯工具,使抢救半径缩短至5km左右。1999年由我国54个民航医疗机构联合发起成立"中心民航机构管理委员会现代医学航空救援专业组",使航空急救做到"应急、就近、方便"。

目前,我国急诊医疗服务体系基本健全、急救网络逐步形成,全民急救意识普遍提高。急危重症护理学的内容和范畴不断拓展,在急诊医疗服务体系中显示出举足轻重的地位和作用。

二、急危重症护理学的研究范畴

急危重症护理学是急救医学和危重症医学的重要组成部分,随着医学的发展,研究范畴日益扩大,内容更加丰富。

1. 院前急救 是指急危重症病人进入医院前的救护,包括现场急救和途中监护两大任务。现场急救指在发病现场对病人进行初步救护,如复苏、止血、包扎、固定、解毒等的救护。途中监护指从发病现场转送到医院途中需要施行的监测及护理,为后续救治争取时机。

2. 急诊科救护 是指急诊科医护人员对急危重症病人实行集中式抢救、监护、留院观察。经急诊科处理后,部分病人治愈出院;部分病人住院继续治疗;部分病人需收入重症监护病房进一步救治。

3. 重症监护病房救护 是指受过专门训练的医护人员在配备先进急救设备和监护设备的重症监护病房,对危重症疾病病人,如心搏呼吸骤停、休克、昏迷、多器官功能衰竭、严重水电解质酸碱平衡紊乱、急性多发性创伤等病人进行全面监护及治疗。

4. 灾难救护 是指对自然灾难(如地震、洪水、旱灾、台风、海啸、雪崩、火山爆发、泥石流、虫害等)和人为灾难(如交通事故、化学中毒、放射性污染、战争、武装冲突等)所造成的人员伤害迅速有效地进行救治。

5. 急危重症护理教学、管理和科研 包括急危重症护士的技术业务培训、急救护理工作的管理、科学研究和情报交流等。

三、急危重症护理学的学科特点与要求

急危重症护理学是一门跨学科的综合性学科,涉及临床各专科的知识,以及综合运用能力的培养。抢救病人的过程中需要应用各临床专科技术和急救技术,其业务范围涉及甚广,工作性质与临床科室既紧密相连,又有其独立性和专业性。急危重症病人具有起病急、病情危重、变化快和病因复杂等特点,要求护士在最短时间内用最有效的方法对接诊病人做出初步判断,并给予紧急救护。这对急危重症护士提出了更高的素质要求。

1. 培养良好的职业道德 急危重症病人起病急、病情危重、变化快,要求急危重症护士具有强烈

的责任心，牢固树立“时间就是生命”的观念，高速度、高效率抢救病人的生命。还需要有不怕脏、不怕累、不怕危险的精神，在抢救灾害性事故病人时，还需要有献身精神。

2. 具有良好的管理协调能力 急危重症护士是各项救护措施的执行者，需要积极实施和配合各种急救操作，辅助抢救人员正确使用各种仪器，保证用药及时准确。无论是急危重症护士还是病人、医护人员、家属和对外的联系者，能否排除抢救护理的各种障碍，协调好各方面的关系，直接关系到抢救能否顺利开展。因此，急危重症护士必须具备良好的管理协调能力。

3. 掌握扎实的理论知识 急救所面对的病人常常有多种疾病共同存在，会涉及内、外、妇、儿等各专科疾病中的急性病、危重病，在工作中需要这些专业范畴的专业知识，同时还会涉及伦理学、社会学、心理学等方面的知识，这就要求护士不仅要有扎实的基础理论知识，还要善于将基础理论与各科知识相互联系，融会贯通，并将理论与实践结合，认真总结成功的经验和失败的教训，善于分析在抢救中遇到的各种问题，经过科学的思考，提高分析解决问题的能力。

4. 熟悉常用急救技术 对急诊病人的抢救，特别是大规模急危重伤病病人的抢救，是一个系统工程，要求各方面人员协同作战，所以对急救技术水平要求很高，必须准确到位。护士一定要熟练掌握急救技术，才能及时有效应用。

5. 具备健康的体魄和良好的心理素质 急危重症病人的病情危重、变化快，抢救工作紧张激烈，随时可能出现大批病人，要求急危重症护士具有充沛的精力，随时应对突发事件。同时，急危重症护士必须拥有强健的体魄和吃苦耐劳的精神。

第二节 急救医疗服务体系的组成与管理

一、急救医疗服务体系的组成

急救医疗服务体系（emergency medical service system，EMSS）是集院前急救、院内急诊科救护、重症监护室救护和各专科的“生命绿色通道”为一体的急救网络，即院前急救负责现场急救和途中救护，急诊科和ICU负责院内救护，这既适用于日常的急诊医疗，也适用于大型灾害和意外事故的急救。

急救医疗服务体系强调急诊的即刻性、连续性、层次性和系统性，主要是应对地震、水灾、火灾、重大交通事故、楼房倒塌、爆炸等灾难事故造成的群体伤员的紧急医疗救治。在事故现场或发病之初即对伤病员进行初步急救，先是人群自救互救，随后带有抢救设备的急救员和救护组来到现场参加急救；然后用配备急救器械的运输工具把病人安全、快速护送到医院的急诊中心，接受进一步抢救和诊断，即所谓医院急救；待其主要生命体征稳定后再转送到重症或专科监护病房。

近年来，急救医疗服务体系在国内外迅速发展，日益受到各级卫生机构及广大病人的关注。建立一个组织结构严密，行动迅速，并能实施有效救治的医疗组织来提供快速的、合理的、及时的处理，将病人安全地转送到医院，使其在医院内进一步得到更有效的救治，成为急救医疗服务体系的主要目标。各国政府也逐渐认识到发展急救医疗服务体系的重要性和迫切性，发达国家尤其重视EMSS的发展和完善，这种随着高科技发展起来的急救医学模式一经建立就显出了勃勃生机。

我国急救医疗服务始于20世纪50年代，大中城市出现了院前医疗救治的专业机构——救护站。1980年10月，卫生部正式颁布新中国成立后第一个关于急救的文件——《关于加强城市急救工作的意见》，总结了新中国急救工作的基本状况，提出了建立、健全急救组织，加强急救工作，逐步实现现代化的一系列意见，将发展急救事业作为医院建设的重要任务。随后，急救医疗服务体系在我国逐渐发展起来，建立了日益完备的城乡急救组织。它是院前急救中心(站)、医院急诊科、重症或专科监护病房三部分有机构成的一个完整现代化医疗体系。目前，我国二级以上的医院均设有急诊科，地市级城市均有急救中心或急救站，综合性大医院都建立了重症监护病房，配备了一定的专业队伍。

急救医疗服务体系

急救医疗服务体系(emergency medical service system,EMSS)是必须具有较强的受理应答呼救能力的专业通讯指挥、承担院外急救的机构。同时迅速地派出救护力量,到达现场处理急危重症病人。为了缩短救护时间,急救系统应该有一个统一的电话号码,如美国家喻户晓的"911"、法国的"15"、日本的"119"、德国的"112"以及中国香港特别行政区的"999"。1986 年,我国将"120"定为医疗急救电话。近年来,部分城市开通了红十字会系统设立的"999"急救电话。

二、急诊医疗服务体系的管理

我国 EMSS 工作起步较晚,与发达国家相比还存在一定差距。国家卫生健康委员会从急救事业的组织建立、体制管理、救治质量等方面给予了政策性和指导性支持,推动我国 EMSS 的进程,探索一条符合我国国情的 EMSS 发展道路。

1. 建立灵敏的通讯网络　建立、健全灵敏的通讯网络是提高急救应急能力的基础,在重要单位、重点部门和医疗机构设立专线电话,以确保在紧急呼救时通讯畅通无阻,提高反应时效。

2. 改善院前急救的运输工具　急救用的运输工具既是运送病员的载体,又是现场及途中实施抢救、监护的场所。救护车要配备必要的设备,可实施气管插管、输液、心脏除颤等措施和心电监护、血氧饱和度等监测。在沿海地区、边远地区、牧区及有条件的城市,应因地制宜,根据急救需要发展急救直升机或快艇。各级卫生行政部门要制定完善急救运输工具的使用管理制度,保证其功能正常良好。

3. 加强急救专业人员培训　编著统一并不断更新的适合我国院前急救实际情况的培训教材,对急救专业人员进行理论知识和操作技能的培训。建立院前急救人员准入制度,确保院前急救人员都经过专业培训并具备相应业务水平。建立急救专业人员复训和考试制度,促进急救专业人员的业务水平不断提高。EMSS 的管理人员需要具有医学资格,并接受管理培训。

4. 普及社会急救　政府和各级各类医疗卫生机构应广泛宣传培训,普及急救技术,如徒手心肺复苏、骨折固定、止血、包扎、搬运等。意外灾害发生时,在专业人员尚未到达现场时,现场人员能自救和互救。广大群众在各种场所遇到伤病员时,有义务向就近医疗机构或急救部门呼救。社会各部门、各单位接到呼救信息,必须从人力、物力、财力和技术方面给予全力援助。

5. 完善卫生法律法规　目前,我国的急救医疗规范、装备配备标准、急救人员培训与使用、院前急救服务标准还不统一。因此,需要完善相关卫生法律法规,稳定急救队伍,加快学科发展,提高服务质量。

6. 组建布局合理的急救网络　我国人口众多,各地经济发展差异较大,卫生资源的配置利用不平衡,EMSS 的各环节存在衔接不良的问题。根据实际情况,在县级以上行政区域应组建本地区急救站、医院急诊科(室)、社区卫生服务中心等相结合的医疗急救网。省(自治区、直辖市)应建立急救中心,掌握急救信息,承担院前急救、院内抢救、培训和科研等工作。通过建立统一管理机构,优化急救网络,合理利用急救资源,促进 EMSS 更加完善。

(胡爱招)

思考题

1. 简述急危重症护理学的研究范畴。
2. 急救医疗服务体系包括哪几部分?
3. 如何推动我国 EMSS 的发展和建设?

思路解析

扫一扫,测一测

第二章 院前急救

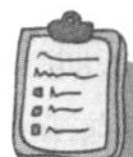

学习目标

1. 掌握院前急救的工作程序及救护要点;现场心肺复苏的操作和AED的使用;气道异物梗阻的病情判断和急救;现场止血、包扎、固定和搬运的方法、淹溺、电击伤和中暑的现场急救、犬咬伤和毒蛇咬伤的现场急救。

2. 熟悉院前急救的原则和特点;简单检伤分类与快速急救系统的流程和方法;淹溺、电击伤和中暑的病理变化。

3. 了解院前急救的工作模式。

4. 树立以人为本、时间就是生命的急救意识。

院前急救(prehospital emergency medical care)是指对急、重、危伤病员在进入医院前所进行的医疗救护,包括伤员现场的医疗救护、运送及途中监护等环节。广义上是指医疗人员或目击者在伤病现场对伤病员进行的相关急救,以维持其基本生命体征,减轻痛苦的医疗行为。狭义上则专指从事急诊急救医疗工作的医务人员为急、重、危伤病员提供的现场急救、分诊分流、转运和途中救护服务等。院前急救是急诊医疗服务体系的重要组成部分,被视为急诊医疗服务的首要环节,与院内急救、重症监护密切相关,越来越受到社会和医疗机构的广泛关注。

第一节 概 述

一、院前急救的特点及原则

(一) 院前急救的特点

明确院前急救的特点在急救工作的组织及急救效率的提高方面具有重要意义。院前急救的特点可归纳为以下几个方面:

1. 社会性及随机性较强　院前急救活动涉及社会的各个方面,超越纯粹的医学范畴,这是其社会性强的主要表现。院前急救随机性强的特点则主要表现在伤病员呼救没有时间限制,病情种类多样化,重大事故或灾害的发生时间及地点往往也是未知的。

2. 时间紧急

(1)行动急:急救工作要求一有“呼救”必须立即出动,到现场迅速实施抢救,抢救后根据病情判断是否需要立即运送。急救工作必须充分体现“时间就是生命”的理念,紧急处理,刻不容缓。

(2)心情急：多数伤病员及其亲属都倍感焦虑和恐惧，要求迅速救治的心理十分迫切，即使是无生命危险的伤病员也不例外。

3. 流动性大 院前急救系统一般都是在急救医疗服务的区域内活动，但急救地点分散在区域内每个角落，如所管辖范围内的任何街道、工厂、学校及居民场所等。伤病员的流向一般也不固定，它可以是区域内每家综合性医院(有固定接收医院的地区除外)。遇有特殊需要，如突发灾害事故时，可能也会超越行政医疗区域分管范围，如得到邻近省、市、县援助，前往事发地的往返距离常达数百公里。

4. 急救环境条件差 现场救护的条件大多比较差，主要表现在急救人员、设备仪器均受限制；环境恶劣，设备受现场条件限制；伤病员病史不详，缺乏客观资料；运送时救护车的震动、马达声和路途颠簸等常给一些必要的检查、治疗带来困难，有时甚至因为险情未除造成人员的再度伤亡。

5. 病种复杂多样 伤病员的疾病种类可涉及临床各专科，因此要求救护人员在较短时间做好病人病种的初步筛选、诊断和处理等工作。这就要求救护人员掌握全科知识和技能，有效应对各专科急诊病人。

6. 以对症治疗为主 在院前急救现场，通常没有足够的时间和良好的条件让医护人员进行病人伤(病)情的鉴别诊断。医护人员的主要任务是对症急救，即做好针对生命指征的问题尤其是心、肺、脑功能衰竭进行心肺脑复苏，以及对外伤的止血、包扎、固定和搬运等能使病人初步得以救生的各种对症急救工作。

7. 体力强度大 随车的救护人员在到达现场前可能要经历路途颠簸等带来的劳累。同时，院前急救现场也是各种各样，可能处于高楼或高坡上，也可能是位于车辆无法到达的偏僻地方，甚至是布满荆棘的地方，医护人员同时需要随身携带急救箱，既要救治伤病员，又要指导和帮助搬运伤病员，运送途中还需密切观察其病情变化。因此，在急救过程中，体力消耗较大，这就要求救护人员具备良好的身体素质。

(二) 院前急救的原则

院前急救是救护人员在特定环境中用极其有限的医疗条件来解决不可预知的医疗问题，因此院前急救总的原则是“先救命后治病，先重后轻”。具体原则如下：

1. 立即使伤(病)员脱离危险区 救护人员在伤病现场实施救护前应先对周围环境进行评估，同时做好自我防护。必要时，要先排险再实施救护。

(1)先复苏后固定：遇有心搏呼吸骤停合并骨折者，应首先用心肺复苏术对伤病员进行心肺复苏，直至心跳、呼吸恢复，伤病员基本生命体征趋向平稳后，再固定骨折。

(2)先止血后包扎：遇有大出血合并创口者，首先用直接压迫或间接压迫进行止血，防止因持续性失血而导致失血性休克，然后再进行消毒、包扎创口。

(3)先重伤后轻伤：遇到群伤事故时，救护人员应分清缓急轻重，优先抢救急、危、重病员，后抢救伤势较轻的病员，总的来说遵循“先急后缓、先重后轻、先近后远”的原则。

2. 先救命后治病，先救治后运送 在伤病现场，应先争取时间现场挽救伤病员的生命，待病情稍稳定后再进行运送。在运送途中，不能停止对伤病员的抢救，要继续密切观察其病情变化；注意路途的选择，途中应尽可能减少颠簸，必要时注意保暖，确保伤病员平安抵达目的地。

3. 急救与呼救同时进行 面对大批伤病员时，在有多人在现场的情况下，要具备良好的心理素质，运用熟练的急救技能和丰富的处理经验，做到忙而不乱、紧张而有序地分工合作，急救和呼救相结合，以更快地争取到急救外援；在只有一人在场的情况下，应先进行紧急施救，而后在短时间内进行电话呼救。

4. 争分夺秒，就地取材 大量的实践证明，救护人员越早接近伤病员，越快采取急救措施，伤病员的存活率也就越高。这就要求救护人员在达到现场的第一时间快速反应，就地取材，实施综合的急救措施，争分夺秒地开展一系列的救治工作。

5. 保留离断肢体和器官 如断肢、断指、牙齿等。发生断肢后，尽快使伤者连同伤肢(指)离开现场，以抢救生命为主。准确记录断肢(指)的时间和伤后处理情况，了解致伤原因及损伤程度。

6. 搬运与医护一致性　避免因协调不够导致途中抢救无保障，以及车辆颠簸等增加伤员不应有的痛苦和死亡。要做到医护和抢救运送的任务要求一致、协调步调一致、完成任务的指标一致。

7. 加强途中监护并记录病情　对伤病员进行现场急救处理后，要快速充分利用车上装备，如呼吸机、心电监护、除颤仪、吸痰器、颈托等，对病人进行生命支持与监护。强调在搬运及转送途中确保伤病员不会因此而危及生命或使其病情急剧恶化，将其安全送至相关医院。

二、院前急救的工作模式

(一) 英美模式

英美模式突出“急”字，强调以医院急诊为中心，主张伤病员的院前快速转运，救护车一般只配备急救员和简单的器械、药品。急救车平时就在街道上行驶，急救员负责出诊，一旦接到呼救，立即直接奔赴现场，进行现场简单的医疗处置后将伤病员迅速转送医院，即强调在最短的时间内将伤病员送至医院。该模式采用统一的应急电话号码，集消防、警察和医疗急救为一体。采用这种院前急救工作模式的国家主要有美国、英国、澳大利亚等。

(二) 欧洲模式

欧洲模式突出一个“救”字，强调伤病员的院前救治，救护车上一般配有经验丰富的医生和齐全的检查工具、救护设备及药品，类似一个移动的ICU病房。救护人员现场给予危重伤病员有效的救治，待生命体征平稳后，再直接转入有能力救治的相关医院，即强调在最短的时间里把“医院”送到伤病员的身边。该急救系统模式一般有专用的医疗急救电话号码。法国和俄罗斯等欧洲国家采用这种急救工作模式。

此外，法国紧急医疗救助体系（SAMU）对消防部门等救助机构具有调度指挥和协同的权力，私人救护车公司、红十字协会、公民保护协会、家庭医生等也是法国院前急救系统的辅助组成部分。

(三) 中国模式

中国模式目前仍处于发展成熟之中，介于法、美模式之间，具有救治与运送相结合的特点。它强调以医院为中心，以该院的急诊科为职能核心。院前强调伤病员的快速转运，通过求救电话情况迅速判断需要派出的救护车种类，而病人的检伤分类、辅助检查、诊断与鉴别诊断等主要在医院急诊室完成，这点和美国模式相似，强调院前转送，院内救治；中国的院前急救，每辆救护车上配备1名医生和1名护士，医生根据现场情况决定立即转运或是首先给予一定的医疗干预稳定伤情，并有权决定将病人送往就近急诊室或适合病情的医院，这与法国模式很接近，强调病人的院前救治。

由于中国的地域差别，主要存在以下几种运行模式：

1. 广州模式　医院进行行政划区，通过调度指挥全市医院急诊室的救护车开展院前急救，调度指挥中心与院前急救人员非隶属关系。其特点主要是投资少，充分利用医疗资源，但在各医院急诊科的协调方面具有一定的难度。

2. 上海模式　单独开展院前急救，主要开展单一的院前急救工作，院前人员均隶属于急救中心，由专职急救员担任此项工作，管理起来比较容易，院前反应速度也较快。

3. 重庆模式　主要依托综合医院开展院前急救，目前医院急救中心建在重庆市第四人民医院内，相关人员均隶属医院管理。

4. 北京模式　独立型的院前、院内结合开展急救的工作模式，主要任务是院前急救，院内提供床位收治病人，这种模式多被认为不适合北京，其未能充分利用其他医院的医疗资源，需要巨额资金和大量人才来进行急救系统的完善，目前已经进行了改进。

5. 香港模式及苏州模式　香港模式及苏州模式是急救与消防、公安等相结合的联动型模式，报警电话统一是“999”。这种模式下的急救人员训练有素，急救设备精良，院前反应快，目前已被许多地方逐步采用。

6. 沈阳模式　注重将急诊重症监护室医生、急诊住院医生、专科医生推向院前急救，强调将院内急救搬到院前，提高整体救治水平。

中国的院前急救模式受经济发展水平等的影响，各有特色，但也存在着一定的局限性。在未来几年里，中国的院前急救模式将得到进一步发展和完善，会更加突出急救的时效性。

三、院前急救的工作流程

0201

图片：现场救护流程

（一）现场评估

1. 现场观察保证安全　急救人员首先应进行现场环境的评估，观察现场有无危险因素的存在，同时查询伤病员受伤的线索，这对判断伤情是很有必要的。如现场仍有危险因素存在，切不可盲目行事，应先去除危及在场人员生命或影响救治的因素，再进行救治，确保伤者和救援人员的安全。

2. 病情的评估　无论现场伤病员的病情如何，对伤病员的评估过程和方法大致都是相同的。但对于危重伤病员来说，常常需要病情评估、抢救和处理同时进行。首先要处理可能危及伤病员生命安全的情况，特别是心跳、呼吸骤停者。只有在威胁伤病员生命的危险因素去除后，才能系统地进行详细的检查及处理其他情况。首先判断伤病员的意识（response）、脉搏（circulation）、气道（airway）和呼吸（breathing）情况，然后从头到脚检查身体明确受伤部位，并根据评估情况采取有效的急救措施。

（二）现场救护

1. 紧急呼救　现场对伤病员进行迅速评估及病情初步判断后，需要立即对危重者进行抢救，同时及时向相关的专业急救机构、医疗部门等求救，拨打急救电话“120”或大声呼救。打电话时要讲清楚地址、伤病员的病情状况和事故现场的情况，让对方先挂电话，保持电话畅通等，以便医务人员能够迅速准备急救药品及时赶到伤病现场。

0202

微课：怎么拨打“120”？

2. 安置伤病员的体位　急救人员需根据病人病情的轻重，为其采取相适应的体位。原则上是在不影响急救处理的情况下，将伤病员放置为安全舒适的体位。无意识、无心跳、无呼吸者给予复苏体位即仰卧位；神志不清、有呼吸及循环者给予恢复体位即稳定侧卧位；急性左心衰竭病人取坐位；胸腹部外伤者取半坐卧位；毒蛇咬伤者将患肢放低；咯血者取患侧卧位；腹痛者屈膝卧位；脚扭伤者抬高患肢等。

3. 安全松解或去除病人衣物　根据病人的受伤部位和具体情况，采取正确的方法松解或去除衣物、头盔等。整个过程应稳妥，尽量不要有粗暴动作，以免加重伤病员的伤情。

4. 现场救护措施　根据病情判断，急救人员应立即对伤病员采取救护措施，包括心脏按压、人工呼吸、心脏电击除颤、心电监护、气管内插管、气胸减压、止血、骨折固定等。这些救护措施的实施可穿插在评估和体检过程中。

（1）维持呼吸系统的功能：措施包括吸氧，清除痰液及口腔分泌物，进行人工呼吸，协助医生进行气管插管等，最终保持呼吸道通畅。

（2）维持循环系统功能：护理措施主要包括测量生命体征，对高血压急症、心力衰竭、急性心肌梗死、休克等进行心电监护，必要时配合医生进行电除颤及心肺复苏等，掌握心肺复苏等急救措施，即C—A—B：C 胸外按压（compression）→ A 开放气道（airway）→ B 人工呼吸（breathing）。

（3）对症处理：护理措施主要包括协助医生进行止血、包扎、固定及搬运等。掌握解痉、止痛及止吐等对症救护措施。

（三）转运与途中监护

由于现场条件所限，在病人病情允许的情况下，应尽快、安全地将病人转送到相关医院，进行进一步诊断和治疗，这对提高病人抢救成功率是非常重要的。切勿随便搬运病人，要注意首先在现场实施相应抢救措施，包扎固定后方可搬运。搬运转送伤病员时，要根据伤病员的具体情况选择合适的搬运方法、搬运工具，遵循轻、稳、快及保证病人安全的原则，实施转运。

做好转运途中的监护：根据不同的运输工具和伤情摆好伤病员的体位，查看体位是否合适、舒适。一般病人采取平卧位，恶心、呕吐病人采取侧卧位等；担架在行进途中，注意保持伤员的头部在后、下肢在前，方便在转运途中对伤病员的病情进行密切观察；若遇脊柱受伤者应保持脊柱轴线稳定，对已确定颈椎创伤的病人最好用颈托保护颈椎，固定完好后再进行搬运；护送人员在运送前要评估地面平整度，救护车尽量保持平稳，在拐弯、上下坡时要防止颠簸，以免病人病情加重，发生坠落等；空运时，注意保暖和湿化呼吸道，一般将病人横放在机舱内，休克者头朝向机尾。颅脑外伤导致颅内高压者应减压后再空运；转运途中要加强生命支持性相关措施，做好伤病员的输液、吸氧、吸痰、气管插管、气管切开等，保持各种管道妥善固定、通畅；随时观察病人生命体征的变化情况、意识、面色变化、出血等情

况，并给予持续心电监护，途中一旦出现窒息、呼吸停止、抽搐等紧急情况，应停止搬运，立即进行急救处理；转运途中做好抢救、观察、监护等有关医疗文件的详细记录，并做好伤病员的交接工作。

（胡爱招）

第二节　心搏骤停病人的院前急救

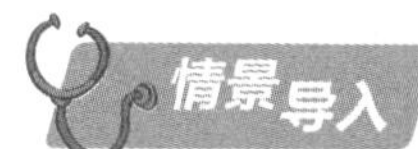

朱某，女，25岁，某银行职员，未婚。病人3d前出现发热、食欲缺乏，体温39.0℃，无咳痰、寒战和关节肌肉痛。当地医院予头孢夫辛抗炎，治疗后体温降至正常，2h前病人感胸闷、气闭加重，伴窒息感，随后倒地，喘息样呼吸。

请思考：

1. 在现场该怎么处置？

2. 怎么保证复苏的最终成功？

心搏骤停（sudden cardiac arrest，SCA）是临床中最危重的急症，可迅速导致死亡，应尽早进行高质量的心肺脑复苏，维持有效的呼吸和循环功能，保证脑的血供，以增加病人存活的机会，改善复苏后生存质量。

一、心搏骤停概述

微课：现场心肺复苏概述

心搏骤停是指心脏在严重致病因素的作用下突然停止跳动而不能排出足够的血液，引起全身缺血、缺氧。心搏骤停导致意外性非预期猝死，如及时采取有效的复苏措施，仍能挽救生命，应积极组织抢救。

心搏骤停后，心泵功能丧失，血流停止，血氧浓度显著降低，全身组织器官均缺血缺氧，但体内各脏器对缺血缺氧的耐受能力是不同的。正常体温时，中枢神经系统对缺血、缺氧的耐受程度最差，所以在缺血、缺氧时，最先受到损害的是脑组织。一般心搏骤停3~5s，病人即可出现头晕、黑矇；停搏10s左右可引起晕厥，随即意识丧失，或发生阿－斯综合征，伴全身性抽搐，由于尿道括约肌和肛门括约肌松弛，可同时出现大小便失禁；心搏骤停发生20~30s时，由于脑中尚存的少量含氧血液可短暂刺激呼吸中枢，呼吸可呈断续或无效呼吸状态，伴颜面苍白或发绀；停搏60s左右可出现瞳孔散大；停搏4~6min，脑组织即可发生不可逆的损害，数分钟后即可从临床死亡过渡到生物学死亡。

（一）心搏骤停常见原因

心搏骤停的原因分为心源性和非心源性两类。

1. 心源性心搏骤停　冠状动脉粥样硬化性心脏病是成人猝死的主要原因，约80%心源性猝死是由冠心病及其并发症引起。急性病毒性心肌炎和原发性心肌病、先天性心脏病、风湿性心脏病以及危险性心律失常也常导致心搏骤停。

2. 非心源性心搏骤停　各种原因所致呼吸停止；严重的电解质与酸碱平衡失调；各种严重创伤；各种药物中毒或过敏反应；麻醉、手术意外；电击、雷击和溺水等意外伤害；诊断性操作如血管造影、心导管检查等均有可能造成心搏骤停。

不论是何种原因，最终都直接或间接影响心脏电活动和生理功能，或引起心肌收缩力减弱，心排血量降低，或引起冠状动脉灌注不足，或导致心律失常，成为导致心搏骤停的病理生理学基础。

（二）心搏骤停的临床表现及判断

1. 心搏骤停的临床表现　心搏骤停后，血流立即停止，脑血流急剧减少，可引起明显的神经系统和循环系统症状。具体可表现为：①意识丧失；②听诊心音消失、血压测不出、脉搏摸不到；③无效呼吸或呼吸停止；④皮肤苍白或发绀；⑤瞳孔散大。

笔记

2. 判断 心搏骤停时，最可靠的临床征象是意识丧失伴大动脉搏动消失、呼吸停止或无效呼吸。检查大动脉搏动时，通常成人检查颈动脉，婴儿检查肱动脉。

3. 心搏骤停的心电图表现 根据心脏活动情况和心电图表现，心搏骤停可分为 3 种类型：

(1) 心室颤动(ventricular fibrillation, VF)：是心搏骤停最常见的类型。心室肌发生极不规则、快速而不协调的颤动，心电图表现为 QRS 波群消失，代之以大小不等、形态各异的颤动波，频率为 200~400 次 /min(图 2-2-1)。

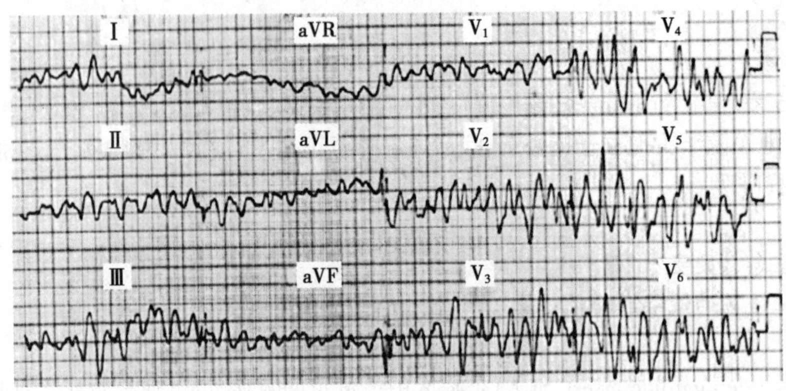

图 2-2-1 室颤

(2) 心室停搏(ventricular asystole)：是指心肌失去机械收缩能力，丧失排血功能。此时，心室没有电活动，心电图往往呈一条直线，或偶有 P 波(图 2-2-2)。

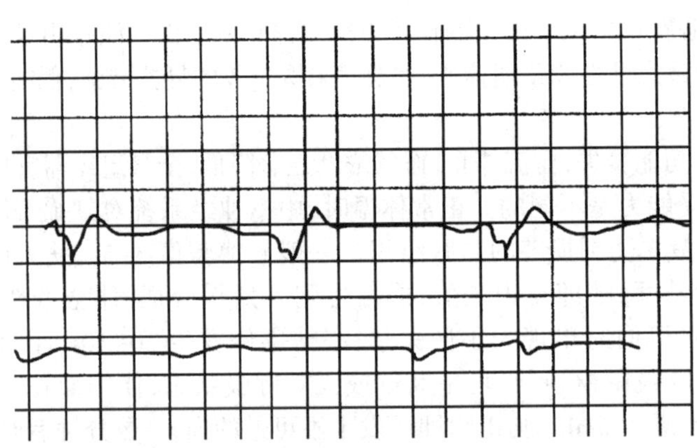

图 2-2-2 心脏停搏和心电 - 机械分离

(3) 无脉性电活动(pulseless electrical activity, PEA)：也称电 - 机械分离，是指心脏有持续的电活动，但没有有效的机械收缩，丧失排血功能。心电图可表现不同种类的电活动，但往往测不到脉搏。

以上 3 种类型的心搏骤停其心脏活动和心电图表现各异，但血流动力学结果却相同，即心脏不能有效收缩和排血，血液循环停止。

(三) 心搏骤停病人的急救和急救生存链

心肺复苏(cardiopulmonary resuscitation, CPR)是针对心搏、呼吸骤停所采取的急救措施，包括胸外心脏按压或其他方法形成暂时的人工循环并最终恢复心脏自主搏动，用人工呼吸代替自主呼吸并最终恢复自主呼吸，达到挽救生命的目的。使心搏、呼吸骤停的病人迅速恢复循环、呼吸和脑功能的抢救措施称为心肺脑复苏(cardio pulmonary cerebral resuscitation, CPCR)。脑复苏是心肺功能恢复后，针对保护和恢复中枢神经系统功能的治疗，加强对脑细胞损伤的防治和促进脑功能的恢复，脑功能的恢复程度决定病人的生存质量，具体内容见第四章。完整的 CPCR 包括 3 个阶段：基础生命支持(basic life support, BLS)、高级心血管生命支持(advanced cardiovascular life support, ACLS)和心搏骤停后的综

合治疗。成功挽救心搏骤停病人的生命,需要很多环节紧紧相扣。1992 年 10 月,美国心脏协会正式提出“生存链”(chain of survival)的概念。根据国际 CPR 与 ECC 指南,成人生存链是指对突然发生心搏骤停的成年病人采取一系列规范有效的救护措施,将这些救护措施以环链形式序列连接起来,就构成了一个挽救生命的“生存链”。2020 年美国心脏协会心血管急救成人院外心脏骤停生存链包括:①识别并启动急救反应系统;②即时高质量心肺复苏;③快速除颤;④基础及高级急救医疗服务;⑤高级生命维持和骤停后护理;⑥康复。成人院内心脏骤停生存链包括:①监测和预防;②识别和启动应急反应系统;③及时高质量心肺复苏;④快速除颤;⑤高级生命维持和骤停后护理;⑥康复。生存链中各环节必须环环相扣,中断任何一个环节,都可能影响病人的预后。

图片:院外与院内心脏骤停生存链

二、现场心肺复苏

现场心肺复苏又称基础生命支持(BLS)或初期复苏处理,其主要环节包括:①迅速、准确判断心跳、呼吸的停止;②立即实施现场心肺复苏术,从体外支持病人的循环和呼吸功能;③通过至少能维持人体重要脏器的基本血氧供应,延续到建立高级生命支持或病人恢复自主循环、呼吸活动,或延长机体耐受临床死亡时间。关键步骤包括:立即识别心搏骤停和启动急救反应系统、早期心肺复苏、快速除颤终止室颤。

(一)现场心肺复苏的基本程序

心肺复苏的基本程序是 C—A—B,分别指胸外按压、开放气道、人工呼吸。基础生命支持(BLS)具体的操作流程如下:

微课:现场心肺复苏操作

1. 快速判断　在评估环境安全、做好自我防护的情况下,快速识别和判断心搏骤停。

(1)综合分析判断环境:在眼睛看、耳朵听、鼻子闻等综合分析的基础上,判断环境是否安全。环境安全可以进入现场救人;若环境不安全,先解除不安全因素或将病人脱离危险环境,同时根据现场条件尽可能做好自身防护。

(2)成人及儿童通过“轻拍重喊”判断病人反应:采取轻拍病人双肩,靠近耳边大声呼叫,观察病人有无反应判断意识(图 2-2-3);婴儿通过拍击足底判断反应。

(3)启动急救反应系统:若病人无反应需立即启动急救反应系统,向他人快速求救并获取体外自动除颤仪(automatic external defibrillator,AED)。

(4)置病人于复苏体位,即仰卧于硬质平面上,头、颈部应与躯干保持在同一轴面上,将双上肢放置在身体两侧,解开衣服,暴露胸壁。急救人员位于病人的一侧,近胸部部位。

微课:心肺复苏中的体位安置

(5)同时判断大动脉搏动和呼吸:成人检查颈动脉,方法是并拢右手的示指和中指,从病人的气管正中部位向旁滑移 2~3cm,在胸锁乳突肌内侧轻触颈动脉搏动(图 2-2-4)。儿童可检查股动脉,婴儿可检查肱动脉或股动脉。在触摸大动脉搏动的同时,通过观察口唇、鼻翼和胸腹部起伏等情况判断有无呼吸或是否为无效呼吸,时间控制在 5~10s。评估后如果不能触及大动脉搏动,呼吸停止或无效呼吸则立即实施 CPR。

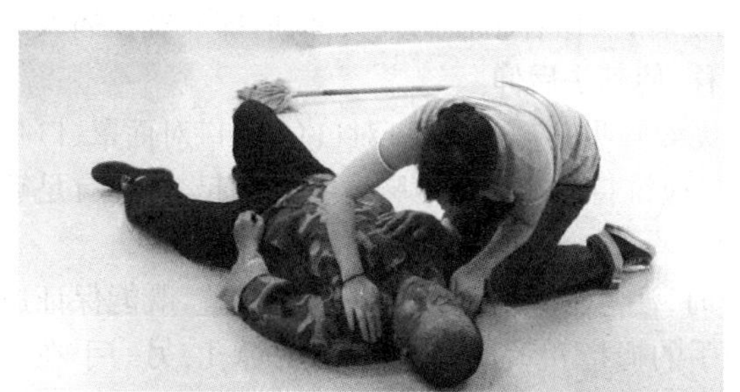

图 2-2-3　成人及儿童轻拍重喊判断意识

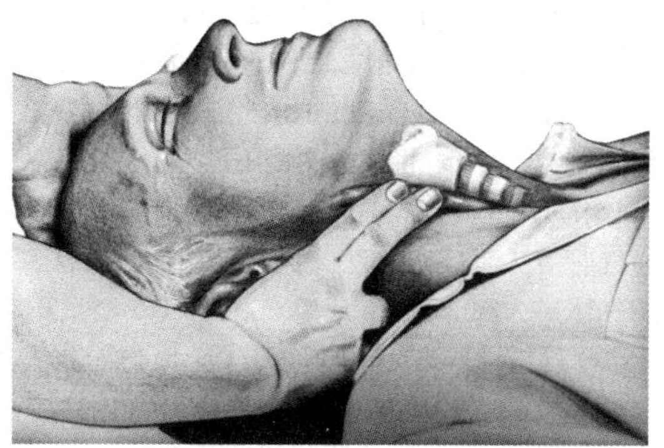

图 2-2-4　成人颈动脉检查

微课：
胸外心脏按压

2. 循环支持(circulation，C)　是指用人工的方法挤压心脏产生血液流动，目的是为心脏、脑和其他重要器官提供血液灌注。

胸外心脏按压：是对胸骨下段有节律地按压，产生血流能为大脑和心肌输送少量但至关重要的氧气和营养物质。

(1)按压部位的确定：成人和儿童的按压部位在胸部正中，胸骨的下半部，两乳头连线中点的胸骨处；婴儿按压部位在两乳头连线中点下一指处。

(2)胸外按压方法：操作者一只手的掌根部紧贴病人两乳头连线中点胸骨处，另一只手掌根叠放其上，两手手指交叉相扣，手指尽量向上，避免触及胸壁和肋骨，按压者身体稍前倾，双肩在病人胸骨正上方，肩、肘、腕关节呈一条直线，按压时以髋关节为支点，应用上半身的力量垂直向下用力快速按压(图 2-2-5)。儿童可用单手按压，婴儿用两个手指进行按压。

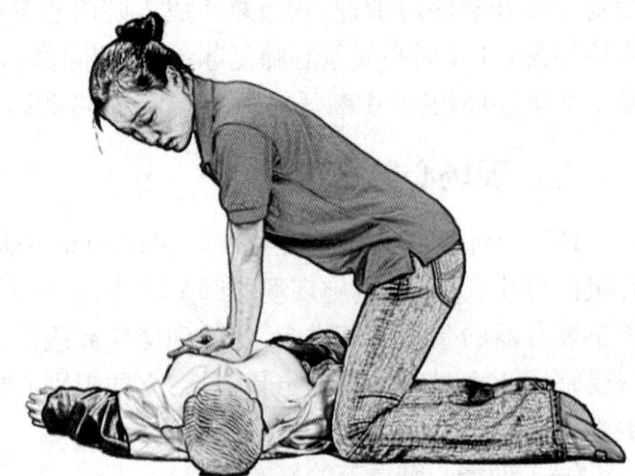

图 2-2-5　成人胸外心脏按压方法

(3)按压的频率和深度：成人按压频率每分钟 100~120 次，胸骨下陷 5~6cm，儿童及婴儿病人按压深度达到胸廓前后径的 1/3，儿童大约为 5cm，婴儿大约 4cm，按压频率和成人一样，为每分钟 100~120 次。

(4)按压和放松时间：按压和放松所需时间相等，要保证每次按压后胸部回弹到正常位置，按压者不能倚靠在病人身上，且手掌根部不能离开胸壁。

(5)尽量减少胸外按压间断，或尽可能将中断控制在 10s 以内，或按压分数值不低于 60%。

知识拓展

按压分数

2010 和 2015 两版指南都强调尽量减少按压中断的次数和持续时间，目的是增加单位时间内总的按压次数。2015 版指南新增了按压分数以量化判断按压中断。按压分数是指胸外按压在整个心肺复苏中所占的比例，其最佳数值尚不确定。2015 版指南建议按压分数数值越高越好，目标比例不低于 60%。

(6)在现场连续给予 30 次胸外按压后进入下一环节开放气道。

3. 开放气道(airway，A)　首先检查并清除口腔中分泌物、呕吐物、固体异物、义齿等，然后按照以下手法打开气道：

(1)仰头抬颏 / 颌法(head tilt-chin lift)：适于没有头和颈部创伤的病人。方法是将左手肘关节着地，小鱼际置于病人前额，使头后仰，右手的示指与中指置于下颌角处，抬起下颏(颌)，使下颌角和耳垂的连线与地面成一定角度，成人 90°，儿童 60°，婴儿 30°。

(2)托下颌法(jaw thrust)：此法用于疑似头、颈部创伤者，操作者站在病人头部，肘部放置在病人头部两侧，双手同时将病人两侧下颌角托起，将下颌骨前移，使其头后仰。

微课：
开放气道和人工呼吸

4. 人工呼吸(breathing，B)　如果病人没有呼吸或无效呼吸，应立即做口对口(鼻)、口对面罩、口咽通气管等人工呼吸方法。无论采用何种方法，每次通气应维持 1s 以上，使胸廓明显隆起，保证有足够的气体进入肺部。

(1)口对口(鼻)人工呼吸：①采取口对口人工呼吸时，注意应用合适的通气防护装置，既能保证通气效果又能有效保护施救者；②施救者用按于前额一手的拇指和示指，捏紧病人的鼻孔，另一手在下颌角处，抬起病人的头部保持气道通畅；③施救者张开口紧贴病人口部，以封闭病人的口周围(婴幼儿可连同鼻一块包住，不能漏气)；④正常呼吸 1 次，缓慢吹气 2 次，不必深呼吸，每次吹气至病人胸部上抬后，即与病人口部脱离，轻轻抬起头部，同时放松捏紧病人鼻部的手指，让病人胸廓依其弹性而回缩

导致气体呼出(图 2-2-6);⑤当病人口周外伤或牙关紧闭、张口困难者可用口对鼻呼吸,吹气时要使上下唇合拢。

(2)经口咽通气管或面罩通气:如果有条件,可以使用口咽通气管开放气道,用口含住通气管的外口吹气,口咽通气管的操作具体见第三章第三节。通气面罩一般为透明的,可密闭于口腔周围,操作时,维持病人气道打开,将面罩覆盖于整个口和鼻部并妥善固定,施救者经面罩送气至病人胸廓抬起为止,然后将口离开面罩,使病人呼出气通过活瓣活动而排出。

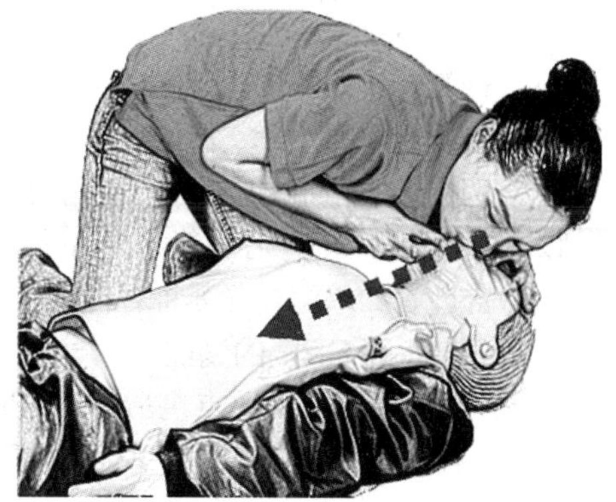

图 2-2-6　成人口对口人工呼吸

《2015 美国心脏协会心肺复苏及心血管急救指南》中指出单人复苏时成人、儿童和婴儿胸外心脏按压和人工呼吸的比例为 30∶2;如有 2 名医护人员配合施救时成人比例仍为 30∶2,儿童和婴儿比例为 15∶2。持续完成 5 个循环或 2min 后对病人进行评估。

5. 早期除颤(defibrillation,D)　目睹发生院外心搏骤停且现场有 AED,施救者应从胸外按压开始心肺复苏,并尽快在 3~5min 内使用 AED 在等待除颤仪过程中持续进行心肺复苏。AED 是一种便携式医疗设备,它可以诊断特定的心律失常,并且给予电击除颤,是可被非专业人员使用的用于抢救心源性猝死病人的医疗设备。AED 的使用步骤包括:

微课:
AED 的使用

(1)打开电源开关,按语音提示操作。

(2)AED 电极片安置部位:心尖部电极安放在左腋前线第五肋间外侧,心底部电极放置胸骨右缘,锁骨之下。婴儿及儿童使用 AED 时应采取具有特殊电极片的 AED,安放电极片的部位可同成年人,也可在胸前正中及背后左肩胛处。电极片安放时避开皮肤破损处,皮下起搏器等,如病人胸毛过多导致电极片不能和皮肤紧密贴合时则需先去毛。

(3)救护员用语言告知周边人员不要接触病人,等候 AED 分析心律是否需要电除颤。

(4)救护员得到除颤信息后,等待充电,确定所有人员未接触病人,且病人胸前两电极片之间无汗、水,则准备除颤。

(5)按键钮电击除颤。电极片在除颤后不去除,直至送到医院。

(6)继续 CPR 2min 后,AED 将再次自动分析心律,医护人员可根据 AED 上显示的心电图决定下一步操作。

(二) 心肺复苏效果的判断

1. 神志　复苏有效时,可见病人有眼球运动,睫毛反射与对光反射出现,甚至手脚开始抽动,发出呻吟等。

2. 面色及口唇　复苏有效时,可见面色及口唇由发绀转为红润。如若变为灰白,则说明复苏无效。

3. 颈动脉搏动　按压有效时,每一次按压可以产生一次搏动,若停止按压,搏动亦消失,此时应继续进行心脏按压。若停止按压后,脉搏仍然存在,说明病人已恢复心跳。

4. 瞳孔　复苏有效时,可见瞳孔由大变小,同时出现对光反应。若瞳孔由小变大、固定,则说明复苏无效。

5. 自主呼吸出现　病人出现较强的自主呼吸,说明复苏有效,但如果自主呼吸微弱,仍应坚持人工辅助呼吸。

(三) 注意事项

1. 按压者的更换　多个按压者,可每 2min 更换,换人时间应在 5s 内完成,尽量减少按压中断的时间,对于没有高级气道接受心肺复苏的心脏骤停病人,要提高心脏按压在整个复苏中的比例,目标为至少 60%。

2. 预防胃胀气　防止胃胀气的发生,吹气时间要长,气流速度要慢,从而降低最大吸气压。如果病人已发生胃胀气,施救者可用手轻按上腹部,以利于胃内气体的排出,如有反流或呕吐,要将病人头部偏向一侧防止呕吐物误吸。也可放置鼻胃管,抽出胃内气体。

笔记

3. 院前心肺复苏的终止

(1)恢复有效的自主循环和自主呼吸。

(2)由更专业的生命支持抢救小组接手。

(3)医生确认已死亡，临床死亡判断标准：①病人对任何刺激无反应；②无自主呼吸；③无循环特征，无脉搏，血压测不出；④心肺复苏30min后心脏自主循环仍未恢复，心电图呈一条直线(3个以上导联)。

(4)施救者如果继续复苏将对自身产生危险或将其他人员置于危险境地时。

图片：高质量心肺复苏的要点

(四) 高质量CPR的要点

高质量心肺复苏的要点包括准确判断并尽早启动应急反应系统，以足够的速率和幅度进行按压，保证每次按压后胸廓完全回弹，尽可能减少按压中断并避免过度通气等。

(胡爱招)

第三节　气道异物梗阻病人的院前急救

市民李先生60岁，在寿宴上与亲朋好友边吃边谈，气氛热烈。突然，李先生左手捏着自己的喉咙，剧烈咳嗽说不出话来。大家发现，李先生呼吸困难，脸色发青。

请思考：

1. 李先生发生了什么？

2. 在现场该怎么处置？

气道异物梗阻在日常生活中非常多见，常发生于进食时。异物进入呼吸道后，大的异物停滞在气道口，小的异物易嵌于支气管。严重的病人因缺氧可很快出现发绀，最终引起意识丧失和心搏、呼吸骤停。早期识别气道梗阻是抢救成功的关键，如超过4min就会危及生命，而且即使抢救成功，也常因脑部缺氧过久而致失语、智力障碍、瘫痪等后遗症。而超过10min，其损伤几乎不可恢复。

一、气道异物梗阻概述

(一) 气道异物梗阻的原因

微课：为什么会发生气道异物梗阻?

气道梗阻的常见异物有果冻、糖果、花生米、话梅、药片、瓜子、纽扣等，常见的原因有以下几种：

1. 饮食不慎　婴幼儿和儿童，特别是1~3岁的儿童，会厌软骨发育不成熟，反射功能差，防御咳嗽力弱，常有饮食时嬉闹和口含异物的习惯，易将口腔中的物品误吸入呼吸道导致梗阻。成人大多发生在进餐时，因进食急促，尤其是在摄入大块的、咀嚼不全的硬质食物时，若同时大笑或说话，极易使一些食物团块滑入呼吸道引起梗阻。部分老年人可因咳嗽、吞咽功能差，稍有不慎可使食物或活动的义齿误入呼吸道而引起梗阻。

2. 酗酒　大量饮酒时，由于血液中乙醇浓度升高，使咽喉部肌肉松弛而吞咽失灵，食物团块极易滑入呼吸道。

微课：怎么判断是否发生了气道异物梗阻?

3. 昏迷　各种原因所致的昏迷病人，因舌根后坠，胃内容物反流入咽部，阻塞或误吸入呼吸道导致气道梗阻。

4. 其他　如企图自杀或精神病病人，故意将异物送入口腔而插进呼吸道。

(二) 临床表现

呼吸道部分或完全梗阻后，病人常常突发呛咳、声音嘶哑、呼吸困难、发绀等。

1. 特殊表现　由于异物进入气道时感到极度不适，病人常常不由自主地以一手呈V状紧贴于颈前咽喉部，以示痛苦和求救。

2. 气道部分阻塞　病人出现咳嗽、喘气或咳嗽弱而无力，呼吸困难，张口吸气时有高调鸡鸣音或犬吠声，面色苍白，口唇发绀。

3. 气道完全阻塞　病人突发气急，无法发音说话，不能咳嗽，不能呼吸，面色发绀，如不及时处理，数分钟即意识丧失，昏倒在地，可引起心搏骤停导致死亡。

二、现场急救

（一）急救原则

气道阻塞病人常突然发病，病情危重，短时间可危及生命，急救的原则是立即解除气道梗阻，保持呼吸道通畅。

（二）急救措施

第一目击者必须能识别气道梗阻的表现，特别是在没有明显原因的情况下，如在就餐过程中，病人突然面色发绀，意识不清、停止呼吸，容易误认为是心脏病发作。这时，目击者应及时询问病人："气道内是否有异物？"清醒的病人会点头告知。现场急救应使用简单易行、实用性强、不借助医疗设备立即将气道异物排出，畅通气道，使呼吸气体得以进出。

1. 自救法

(1) 咳嗽：异物仅造成不完全性呼吸道阻塞，病人尚能发音、说话、有呼吸和咳嗽时，应鼓励病人自行咳嗽和尽力呼吸，不应干扰病人自己力争排出异物的任何动作。自主咳嗽所产生的气流压力比人工咳嗽高 4~8 倍，通常用此方法排除呼吸道异物的效果较好。

(2) 腹部手拳冲击法：病人一手拳置于自己上腹部，在脐和剑突中间，另一手紧握该拳，用力向内、向上做 4~6 次快速连续冲击。

(3) 上腹部倾压椅背：病人将上腹部迅速倾压于椅背、桌角、铁杆和其他硬物上，然后做迅猛向前倾压的动作，以造成人工咳嗽，驱出呼吸道异物（图 2-3-1）。

2. 大于 1 岁以上儿童和成人气道异物梗阻的互救法

(1) 如果病人只表现出轻度的气道梗阻症状，则鼓励继续咳嗽，但要严密观察病人病情变化。

(2) 拍背法：如果病人表现为严重的气道梗阻症状，但意识尚清楚，可取立位或坐位，急救者站在病人的侧后位。一手置病人胸部以支撑病人；另一手掌根在病人两肩胛骨之间进行 4~6 次大力拍击。拍击时应注意，病人头部要保持在胸部水平或低于胸部水平，充分利用重力使异物驱出体外，拍击应快而有力。

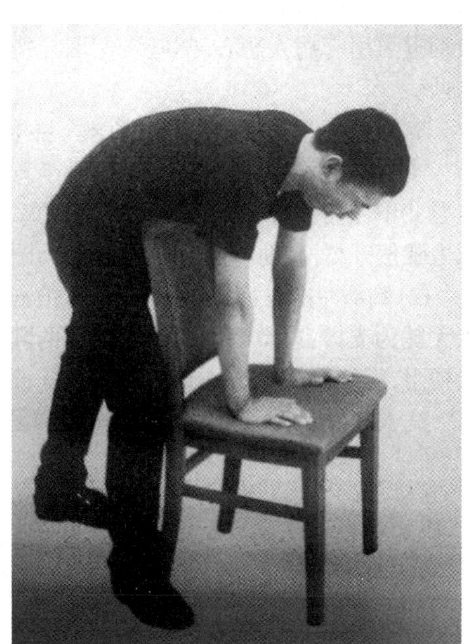

图 2-3-1　椅背冲击

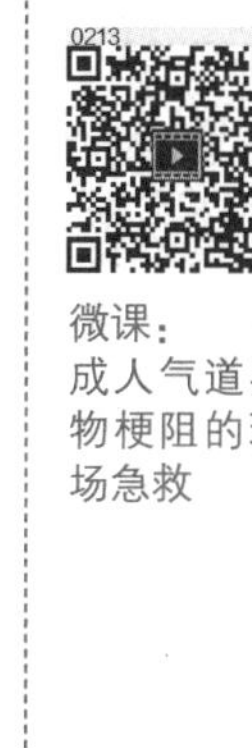

微课：
成人气道异物梗阻的现场急救

(3) 手拳冲击法

1) 腹部手拳冲击法：又称 Heimlich 急救法。①对意识不清病人，可将病人放置于仰卧位，使头后仰，开放气道。急救者骑跨在病人的髋部，一手掌根部置于腹正中线脐上 2 横指处，另一手直接放于该手手背上，两手掌根重叠，快速向内、向上用力向腹部冲击 4~6 次，检查口腔，直至异物排出，切勿偏斜或移动，以免损伤肝、脾等器官。②对意识清楚的病人，取立位或坐位，急救者站于病人身后，用双臂环抱其腰部，嘱病人弯腰、头部前倾。抢救者一手握空心拳，拳眼置于病人腹正中线脐上 2 横指处，另一手紧握该拳压紧腹部，并用力快速向内、向上冲压 4~6 次，以此造成人工咳嗽，驱出异物（图 2-3-2）。注意施力方向，防止胸部和腹内脏器损伤。

2) 胸部手拳冲击法：适宜于肥胖病人或妊娠后期孕妇，急救者的双手无法环抱病人腰部时。①意识清楚的病人取立位或坐位，急救者站于病人背侧，双臂经病人腋下环抱其胸部，一手的手拳拇指侧顶住病人胸骨中下部，另一手紧握该拳，向后做 4~6 次快速连续冲击。注意不要将手拳顶住剑突，以

免造成骨折或内脏损伤。②意识不清的病人按照心肺复苏的流程进行操作,不同的是每次吹气前要检查口腔内有无可见异物,若有先清理异物。

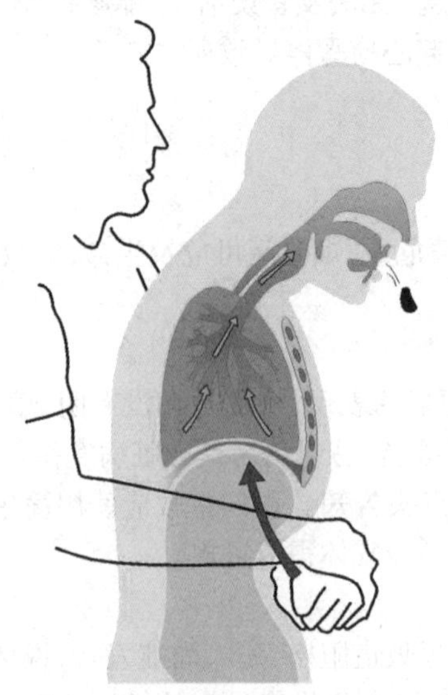

图 2-3-2 清醒病人的腹部手拳冲击法

(4)手指清除异物法:一般只适用于可见异物,且为昏迷病人。急救者先用拇指及其余四指紧握病人的下颌,并向前下方提牵,使舌离开咽喉后壁,以使异物上移或松动。然后急救者的拇指与示指交叉,前者抵于齿列,后者压在上齿列,两指交叉用力,强使口腔张开。急救者用另一手的示指沿其颊部内侧插入,在咽喉部或舌根处轻轻勾出异物。另一种方法是用一手的中指及示指伸入病人口腔内,沿颊部插入,在光线充足的条件下,看准异物夹出。手指清除法不适用于意识清楚者,因手指刺激咽喉可引起病人恶心、呕吐。勾取异物动作宜轻,切勿动作过猛或粗莽,以免反将异物推入呼吸道深处。

微课:特殊人群气道异物梗阻的现场急救

3. 婴幼儿气道梗阻的现场急救 主要包括背部拍击法和胸部冲击法。

(1)背部拍击:将患儿骑跨并俯卧于急救者的一侧手臂上,以大腿为支撑,患儿头低于躯干,一手固定婴儿下颌角并打开气道,用另一手的掌根部用力拍击患儿两肩胛骨之间的背部 5 次。使呼吸道内压力骤然升高,有助于松动其异物和排出体外(图 2-3-3)。

(2)胸部冲击法:患儿 4~6 次背部拍击不能解除气道梗阻时,将患儿翻转为仰卧位,头略低于躯干,以大腿为支撑,急救者用两手指按压两乳头连线中点,给予胸部冲击按压,重复 4~6 次。如仍不能解除梗阻,继续交替背部拍击和胸部冲击,直至异物排出或患儿失去知觉(图 2-3-4)。

病人如果呼吸、心跳停止,则按心肺复苏流程操作。

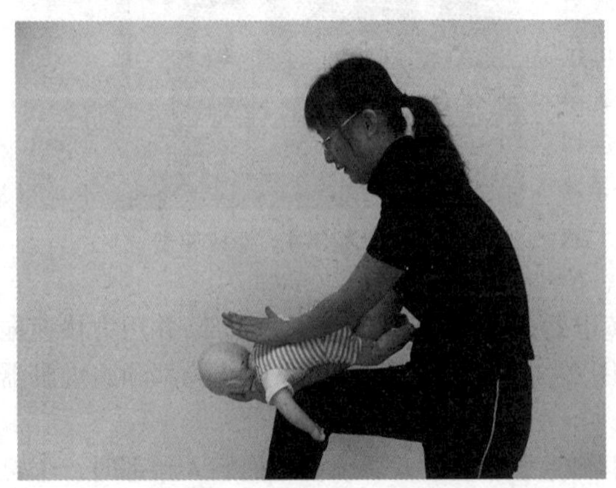

图 2-3-3 婴幼儿背部拍击法

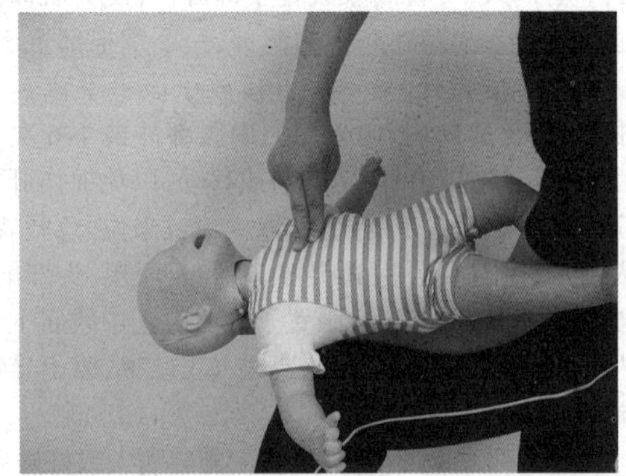

图 2-3-4 婴幼儿胸部冲击法

（三）注意事项

1. 尽快识别气道梗阻是抢救成功的关键。

2. 施行海氏急救操作时应突然用力才有效，用力方向和位置一定要正确，否则有可能造成肝、脾损伤或骨折。

3. 饱餐后的病人实施海氏急救时可能会出现胃内容物反流，应及时清理口腔，防止误吸。

4. 抢救的同时应及时呼叫“120”求助，或请别人给予帮助，配合抢救。

5. 各种手法无效时，应根据现场的条件采用合适的方式先开放气道，现场可采用环甲膜穿刺或采用气管切开后再用小管（如饮料吸管、笔帽等）插入呼吸道紧急解决通气障碍，并尽快送往医院。

6. 应密切注意病人的意识、面色、瞳孔等变化，如病人由意识清楚转为昏迷或面色发绀、颈动脉搏动消失、心跳呼吸停止，应停止排除异物，而迅速采用心肺复苏初级救生术。

0215

图片：成人气道异物梗阻现场急救流程

（王福安）

第四节 创伤病人的院前急救

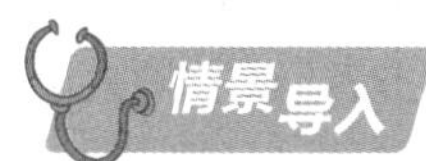

2016 年 5 月 27 日 16 时 50 分，一辆运送学生的客车在一公路转弯处发生侧翻，现场一片混乱。车上实载学生 12 名，司机 1 名。请思考：如果你正好路过，如何利用现场资源进行急救？

随着社会的不断进步和医学的迅速发展，不少疾病已经得到有效控制，但创伤却日益增多，对人类的生存和健康构成了很大的威胁。我国交通等意外事故造成的死亡率远高于西方发达国家，提高院前急救水平和规范院内救治流程是降低创伤死亡率的关键，积极开展创伤救治与预防是急救医学和急救护理学的重要任务。

目前认为创伤的死亡有 3 个高峰时间：第一个高峰为伤后数分钟内，主要死亡原因为脑或脑干损伤、大出血等。第二个高峰为伤后 6~8h 内，死因主要有颅内血肿、血气胸、肝脾破裂、骨盆骨折伴大出血等。第三个高峰为伤后数天至数周，主要原因为严重感染和多器官功能不全。因此，London 等提出伤后 1h 是挽救生命、减少伤残的“黄金时间”。近年来，又提出“新黄金时间”，是指把重度创伤病人从院外转运至急诊科，到出现生理极限之前的一段时间，其最终目标是缩短创伤至手术时间或被送到 ICU 的时间，实现“早期确定性救治”。因此，充分发挥急救医疗服务体系的作用尤为重要。

创伤的现场救护包括评估判断、检伤分类、心肺复苏、维持通气、止血、包扎、固定、搬运和心理支持等技术，如果每个急救从业人员和医护人员甚至更多的人能熟练掌握这些技术，就可以使伤员在专业人员到达现场前得到初步的救护，从而有效地降低伤亡率，提高专业救护质量。本节主要涉及检伤分类、止血、包扎、固定和搬运等内容。

一、创伤概述

（一）常见原因

微课：创伤概述

1. 交通伤　占创伤的首位。现代创伤中交通伤以高能创伤（高速行驶所发生的交通伤）为特点，常造成多发伤、多发骨折、脊柱脊髓损伤、内脏损伤、开放伤等严重损伤。

2. 坠落伤　随着高层建筑增多，坠落伤的比重逐渐加大，坠落伤通过着地部位直接摔伤和力的传导致伤，以脊柱和脊髓损伤、骨盆骨折为主，也可造成多发骨折、颅脑损伤、肝脾破裂。

3. 机械伤　以绞伤、挤压伤为主，常导致单肢体开放性损伤或断肢、断指、软组织挫伤、血管、神经、肌腱损伤和骨折。

4. 锐器伤　伤口深，易出现深部组织损伤，胸腹部锐器伤可导致内脏或大血管损伤，出血多。

5. 跌伤　常见于老年人，造成前臂、骨盆、大腿骨折、脊柱压缩性骨折。青壮年严重跌伤也可造成

骨折。

6. 火器伤　伤口小而深,常损伤深部组织、器官等,也可表现为穿通伤,入口伤小,出口伤严重。

(二) 主要类型

创伤的因素多种多样,全身各种组织、器官都可受到损伤,表现形式也各异。现场救护中应区分以下四种类型:

1. 闭合性损伤　见于钝器伤、跌伤和撞伤,体表无伤口。受伤处肿胀、青紫,可伴有骨折及内脏损伤。内脏损伤和骨折出血可导致休克。

2. 开放性损伤　见于锐器和其他严重创伤,体表有伤口,感染几率大,失血较多。如有大动脉损伤,出血为喷射性,短期内会出现休克,需要立即止血、包扎。应注射破伤风抗毒素预防破伤风的发生。

3. 多发伤　同一致伤因素同时或相继造成2个或2个以上部位的创伤,且其中至少有一处是可以危及生命的严重创伤。多发伤时组织、脏器损伤严重,死亡率高。现场救护要特别注意呼吸、脉搏及脏器损伤的判断,防止遗漏伤情。

4. 复合伤　是由不同致伤原因同时或相继造成的不同性质的损伤,如车祸致伤的同时又受到汽车水箱热水的烫伤。复合伤增加了创伤的复杂性。现场救护要针对不同性质的损伤进行相应救护。

(三) 现场救护目的

创伤现场环境复杂多样,均为突发事件,现场条件差,给救护带来一定困难。因此,明确现场救护目的,有助于迅速选择救护方法,防止惊慌失措延误抢救。现场救护通常由“第一目击者”或救护人员以及院外急救工作人员完成,是转入医院进一步治疗的基础,其目的主要有以下几个方面:

1. 维持生命　创伤伤病员由于重要脏器损伤(心、脑、肺、肝、脾及脊髓损伤)及大出血导致休克,可出现呼吸、循环功能障碍。故在循环骤停时,要立即实施心肺复苏,维持生命,为医院进一步治疗赢得时间。

2. 减少出血,防止休克　严重创伤或大血管损伤出血量大。现场救护要迅速用一切可能的方法止血,有效的止血是现场救护的基本任务。

3. 保护伤口　开放性损伤的伤口要妥善包扎。保护伤口能预防和减少伤口污染,减少出血,保护深部组织免受进一步损伤。

4. 固定骨折　现场救护要用最简便有效的方法对骨折部位进行固定,以减少骨折端对神经、血管等组织结构的损伤,同时能缓解疼痛。颈椎骨折给予妥善固定,对防止搬运过程中的脊髓损伤具有重要意义。

5. 防止并发症及伤势恶化　现场救护过程中要注意防止脊髓损伤、止血带过紧造成肢体缺血坏死、胸外按压用力过猛造成肋骨骨折以及骨折固定不当造成血管、神经、皮肤损伤等并发症。

6. 快速转运　现场经必要的止血、包扎、固定后,用最短的时间将伤病员安全转运到就近医院。

微课:创伤的检伤分类

二、现场救护

(一) 快速检伤分类

在事故现场,如果伤员多、伤情复杂,而人力、物力、时间有限,为了使不同程度伤情的伤员都能尽快得到救治,就需要快速准确地检伤和分类。在检伤和分类中必须采取检伤、抢救、分类并举的原则,同时注意做好意识清醒病人的心理抚慰。下面介绍简单检伤分类与快速急救系统,该系统已在许多国家和地区采用,适用于初步检伤,可将伤员快速分类,此法分A、B、C、D四个步骤完成。

1. A步骤(行动能力检查,ambulation)　首先引导行动自如的伤员到轻伤接收站,暂不进行处理或仅提供敷料、绷带等,通常不需要救护人员立即处理。但其中仍有个别伤员可能存在潜在重伤或可能发展为重伤,故需要复检判定(图2-4-1)。

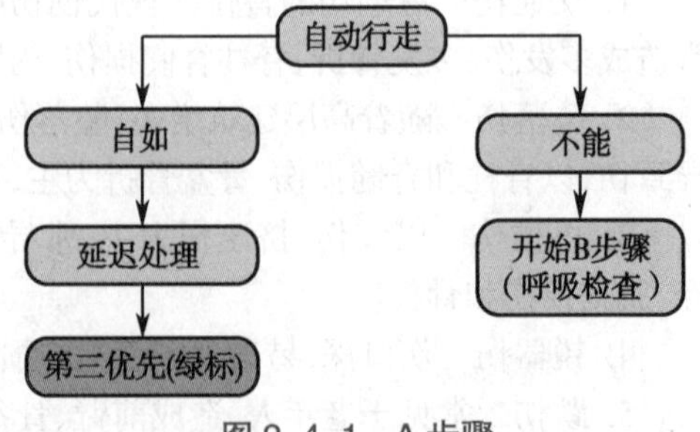

图2-4-1　A步骤

2. B步骤(呼吸检查,breathing)　对不能行走的伤员,在检查呼吸前先打开气道,同时注意保护颈椎,然后判断呼吸。没有呼吸者用黑色标记,暂不处理;自主呼吸

存在，但呼吸次数每分钟超过 30 次或少于 6 次者用红色标记，属于危重伤员，需优先处理；每分钟呼吸次数在 6~30 次者，进入下一步骤（图 2–4–2）。

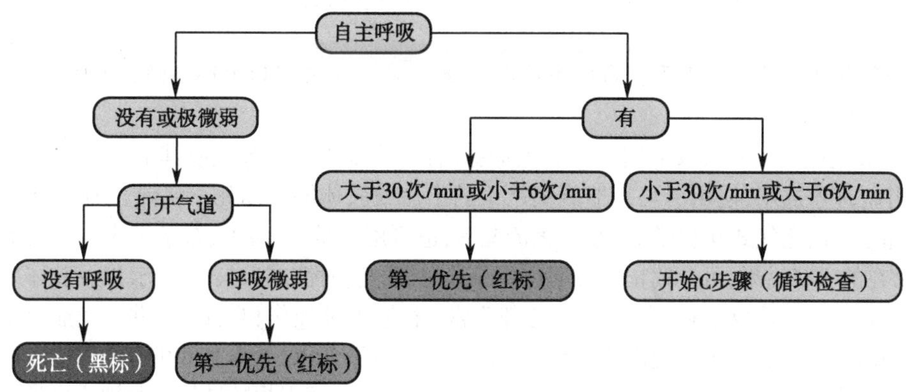

图 2–4–2 B 步骤

3. C 步骤（循环检查，circulation） 伤员循环状况的快速检查，可以通过触及桡动脉搏动和观察指端毛细血管再充盈时间来完成。搏动存在和再充盈时间小于 2s 者为循环良好，进入下一步骤；搏动不存在且再充盈时间大于 2s 者为循环衰竭的危重伤员，应用红色标记并优先救治，这类伤员多合并活动性大出血，需立即给予有效的止血措施及补液处理（图 2–4–3）。

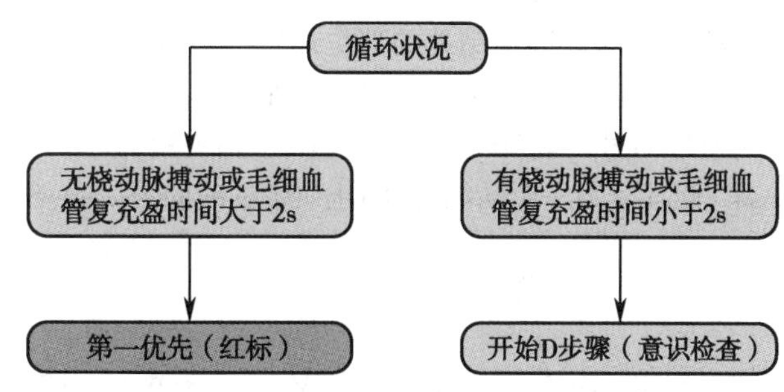

图 2–4–3 C 步骤

4. D 步骤（意识状态检查，disability） 在判断意识状态前，首先检查伤员是否有头部外伤，然后简单询问并指令其做张口、睁眼、抬手等动作。不能正确回答问题或按照指令动作者，多为危重伤员，用红色标记并给予优先处理；能够准确回答问题并按照指令动作者，可按轻伤员处理，用黄色标记（图 2–4–4）。

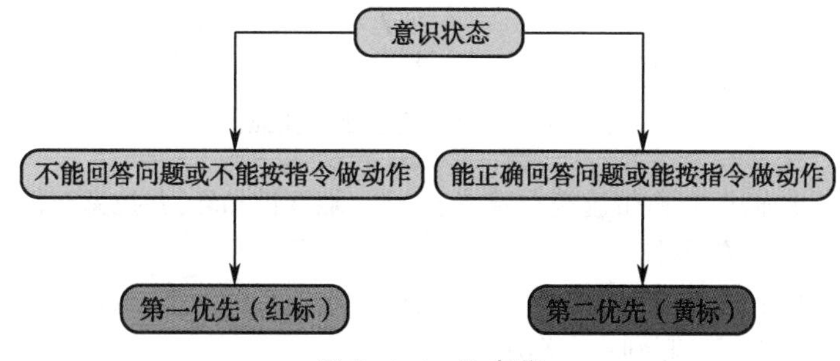

图 2–4–4 D 步骤

微课：
创伤病人的现场止血

（二）止血

止血是针对开放性损伤外出血的急救技术，凡是出血的伤口均需止血。止血的主要方法有直接压迫止血法、加压包扎止血法和止血带止血法等。常用的止血材料有无菌敷料、绷带、三角巾、创可贴，在现场可用毛巾、布料、衣物等代替。医护人员在为伤员止血时要做好自我防护，尽可能戴手套、口罩，必要时戴防护眼镜或防护罩。

1. 直接压迫止血法 最直接、快速、有效和安全的止血法，可用于大部分外出血的止血。首先检查伤口内有无异物，如有浅表异物可将其取出，然后将干净的敷料覆盖在伤口上，压迫伤口的敷料应超过伤口周边至少 3cm，用手持续用力压迫止血。如果敷料被血液湿透，不要更换，再取敷料盖在原有敷料上，继续压迫止血。

2. 加压包扎止血法 首先采用直接压迫止血，然后用绷带或三角巾环绕敷料加压包扎，包扎后检查肢体末端血液循环。

3. 止血带止血法 一般只适用于四肢大动脉出血，或采用加压包扎或其他止血方法后不能有效控制的大出血时才选用，使用不当会造成更严重的出血或肢体缺血坏死。目前止血带有橡胶管止血带、表带式止血带、充气式止血带等，在紧急情况下，也可用绷带、三角巾、布条等代替止血带。止血带止血具有潜在的不良后果，可导致止血带部位神经和血管的暂时性或永久性损伤，以及肢体局部缺血导致的系统并发症，包括乳酸血症、高钾血症、心律失常、休克、肢体损伤和死亡，这些并发症与止血带的压力和阻断血流的时间有关，因此使用止血带时要特别注意以下几点：①止血带止血的部位应在伤口的近心端，上肢出血在上臂的上 1/3 处，下肢出血在大腿的中上部，对于毁损的肢体也可把止血带结扎在靠近伤口的部位，有利于最大限度地保存肢体。②止血带不可直接结扎在皮肤上，应先用平整的衬垫垫好。③止血带松紧要适度，以伤口停止出血为度，过紧容易造成肢体损伤或缺血坏死，过松使静脉回流受阻，反而加重出血。④使用止血带后要在明显部位做好标记，注明时间，应精确到分。⑤止血带使用的时间一般不能超过 5h。为了防止伤肢缺血坏死，每隔 40~60min 放松止血带一次，每次 1~2min。放松期间压迫止血，然后在比原来结扎部位稍低的位置重新结扎止血。⑥解除止血带应在输液、输血与采取其他有效的止血措施后进行，如止血带以下组织已经明显广泛坏死，在截肢前不宜松解止血带。

(1) 橡胶管止血带止血法：操作时在准备结扎的部位加好衬垫，救护员用左手拇指与示、中指拿好止血带的一端（A 端）约 10cm 处，右手拉紧止血带缠绕伤侧肢体连同救护员左手示、中指两周，同时压住止血带的 A 端，然后将止血带的另一端（B 端）用左手示、中指夹紧，抽出手指时由示指、中指夹持 B 端从两圈止血带下拉出一半，使其成为一个活结，注明止血带的时间(图 2-4-5)。如果需要松止血带时，只要将尾端拉出即可。

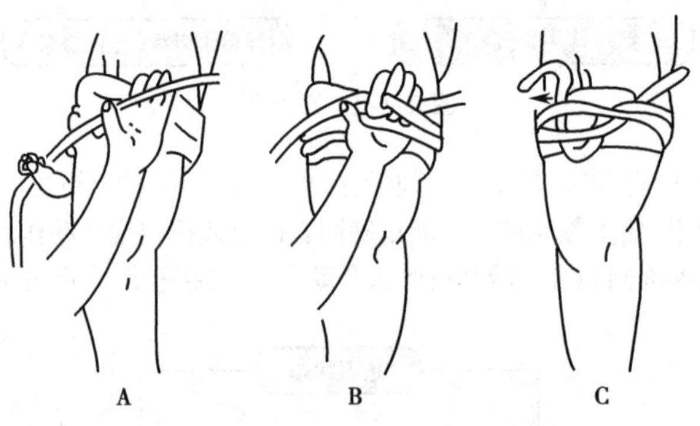

图 2-4-5 橡胶管止血带止血

(2) 表带式止血带止血法：止血带缠绕在肢体上，将一端穿进扣环，并拉紧至伤口停止出血为度，注明时间，放松时用手按压开关即可。

画廊：
布带止血带
止血法

(3) 充气止血带止血法：根据血压计原理，用压力表指示压力的大小，压力均匀，止血效果较好。将袖带绑在伤口的近心端，充气后起到止血作用。

(4) 布带止血带止血法：在事故现场，救护员可根据现场情况，就地取材，利用三角巾、围巾、领带、衣服、床单等作为布带止血带进行止血，但禁止用细铁丝、电线、绳索等。布带止血带缺乏弹性，止血效果差，如果过紧还容易造成肢体损伤或缺血性坏死，因此，尽可能在短时间内使用。首先将布料折叠成约 5cm 宽平整的条带状，然后在垫好衬垫的部位，先加压缠绕肢体一周，两端向前拉紧，打一个活结，再将一绞棒插入活结的外圈，然后提起绞棒旋转紧至伤口停止出血为度，将绞棒的另一端插入活结的内圈固定，最后注明时间。

4. 加垫屈肢止血法 适用于四肢非骨折性创伤的动脉出血的临时止血措施。当前臂或小腿出血时,可于肘窝或腘窝内放纱布、棉花、毛巾等作垫,屈曲关节,用绷带将肢体紧紧地缚于屈曲的位置。

5. 指压动脉止血法 是指用手指、手掌或拳头压迫伤口近心端经过骨骼表面的部位,阻断血液流通,达到临时止血的目的。指压法止血属于应急止血措施,因动脉有侧支循环,故效果有限,且难以持久,要根据现场情况改用其他止血方法。

(三) 包扎

体表各部位的伤口除采用暴露疗法者,一般均需包扎,以保护伤口,减少污染,固定伤肢,同时也可起到压迫止血、减轻疼痛的作用。正常情况下可用卷轴绷带或三角巾(某些特殊部位可用多头绷带或丁字带)、尼龙网套及创可贴,在急救现场,如无绷带或纱布,可用洁净的毛巾、衣服、被单等代替。包扎要求牢靠、快速、舒适、美观,且肢体的包扎必须维持在功能位。

微课:
创伤病人的现场包扎

使用包扎法应注意:①现场包扎伤口时,先简单清理伤口并盖上洁净的毛巾、衣服、被单或消毒纱布,然后再用绷带等。操作应小心谨慎,不要触及伤口,以免加重疼痛或导致伤口出血及污染。②包扎时松紧要适宜,过紧会影响局部血液循环,过松易致敷料脱落或移动。③包扎时要使病人的位置保持舒适。皮肤皱褶处如腋下、乳下、腹股沟等,应用棉垫或纱布衬隔,骨隆突处也用棉垫保护。需要抬高肢体时,应给予适当的扶托物。包扎的肢体必须保持功能位置。④根据包扎部位,选用宽度适宜的绷带和大小合适的三角巾等。⑤包扎方向为自下而上、由左向右,从远心端向近心端包扎,以助静脉血液的回流。绷带固定在肢体外侧面,忌在伤口、骨隆突处或易于受压的部位打结。⑥包扎四肢应将指(趾)端外露,以便于观察血液循环。

1. 卷轴绷带基本包扎法

(1)环形包扎法:此法用于绷带包扎开始与结束时,用于包扎颈、腕、胸、腹等粗细相等部位的小伤口。伤口先用敷料覆盖,绷带环形缠绕肢体 4~5 层,每圈盖住前一圈,绷带缠绕范围要超出敷料边缘。

微课:
绷带包扎

(2)蛇形包扎法:适用于需由一处迅速延伸至另一处时,或作简单的固定。夹板固定多用此法。绷带先以环形法开始,然后以绷带宽度为间隔斜形上缠。

(3)螺旋形包扎法:用于包扎直径基本相同的部位如上臂、手指、躯干、大腿等。绷带以环形法开始,然后逐渐上缠,每圈盖住前圈的 1/3~1/2。

(4)螺旋反折包扎法(折转法):用于直径大小不等的部位,如前臂、小腿等。注意不可在伤口上或骨隆突处反折。每圈缠绕时均将绷带反折,盖住前圈的 1/3~1/2,反折部位在同一直线上。目前使用弹力绷带,用螺旋形包扎法包扎直径不等的部位也能达到止血和固定的作用。

(5)8 字形包扎法:在弯曲关节的上下方,将绷带重复呈 8 字形来回缠绕,每圈盖住前圈的 1/3~1/2。

(6)回返包扎法:多用来包扎没有如指端、头部或截肢的残端。先环形缠绕两圈,由助手或手指固定后面绷带,经肢体顶端或断肢残端向前,然后固定前面绷带,再向后反折,如此反复,每次均覆盖上次的 1/3~1/2,直至完全覆盖伤处顶端,最后环形缠绕两圈,将反折处压住固定。

2. 三角巾包扎法 使用三角巾,注意边要固定,角要拉紧,中心伸展,敷料贴实。在应用时按需要折叠成不同的形状,使用于不同部位的包扎。

微课:
三角巾的使用方法

(1)头面部包扎

1)头顶部包扎:将三角巾底边向上翻折两指宽,盖住头部,从眉上、耳上过,两底角压住顶角在枕后交叉,回前额中央打结,顶角向下拉紧后向上塞入(图 2-4-6)。

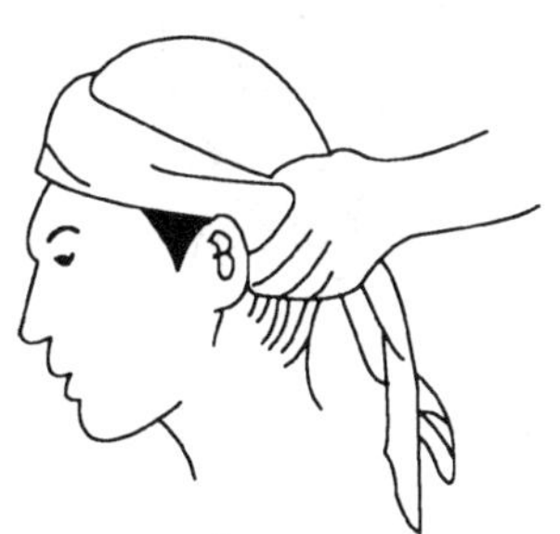

A

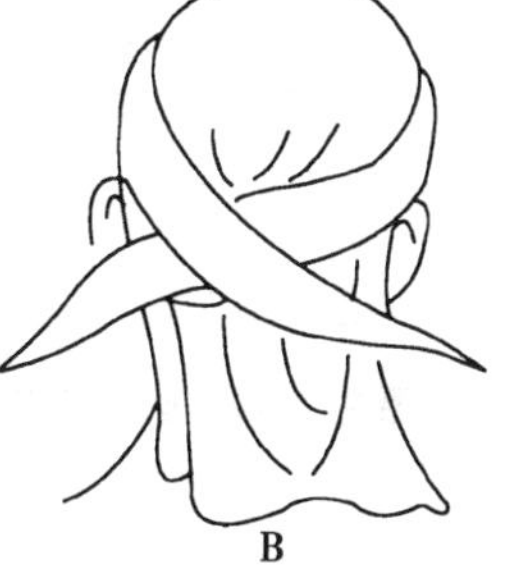

B

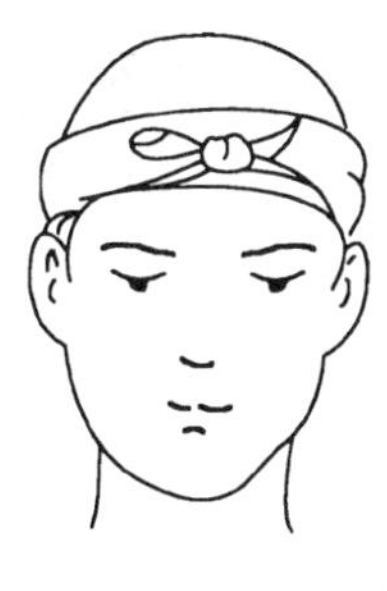

C

图 2-4-6 三角巾头顶部包扎法

2)风帽式包扎法:将三角巾顶角和底边中央各打一个结成风帽状。顶角放于额前,底边结放在后脑勺下方,包住头部,两角往面部拉紧向外反折包绕下颌(图 2-4-7)。

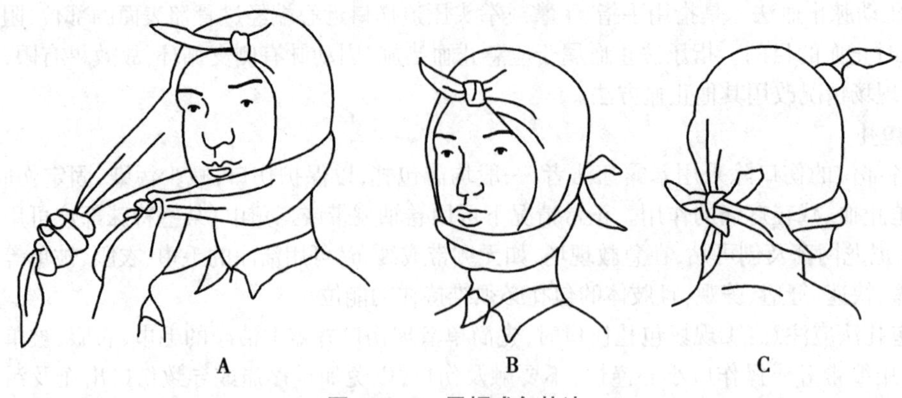

图 2-4-7 风帽式包扎法

3)下颌部包扎法:将三角巾折成三指宽带形,留出系带一端从颈后包住下颌部,与另一端在颊侧面交叉反折,转回颌下,伸向头顶部在两耳交叉打结固定(图 2-4-8)。

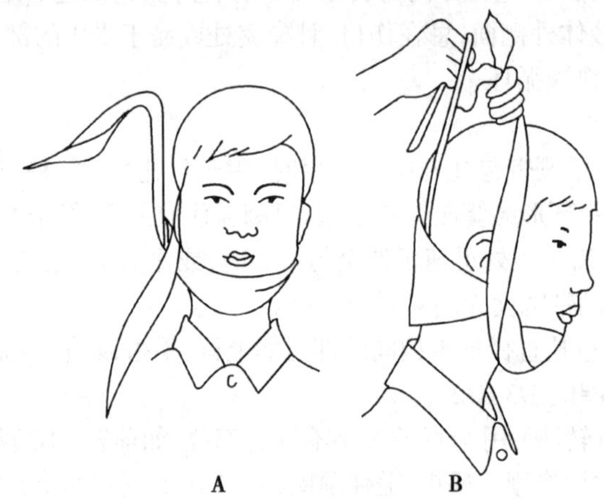

图 2-4-8 下颌部包扎法

4)面部面具式包扎法:用于广泛的面部损伤或烧伤。方法是将三角巾的顶部打结后套在下颏部,罩住面部及头部拉到枕后,将底边两端交叉拉紧后到额部打结,然后在口、鼻、眼部剪孔、开窗(图 2-4-9)。

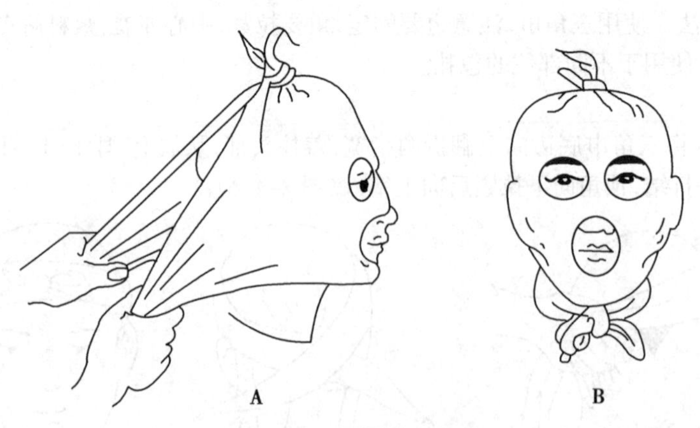

图 2-4-9 面具式包扎法

(2)肩、胸背部包扎

1)燕尾巾包扎单肩:燕尾夹角朝上放在伤侧肩上。向后的一角压住向前的一角并稍大于向前的

一角。燕尾底边两角包绕上臂的上 1/3 处打结，拉紧两燕尾角，分别经胸背于对侧腋下打结（图 2-4-10）。

2）燕尾巾包扎双肩：两燕尾角等大，夹角朝上对准颈后正中，燕尾披在两肩上，两燕尾角过肩由前往后包肩到腋下与燕尾底边相遇打结。

3）三角巾包扎胸（背）部：一侧胸部包扎时将三角巾的顶角放在伤侧肩上，然后把左右底角经两腋下拉至背部打结，再把顶角拉过肩部与双底角结系在一起（图 2-4-11）。全胸包扎时将三角巾折成燕尾状，底边反折一道，横放于胸前，两角向上置于两肩并拉至颈后打结，再将两顶角带子绕至对侧腋下打结。背部包扎法和胸部相同，只是位置相反，结打于胸前。

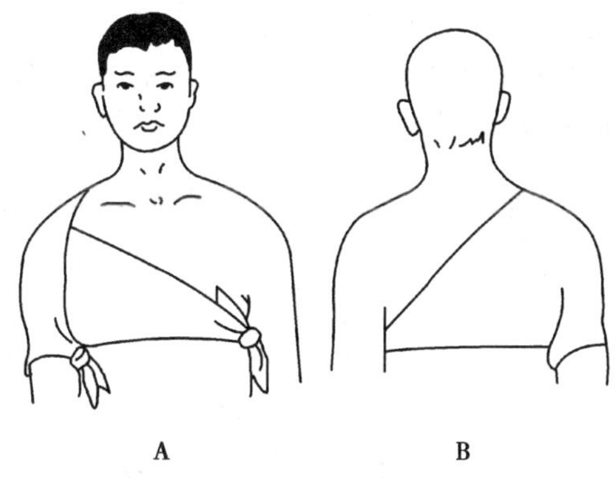

图 2-4-10　单肩燕尾式包扎法

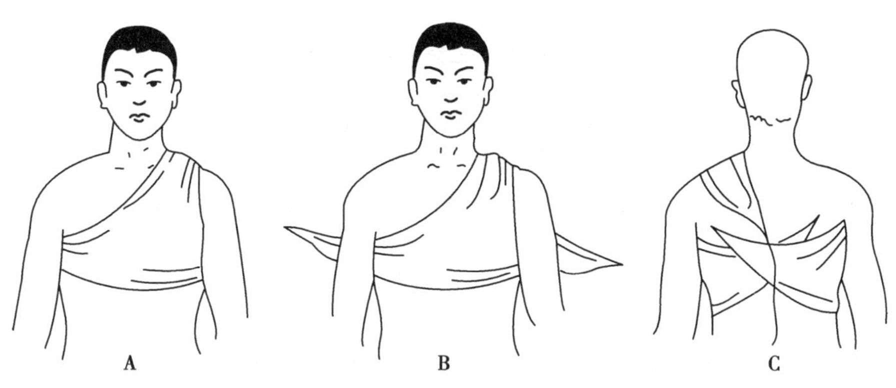

图 2-4-11　三角巾胸部包扎法

（3）腹、臀部包扎

1）燕尾巾包扎腹（臀）部：燕尾巾底边系带围腰打结，夹角对准大腿外侧中线，前角大于后角并压住后角。前角经会阴向后拉与后角打结。臀部包扎方法与腹部相同，只是位置相反，后角大于前角。

2）三角巾包扎腹（臀）部：三角巾顶角朝下，底边横放于脐部并外翻 10cm 宽，拉紧底角至腰背部打结，顶角经会阴拉至臀上方，同底角余头打结。

（4）四肢包扎

1）三角巾包扎上肢：将三角巾一底角打结后套在伤侧手上，结的余头留长些备用，顶角包裹伤肢并简单固定，伤侧前臂曲至胸前，另一底角沿手臂后方拉至对侧肩上，拉紧两底角打结（图 2-4-12）。

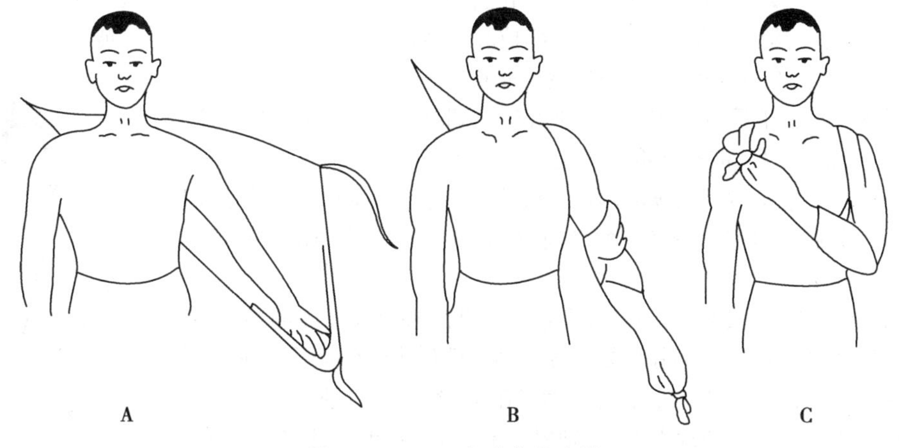

图 2-4-12　三角巾包扎上肢

2）三角巾包扎手、足：将三角巾展开，将病人受伤的手掌（足）平放在三角巾的中央，手指（脚趾）尖

对向三角巾的顶角。在病人伤指(趾)缝间放入敷料。将三角巾顶角折起,盖在病人手背(足背)上面,顶角达到腕关节(踝关节)以上。将三角巾两底角折起到病人手背(足背)交叉,再围绕手腕(踝部)一圈后打结(图 2-4-13)。

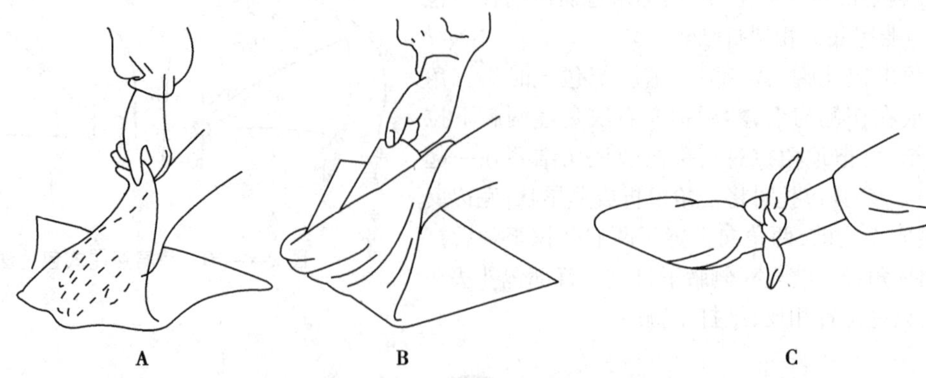

图 2-4-13　三角巾包扎手、足

3)三角巾包扎小腿和足部:脚朝向三角巾底边,把脚放近底角底边一侧,提起顶角与较长一侧的底角交叉包裹,在小腿打结,再将另一底角折到足背,绕脚腕与底边打结。

3. 尼龙网套及创可贴包扎　这是新型的包扎材料,应用于浅表伤口、头部及手指伤口的包扎,现场使用方便快捷。

(1)尼龙网套包扎:尼龙网套有良好的弹性,使用方便。头部及肢体均可用其包扎。先用敷料覆盖伤口并固定,再将尼龙网套套在敷料上。

(2)各种规格的创可贴包扎:创可贴透气性良好,具有止血、消炎、止疼、保护伤口等作用,使用方便,效果佳。选择大小合适的创可贴,除去包装,将中央部位对准伤口贴上即可。

微课:
创伤病人的现场固定原则和方法

(四) 固定

固定是对骨折或怀疑骨折的伤员所采取的局部或全身的制动措施,可以限制受伤部位的活动,从而减轻疼痛,避免骨折断端再移位或摩擦而损伤周围重要的血管、神经乃至脏器,同时固定也利于防治休克,便于伤员的搬运。所有的四肢骨折均应进行固定,脊椎损伤和骨盆骨折在急救中应相对固定。

固定最好用夹板,目前使用的有充气式夹板、铝芯塑形夹板、带有衬垫和固定带的四肢各部位夹板以及不同型号的小夹板等。在抢救现场还可因地制宜选用竹板、木棒、镐把、枪托等代替。紧急情况下,可直接借助病人的衣服、健侧肢体或躯干等进行临时固定。

固定时应注意:①如有伤口和出血,应先止血、包扎,然后再固定骨折部位,如有休克,应先行抗休克处理;②在处理开放性骨折时,不可把刺出的骨端送回伤口,以免造成感染;③夹板的长度与宽度要与骨折的肢体相适应,其长度必须超过骨折的上、下两个关节;④夹板不可与皮肤直接接触,其间应垫棉花或其他物品,尤其在夹板两端、骨突出部位和悬空部位应加厚衬垫,防止受压或固定不妥;⑤固定应松紧适度,以免影响血液循环。肢体骨折固定时,一定要将指(趾)端露出,以便随时观察末梢血液循环情况,如发现指(趾)端苍白、发冷、麻木、疼痛、水肿或青紫,说明血运不良,应松开重新固定。

1. 颈椎骨折　急救时可在颈部两侧用枕头或沙袋暂时固定,颈后垫软枕,将头颈部用绷带临时固定。最好在颈部前、后方分别放一块固定材料或颈托围绕颈部固定。

2. 上臂骨折固定　取两块夹板,分别置于上臂后外侧和前内侧,如只有一块夹板,置于上臂外侧,然后绑扎固定骨折两端,屈肘功能位悬吊胸前。无夹板时可用三角巾将上臂固定于胸前,并屈肘悬吊前臂于胸前(图 2-4-14)。

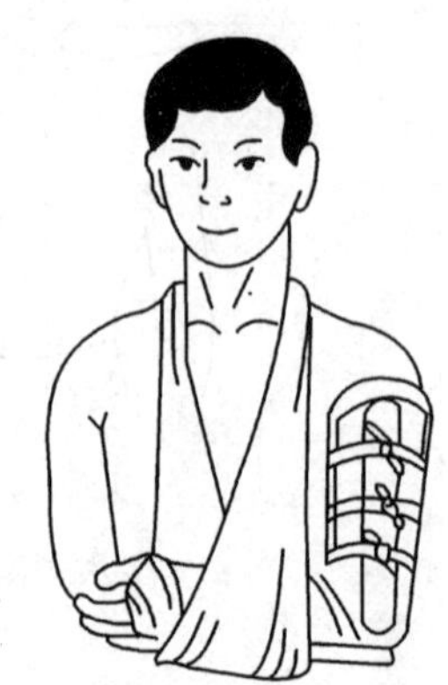

图 2-4-14　上臂骨折固定

3. 前臂骨折固定　取两块夹板,分别置于前臂内、外侧,如只有一块夹板,置于前臂外侧,绑扎固定骨折的上、下端和手掌部,屈肘位大悬臂吊于胸前。

4. 大腿骨折固定　用长夹板从足跟至腋下,短夹板从足跟至大腿根部,分别

笔记

置于患腿的外、内侧，空隙、关节、骨隆突处加衬垫，然后分别在骨折两端、腋下、腰部和关节上下打结固定，足部处于功能位，8 字形固定。无夹板时，可使健肢与伤肢并紧，中间加衬垫，分段固定在一起(图 2-4-15)。

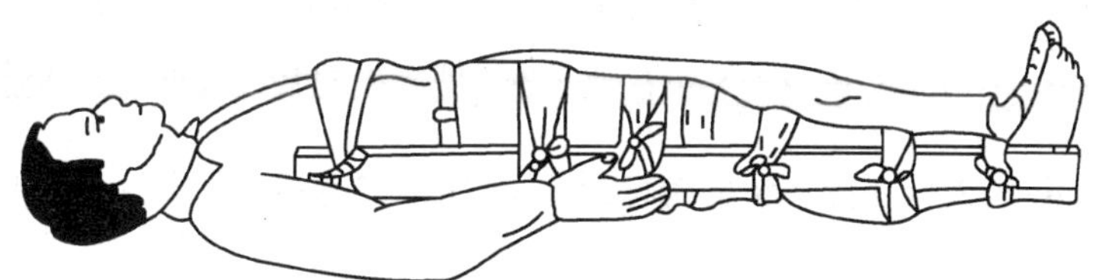

图 2-4-15　大腿骨折夹板固定

5. 小腿骨折固定　用长度由足跟至大腿中部的两块夹板，分别置于小腿内外侧，空隙、关节、骨隆突处加衬垫，然后分别在骨折两端和关节上下打结固定，足部处于功能位，用 8 字形固定。无夹板时可参照大腿无夹板固定法。

6. 脊椎骨折固定法　伤员俯卧于硬质平面，胸腹部加衬垫，不可移动，必要时用绷带固定。

（五）搬运

搬运主要是指将伤员迅速、安全地脱离灾害事故现场和转移到运输工具上所采取的方法和技术。搬运伤员的基本原则是及时、迅速、安全地将伤员搬至安全地带，防止再次受伤。

微课：创伤病人的现场搬运原则和方法

搬运伤员时应注意：①移动伤者时，首先应检查伤者的头、颈、胸、腹和四肢是否有损伤，如果有损伤，应先作急救处理，再根据不同的伤势选择不同的搬运方法。②伤情严重、路途遥远者，要做好途中护理，密切注意伤者的神志、呼吸、脉搏以及病情的变化。③上止血带的伤者，要注意上止血带和放松止血带的时间。④搬运脊椎骨折的伤者，要保持伤者身体的固定。颈椎骨折的伤者除了身体固定外，还要有专人牵引固定头部，避免移动。⑤用担架搬运伤者时，一般头略高于脚，休克的伤者则脚略高于头。行进时伤者的脚在前、头在后，以便观察伤者情况。⑥用汽车、大车运送时，床位要固定，防止起动、刹车时晃动使伤者再度受伤。

1. 担架搬运法

(1) 担架的种类：有帆布担架、绳索担架、被服担架、板式担架、铲式担架、四轮担架等。

(2) 担架搬运的要领：3~4 人一组将病人移上担架；病人头部向后，足部向前，这样后面抬担架的人可以随时观察病人的变化；抬担架人步调要一致，平稳前进；向高处抬时(如过台阶、过桥、上桥)，前面的人要放低，后面的人要抬高，使病人保持水平状态；下台阶时，则相反。

2. 徒手搬运法

(1) 单人徒手搬运：①扶行法：用于清醒并能行走的伤员。搬运者站在伤员一侧，使伤员靠近并用手臂揽住自己的颈部，用外侧手牵拉伤员的手腕，另一手扶持伤员的腰背部行走。②抱持法：用于体重轻的伤病员。搬运者将伤员抱起，一手托其背部，一手托其大腿，能配合者可抱住搬运者颈部。③背负法：搬运者站在伤员前面，微弯腰部，将伤员背起。此法不适用于胸部损伤的伤员(图 2-4-16)。

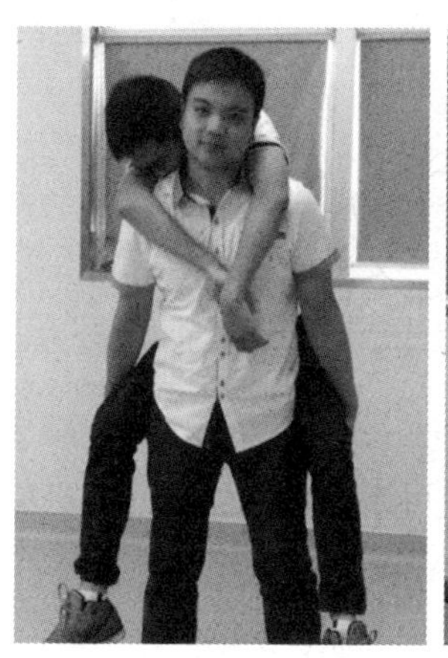

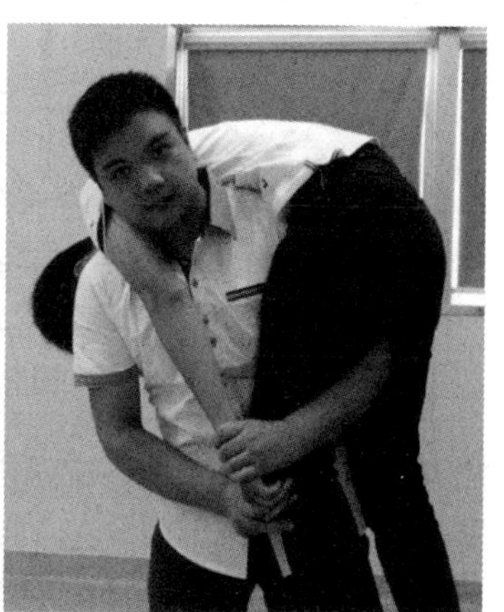

A　　　　B　　　　C

图 2-4-16　背负搬运法

(2) 双人徒手搬运：①拉车式搬运法：一人站在伤员头侧，两手插于伤员腋下，将伤员抱在怀里，另一人立于伤员两腿之间，将两腿抬起，两人同方向步调一致前行。②椅托式搬运法：两人分别以左、右膝跪地，各自用外侧的手伸至伤员大腿下并相互紧握，另一手彼此交叉支撑伤员背部，慢慢将其抬起(图 2-4-17)。③平抬或平抱搬运法：两人一左一右或一前一后将伤员平抬。注意此法不适用于脊柱损伤者。

(3) 多人徒手搬运：三人可并排将伤员抱起，齐步前行(图 2-4-18)。第四人可固定头部，多于四人时，可面对面平抱搬运。

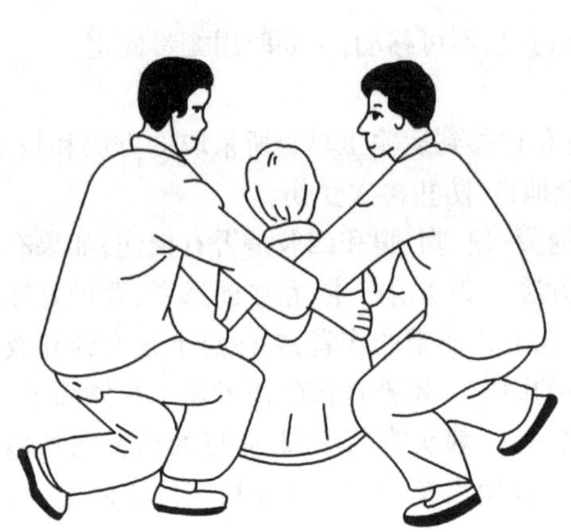

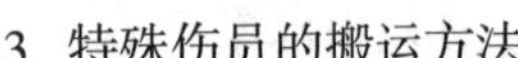

图 2-4-17　椅托式搬运法

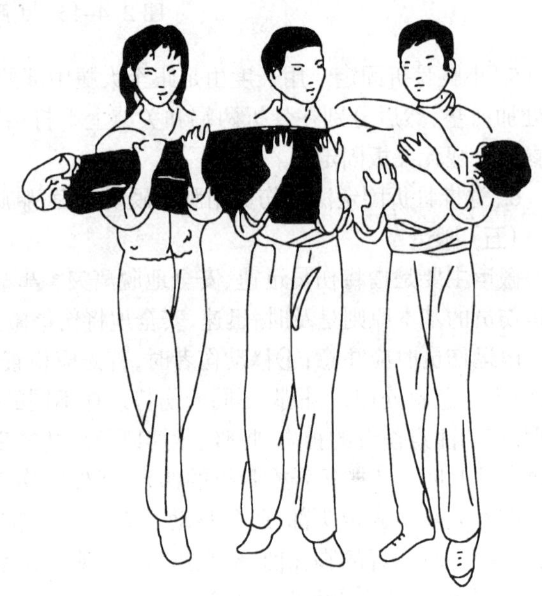

图 2-4-18　三人搬运法

微课：脊柱骨折病人的现场急救

微课：腹部损伤病人的现场急救

3. 特殊伤员的搬运方法

(1) 脊柱损伤的伤员：搬运这类伤员时，应保持脊柱伸直，严防颈部与躯干前屈或扭转。颈椎损伤者，需 3~4 人搬运，可一人固定头部，保持颈部与躯干成一直线，其余三人蹲于伤员同一侧，一人托胸背部，一人托臀部，一人托两下肢，四人一起将伤员放在硬质担架上，并用沙袋固定伤员头部两侧，胸部、腰部、下肢与担架固定在一起。胸、腰椎损伤者，可三人于伤员同一侧搬运，方法同颈椎损伤者。

(2) 腹部损伤伤员：伤员取仰卧位，下肢屈曲，膝下加垫，尽量放松腹肌。若腹部内脏脱出，不应回纳，以免感染，应用清洁的碗或其他合适的替代物扣于其上，包扎固定后再搬运。

(3) 骨盆损伤伤员：先将骨盆做环形包扎后，让伤员仰卧于硬质担架上，微屈膝，膝下加垫后再搬运(图 2-4-19)。

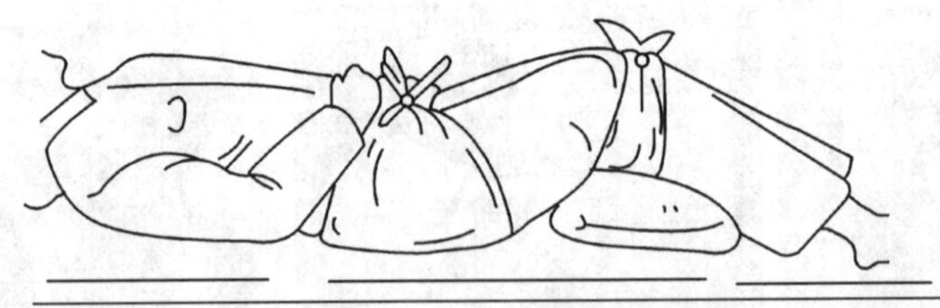

图 2-4-19　骨盆损伤伤员的搬运法

(4) 身体带有刺入物的伤员：应先包扎伤口，妥善固定好刺入物，才可搬运。搬运途中，应避免碰撞、挤压，以防刺入物脱出或继续深入。刺入物外露部分较长时，应有专人负责保护刺入物。

(5) 昏迷伤员：侧卧或仰卧于担架上，头偏向一侧，以利于呼吸道分泌物排出。

(王福安)

第五节　动物咬伤病人的院前急救

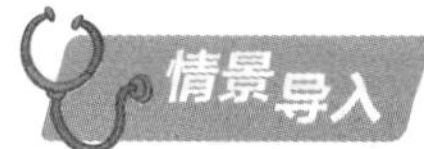

某个夏季，小徐和同学相约去爬山，在爬山过程中突然听到同学大叫一声"哎哟，有蛇"，只见同学的踝关节处有一伤口，有出血。

请问：

在现场该如何进行救护？

自然界中的动物，如蛇、狗、毒蜘蛛、蝎、蜂、蜈蚣、蚂蟥等，常利用其牙、爪、刺、角等对人类进行袭击，造成咬伤、蜇（刺）伤，严重者可致残或致死。常见的是犬咬伤和蛇咬伤。

一、犬咬伤

随着家养宠物数量的增多，犬咬伤的发生率也相应增加。被病犬咬伤后，其唾液中携有的致病病毒，可引发狂犬病（rabies）。狂犬病又称恐水症，是由狂犬病病毒引起的一种人畜共患的中枢神经系统传染病。

（一）病因和发病机制

狂犬病病毒主要存在于病畜的脑组织及脊髓中，其涎腺和涎液中也含有大量病毒，并随涎液向体外排出。故被病犬咬、抓后，病毒可经唾液－伤口途径进入人体导致感染。狂犬病病毒对神经组织具有强大的亲和力，在伤口入侵处及其周围的组织细胞内可停留 1~2 周，并生长繁殖，若未被迅速灭活，病毒会沿周围传入神经上行到中枢神经系统，引发狂犬病。

（二）病情评估

1. 有被犬咬伤或抓伤的病史　感染病毒后是否发病与潜伏期的长短、咬伤的部位、入侵病毒的数量、毒力及机体抵抗力有关。潜伏期短者 10d，多数 1~2 个月。咬伤越深、越接近头面部，其潜伏期越短、发病率越高。

2. 症状　发病初期时伤口周围麻木、疼痛，逐渐扩散到整个肢体；继之出现发热、烦躁、乏力、恐水、怕风、咽喉痉挛；最后导致肌肉瘫痪、昏迷、循环衰竭甚至死亡。

3. 体征　有利齿造成的深而窄的伤口，出血，伤口周围组织水肿。

（三）现场救护

1. 救护者戴双层橡胶手套进行伤口处置。

2. 局部处理　立即用肥皂水或清水冲洗伤口至少 15min，伤口较深时需立即彻底清创，用大量生理盐水、3% 过氧化氢溶液反复冲洗伤口，伤口不予缝合或包扎，以利引流。

3. 全身治疗　注射狂犬病疫苗和狂犬病免疫球蛋白，常规使用破伤风抗毒素，必要时使用抗菌药物防止伤口感染。

（四）院内救护

院内救护以预防和控制痉挛，保持呼吸道通畅；补液和营养支持；伤口护理；执行接触性隔离制度等对症治疗为主。

二、毒蛇咬伤

蛇咬伤（snake bite）以南方为多，多发生于夏、秋两季。蛇分为无毒蛇和毒蛇。无毒蛇咬伤只在局部皮肤留下两排对称的细小齿痕，轻度刺痛，无生命危险。毒蛇咬伤后伤口局部常有一对较深齿痕，蛇毒注入体内，引起严重全身中毒症状，甚至危及生命。此处仅述及毒蛇咬伤。

（一）病因和发病机制

蛇毒含有多种毒性蛋白质、多肽以及酶类。按蛇毒的性质及其对机体的作用可分为 3 类：神经毒素、血液毒素及混合毒素。神经毒素对中枢神经和神经肌肉节点有选择性毒性作用，引起肌肉麻痹和呼吸麻痹，常见于金环蛇、银环蛇咬伤；血液毒素对血细胞、血管内皮细胞及组织有破坏作用，可引起

出血、溶血、休克或心力衰竭等,见于竹叶青、五步蛇咬伤;混合毒素兼有神经、血液毒素特点,如蝮蛇、眼镜蛇的毒素。

(二) 病情评估

1. 怀疑有被蛇咬伤的病史,在现场不管是无毒蛇还是毒蛇,先按毒蛇咬伤处理。

2. 局部表现 局部伤处疼痛,肿胀,淋巴结肿大,皮肤出现血疱、瘀斑,甚至局部组织坏死。

3. 全身表现 全身虚弱、口周感觉异常、肌肉震颤,或发热恶寒、烦躁不安、头晕目眩、言语不清、恶心呕吐、吞咽困难、肢体软瘫、腱反射消失、呼吸抑制等。部分病人伤后可因广泛的毛细血管渗漏引起肺水肿、低血压、心律失常;皮肤黏膜及伤口出血、血尿、尿少,出现肾功能不全以及多器官功能衰竭。

(三) 现场救护

1. 被毒蛇咬伤后不要惊慌,不要大声呼叫或奔跑,避免加速毒素的吸收和扩散。

2. 放低伤口,避免伤口高于心脏。

3. 用绷带或其他材料由伤口的近心端向远心端包扎,注意松紧合适,能放入一个手指,以达到降低淋巴回流速度减慢蛇毒扩散的作用。

4. 局部伤口可用清水冲洗,不建议切开、挤压伤口。

5. 若有条件可采用一些新鲜草药,如半边莲、七叶一枝花、白花蛇草等局部敷贴。

(四) 院内救护

入院后的处理包括伤口的进一步排毒;使用解蛇毒中成药,抗蛇毒血清;大量补液和使用利尿剂等促进毒素排出;严密观察病情,做好对症处理等措施。

(杨凤琴)

第六节 环境及理化因素损伤病人的院前急救

一位 14 岁男孩在海边玩帆板时,不慎因帆板翻倒溺水,被人救起时,发现呼吸急促、眼结膜充血、腹部膨隆、面色苍白、四肢冰冷。

请思考:

1. 在事故现场该如何进行现场救护?
2. 该如何进行输液护理?
3. 怎样对病人进行防溺水知识的教育?

环境及理化因素损伤所涉及的疾病种类多,其中中暑、淹溺和电击伤是三种常见的环境及理化因素损伤,其发病的共同特点是致病因子均为外界环境中的物理因子,既往健康的人遭遇此类损伤也会很快出现危及生命的病理生理变化,因此这三种损伤均属于环境性急诊(environmental emergency)。

一、淹溺

淹溺(drowning)是指人淹没于水或其他液体中,由于液体、污泥、杂草等物堵塞呼吸道和肺泡,或反射性喉痉挛引起窒息和缺氧,若抢救不及时可造成呼吸和心搏骤停而死亡。在我国,溺水是意外伤害致死的主要原因之一。约 90% 溺水者发生于淡水,多见于儿童、青少年。从水中救出后暂时性窒息,尚有大动脉搏动者称为近乎淹溺(near drowning),淹溺后窒息合并心脏停搏者称为溺死(drown)。

对从事水上或水中活动者应经常进行游泳和水上自救和互救技能培训;水上运动前不要饮酒;外出洗澡或游泳前应对所去的水域情况有所了解;小孩外出洗澡或游泳时应有家长陪同等。

(一) 发病机制

人淹没于水中后,本能地出现反射性屏气和挣扎,避免水进入呼吸道。但由于缺氧,被迫深呼吸,从而使大量水进入呼吸道和肺泡,阻滞气体交换,加重缺氧和二氧化碳潴留,造成严重缺氧、高碳酸血

症和代谢性酸中毒。

1. 按照发生机制，溺水可分两类，即干性淹溺和湿性淹溺。

(1) 干性淹溺：指人入水后，因受强烈刺激(惊慌、恐惧、骤然寒冷等)，引起喉痉挛导致窒息，呼吸道和肺泡很少或无水吸入，约占溺水者的 10%。

(2) 湿性淹溺：指人入水后，喉部肌肉松弛，吸入大量水分充塞呼吸道和肺泡发生窒息，病人数秒钟后神志丧失，发生呼吸、心搏骤停。湿性溺水约占溺水者的 90%。

2. 按照浸没的介质不同，分为淡水淹溺和海水淹溺两种类型(表 2-6-1)。

(1) 淡水淹溺：一般江、河、湖、池中的水渗透压低，属于淡水。人体浸没淡水后，水进入呼吸道后影响通气和气体交换，水损伤气管、支气管和肺泡壁的上皮细胞，并使肺泡塌陷萎缩，进一步阻滞气体交换，造成全身严重缺氧；低渗性液体很快通过呼吸道、肺泡进入血液循环，血容量剧增可引起肺水肿和心力衰竭，并可稀释血液，引起低钠、低氯和低蛋白血症。低渗液体使红细胞肿胀、破裂，发生溶血，出现高钾血症和血红蛋白血症。过量的血红蛋白堵塞肾小管引起急性肾衰竭。高钾血症可使心脏骤停。

(2) 海水溺水：海水含 3.5% 氯化钠及大量的钙盐和镁盐，为高渗性液体。因此，吸入海水后，其高渗压使血管内的液体或血浆大量进入肺泡内，引起急性肺水肿、血容量降低、血液浓缩、低蛋白血症、高钠血症，发生低氧血症。此外，海水对肺泡上皮细胞和肺毛细血管内皮细胞的化学损伤作用更易引发肺水肿。高钙血症可导致心律失常，甚至心脏停搏。高镁血症可抑制中枢和周围神经，导致横纹肌无力、扩张血管和降低血压。

表 2-6-1 海水淹溺和淡水淹溺的病理特点比较

内容	海水淹溺	淡水淹溺
血容量	减少	增加
血液性状	血液浓缩	血液稀释
红细胞损害	很少	大量
血液电解质变化	高血钠、高血钙、高血镁	低钠血症、低氯血症、低蛋白血症、高钾血症
心室颤动	极少发生	常见
主要致死原因	急性肺水肿、急性脑水肿、心力衰竭	急性肺水肿、急性脑水肿、心力衰竭、心室颤动

此外，如不慎跌入粪池、污水池和化学物贮槽时，可附加腐生物和化学物的刺激、中毒作用，引起皮肤和黏膜损伤、肺部感染以及全身中毒。

(二) 病情评估

1. 淹溺史 应向淹溺者的陪同人员详细了解淹溺发生时间、地点和水源性质以及现场施救情况，以指导急救。

2. 临床表现 淹溺者表现为神志丧失、呼吸停止及大动脉搏动消失、处于临床死亡状态。近乎淹溺病人的临床表现个体差异较大，与溺水持续时间长短、吸入水量、吸入水的性质及器官损害范围有关。

(1) 症状：近乎淹溺者可有头痛或视觉障碍、剧烈咳嗽、胸痛、呼吸困难。淡水淹溺者多见咳粉红色泡沫样痰，海水溺水者口渴感明显，最初数小时可有寒战、发热。

(2) 体征：皮肤发绀，颜面肿胀，球结膜充血，口鼻充满泡沫或泥污。近乎淹溺者常出现精神状态改变，烦躁不安，抽搐、昏迷和肌张力增高。呼吸表浅、急促或停止。肺部可闻及干湿性啰音，偶尔有喘鸣音。心律失常、心音微弱或消失。腹部膨隆，四肢厥冷。有时可伴头、颈部损伤。

3. 辅助检查

(1) 血、尿检查：淹溺者常有白细胞轻度增高，淡水淹溺者可出现血液稀释或红细胞溶解，出现低钠、低氯血症，血钾升高，血和尿中出现游离血红蛋白。海水淹溺者出现血液浓缩，轻度高钠血症或高氯血症，可伴血钙、血镁增高。重者出现 DIC 的实验室检测指标异常。

(2)动脉血气分析:约75%病例有明显混合型酸中毒;几乎所有病人都有不同程度低氧血症。

(3)心电图检查:常有窦性心动过速、非特异性ST段和T波改变,病情严重时出现室性心律失常、完全性心脏传导阻滞。

(4)X线检查:肺门阴影扩大和加深,肺间质纹理增粗,胸片常显示斑片状浸润,有时出现典型肺水肿征象。约20%病例胸片无异常发现。疑有颈椎损伤时,应进行颈椎X线检查。

(5)动脉血气分析:显示低氧血症和酸中毒。

4. 病情判断　有确切的淹溺史和(或)伴有下列症状,如面部肿胀、四肢厥冷、呼吸和心跳微弱或停止;口、鼻内充满污泥;腹部膨隆,胃内充满水呈胃扩张,即可诊断为淹溺。

微课:
溺水病人的现场急救

(三) 现场急救

救护原则为迅速将病人救离出水,立即恢复有效通气,实施心肺复苏术,根据病情对症处理。

1. 迅速将溺水者救出水面(救上岸)　施救者应镇静,尽可能脱去衣裤,尤其要脱去鞋靴,迅速游到淹溺者附近。抢救者应从淹溺者背后接近,一手托着他的头或颈,将面部托出水面,或抓住腋窝仰游,将淹溺者救上岸。救护时应防止被溺水者紧紧抱住。

2. 保持呼吸道通畅　淹溺者一救出水面,应迅速清除口、鼻腔中的污物、污水、分泌物及其他异物,有义齿者取出义齿,并将舌拉出,对牙紧闭者,可先捏住两侧颊肌然后再用力将口开启,松解领口和紧裹的内衣和腰带,保持呼吸道通畅,快速判断病人的意识、呼吸和心跳等情况。

3. 心肺复苏　对无反应、无呼吸者立即实施心肺复苏,心肺复苏操作程序按开放气道、人工呼吸和胸外心脏按压三个步骤实施。

4. 如溺水者有呼吸心跳、意识不清,则采取侧卧位,使口鼻自动排出液体,同时做好保暖,防治低体温。

5. 意识清醒者则做好心理护理,协助采用催吐方法排出胃内水。对自杀溺水的病人应尊重其隐私,注意正确引导,提高其心理承受能力,同时做好其家属的思想工作,协同帮助病人消除自杀念头。

6. 有条件者给予吸氧,根据情况行气管插管并予机械通气,必要时行气管切开。建立静脉通路,纠正水电解质和酸碱失衡,淡水淹溺者,应适当限制入水量,及时应用脱水剂防治脑水肿,适量补充氯化钠溶液、浓缩血浆和白蛋白。海水淹溺者,需及时补充液体,可用葡萄糖溶液、低分子右旋糖酐、血浆,严格控制氯化钠溶液,注意纠正高钾血症及酸中毒。

7. 密切观察生命体征、心律和意识的变化;监测尿液的颜色、量、性状,准确记录出入量;观察有无咳痰,痰液的颜色、性状等。

8. 迅速转运　迅速转送医院,途中不断救护;搬运病人过程中注意有无头、颈部损伤和其他严重创伤,怀疑有颈部损伤者要予颈托保护。

(四) 院内救护

以维持呼吸、循环功能,纠正低血容量、水电解质和酸碱失衡,防止低体温和对症处理为主。

二、电击伤

电击伤(electrical injury),俗称触电,是指一定量的电流通过人体引起的机体损伤和功能障碍。电流对人致死的伤害是引起室颤、心搏骤停和呼吸肌麻痹,其中心搏骤停是电击伤后立即死亡的主要原因。因而及时有效的心肺复苏、心脏除颤是抢救成功的关键。

雷击也是电击伤的一种,其电压可达几千万伏,强大的电流可使人的心跳、呼吸骤停并造成严重烧伤。

(一) 病因与发病机制

1. 病因

(1)人体直接接触电源:如电动机未检修、变压器等电器设备未装接地线;不懂安全用电知识,自行安装电器;家用电器漏电而手直接接触开关等。

(2)电流或静电电荷经空气或其他介质电击人体:因台风、火灾、地震、房屋倒塌等使高压线断后掉在地上,在高压电和超高压电场中,10m内都有触电的危险;在大树下避雷雨,衣服被淋湿后更易被雷击。

2. 发病机制　人体作为导电体,在接触电流时,即成为电路的一部分。电击通过产热和电化学作

用引起人体器官生理功能障碍(如抽搐、心室颤动、呼吸中枢麻痹或呼吸停止等)和组织损伤。触电对人体的危害与接触电压高低、电流强弱、电流类型、频率高低、电流接触时间、接触部位、电流方向和所在环境的气象条件都有密切关系。

(1)电流类型:同样电压下,交流电比直流电的危险性高3倍。交流电能使肌肉持续抽搐,能“牵引住”接触者,使其脱离不开电流,因而危害性较直流电大。

(2)电流强度:一般而论,通过人体的电流越强,对人体造成的损害越重,危险也越大。

(3)电压高低:电压越高,流经人体的电流量越大,机体受到的损害也越严重。

(4)电阻大小:在一定电压下,皮肤电阻越低,通过的电流越大,造成的损伤越大。

(5)电流接触时间:电流对人体的损害程度与接触电源时间成正比。

(6)通电途径:流通过人体的途径不同,对人体造成的伤害也不同。

(二)病情评估

1. 触电史　具有直接或间接接触带电物体的病史。

2. 临床表现　轻者仅有瞬间感觉异常,重者可致死亡。

(1)全身表现:①轻型表现为精神紧张、表情呆滞、面色苍白、四肢软弱、呼吸及心跳加速。敏感的病人可发生晕厥、短暂意识丧失。②重型表现为神志清醒病人有恐惧、心悸和呼吸频率快;昏迷病人则出现肌肉抽搐、血压下降、呼吸由浅快转为不规则以致停止,心律失常,很快导致心搏骤停。

(2)局部表现:主要表现为电流通过的部位出现电灼伤。①低压电引起的灼伤:伤口小,呈椭圆形或圆形,焦黄或灰白色,干燥,边缘整齐,与正常皮肤分界清楚,一般不损伤内脏。如有衣服点燃,可出现与触电部位无关的大面积烧伤。②高压电引起电烧伤:烧伤面积不大,但可深达肌肉、血管、神经和骨骼,有“口小底大、外浅内深”的特征;肌肉组织常呈夹心性坏死;电流可造成血管壁变性、坏死或血管栓塞,从而引起继发性出血或组织的继发性坏死。

(3)并发症:可有短期精神异常、心律失常、肢体瘫痪、继发性出血或血供障碍、局部组织坏死继发感染、急性肾障碍、内脏破裂或穿孔、周围性神经病、永久性失明或耳聋等。孕妇电击后常发生死胎、流产。

3. 辅助检查　早期可出现肌酸磷酸激酶(CPK)、乳酸脱氢酶(LDH)、丙氨酸转氨酶(ACT)的活性增高。尿液检查可见血红蛋白尿或肌红蛋白尿。

(三)现场急救

微课:
触电病人的现场急救

救治原则为迅速脱离电源,分秒必争地实施有效的心肺复苏及心电监护。

1. 迅速脱离电源　根据触电现场情况,采用最安全、最迅速的办法脱离电源。

(1)切断电源:拉开电源闸刀或拔除电源插头。

(2)挑开电线:应用绝缘物和干燥的木棒、竹竿、扁担等将电线挑开。

(3)拉开触电者:施救者可穿胶鞋,站在木凳上,用干燥的绳子、围巾或干衣服等拧成条状套在触电者身上拉开触电者。

(4)切断电线:如在野外或远离电源闸以及存在电磁场效应的触电现场,施救者不能接近触电者,不便将电线挑开时,可用干燥绝缘的木柄刀、斧或锄头等物将电线斩断,中断电流,并妥善处理残端。

2. 防止感染　烧伤局部应进行创面的简易包扎,防止感染。

3. 轻型触电者　就地观察及休息1~2h,以减轻心脏负荷,促进恢复。

4. 重型触电者　对心脏骤停或呼吸停止者,应立即实施心肺复苏术,如有条件建立人工气道,辅助呼吸,建立静脉通道给予补液,使用药物等。

5. 合并伤的处理　因触电后弹离电源或自高空跌下,常伴有颅脑伤、气胸、血胸、内脏破裂、四肢与骨盆骨折等合并伤,在现场迅速评估并做好相应急救措施。搬运过程注意保护颈部、脊柱和骨折处。

6. 严密观察病情变化　监测生命体征、心律失常、心肌损伤和肾功能情况。

(四)院内救护

以维持循环、呼吸功能,纠正心律失常,创面处置和对症处理为主。

三、中暑

中暑(heat illness)是在暑热天气、湿度大和无风的高温环境下,由于体温调节中枢功能障碍、汗腺

功能衰竭和水电解质平衡失调而引起的以中枢神经和(或)心血管功能障碍为主要表现的急性临床综合征,又称急性热致疾患(acute heat illness,heat emergency,heat injury)。根据临床症状轻重分为先兆中暑、轻度中暑和重度中暑。重度中暑根据发病机制和临床表现分为热痉挛(heat cramp)、热衰竭(heat exhaustion)和热射病(heat stroke)3种类型。其中以热射病为最严重。

(一)病因与发病机制

1. 病因 中暑的病因可概括为机体产热增加、散热减少和热适应能力下降等因素。

(1)产热增加:在高温或高辐射环境下从事长时间体力劳动或运动强度大,机体产热增加,容易发生热蓄积,如果没有足够的防暑降温措施,就容易发生中暑。

(2)散热减少:在高温、高湿、高辐射和通风不良的环境中,穿紧身或透气不良的衣裤从事重体力劳动,均使机体散热减少,造成热量蓄积,易发生中暑。

(3)热适应能力下降:热负荷增加时,机体会产生应激反应,通过神经内分泌的各种反射调节来适应环境变化,维持正常的生命活动,当机体这种调节能力下降时,对热的适应能力下降,机体容易发生代谢紊乱导致中暑。现代社会由于空调的普遍使用,人们的热适应能力明显下降。

2. 发病机制 正常人体在下丘脑体温调节中枢的控制下,体内产热与散热处于动态平衡,体温维持在37℃左右。高温环境可使机体大量出汗,当机体以失盐为主或只注意补水造成低钠、低氯血症,使细胞外液渗透压降低,水进入细胞内,导致肌细胞水肿,引起肌肉疼痛或痉挛,发生热痉挛。大量液体丧失会导致失水、血液浓缩、血容量不足,若同时发生血管舒缩功能障碍,易发生因外周循环衰竭而致低血容量性休克。如果得不到及时治疗,可导致脑部供血不足和心血管功能不全,发生热衰竭。当外界环境温度增高,机体散热绝对或相对不足,汗腺疲劳,引起体温调节中枢功能障碍,致体温急剧增高,可高达40~42℃。持续高热可造成中枢神经系统不可逆性损伤,重要脏器也随之损伤,导致心脏排血量急剧下降,从而发生循环衰竭,继而发生热射病。

(二)病情评估

1. 中暑史 重点询问病人有无引起机体产热增加、散热减少或热适应不良的原因存在,如有无在高温环境中长时间工作、未补充水分或含盐饮料等病因存在。

2. 临床表现

(1)先兆中暑:在高温环境下工作一段时间后,出现大汗、口渴、头晕、头痛、注意力不集中、耳鸣、眼花、胸闷、心悸、恶心、四肢无力、体温正常或略升高。如及时脱离高温环境,转移到阴凉通风处休息,补充水、盐,短时间即可恢复。

(2)轻度中暑:除上述先兆中暑症状加重外,体温升至38℃以上,出现面色潮红,大量出汗,皮肤灼热等表现;或出现面色苍白、四肢湿冷、血压下降、脉搏增快等早期周围循环衰竭的表现。如进行及时有效处理,常常在数小时内恢复。

(3)重度中暑:除上述轻度中暑症状加重外,伴有高热、痉挛、晕厥和昏迷。包括热痉挛、热衰竭和热射病三型。

1)热痉挛:多见于健康青壮年人。在高温环境下进行剧烈劳动,大量出汗后出现肌肉痉挛性、对称性和阵发性疼痛,持续约3min后缓解,常在活动停止后发生。肌痉挛多发生在四肢肌肉、咀嚼肌和腹直肌,最常见于腓肠肌,也可因腹直肌、肠道平滑肌痉挛引起急腹痛。体温无明显升高。症状的出现可能与钠缺失和过度通气有关。热痉挛也可为热射病早期表现。

2)热衰竭:此型最常见,多见于老年人、儿童和慢性疾病病人。在严重热应激时,由于体液和钠丢失过多、补充不足导致周围循环衰竭。表现为多汗、疲乏、无力、眩晕、恶心、呕吐、头痛等。有明显脱水征,如心动过速、直立性低血压或晕厥。出现呼吸加快、肌痉挛。体温基本正常或轻度升高,无明显中枢神经系统损害表现。热衰竭可以是热痉挛和热射病的中间过程,如不治疗可发展为热射病。

3)热射病:是一种致命性急症,以高热(直肠温度≥41℃)、无汗、意识障碍"三联征"为典型表现。早期受影响的器官依次为脑、肝、肾和心脏。临床上根据发病时病人所处状态和发病机制分为劳力型热射病和非劳力型热射病。热射病是中暑最严重的类型,其病死率与温度的上升相关,老年人和有基础疾病的病人病死率高于普通人群。

3. 辅助检查 血常规外周血白细胞总数增高,以中性粒细胞增高为主。尿常规可有不同程度的

蛋白尿、血尿、管型尿改变。严重病例常出现肝、肾、胰和横纹肌损害的实验室改变。尿液分析有助于发现横纹肌溶解和急性肾衰竭。血清电解质可有高钾、低钠、低氯血症。血尿素氮、血肌酐升高提示肾功能损害。有凝血功能异常时，应考虑 DIC。

4. 病情判断　根据病史和临床表现可判断病人是否发生中暑。但重度中暑应与脑膜炎、脑血管意外、脓毒血症、甲状腺危象、伤寒及中毒性痢疾等疾病相鉴别。

（三）现场救护

救治原则为尽快使病人脱离高温环境、迅速降温和保护重要脏器功能。

微课：中暑病人的现场急救

1. 脱离高温环境　迅速将病人转移到通风良好的阴凉处或 20~25℃房间内，帮助病人松解或脱去外衣，平卧休息。

2. 迅速降温　具体方法包括：①环境降温。将病人安置在 20~25℃空调房间内，以增加辐射散热，条件不具备时可用扇子、电风扇等帮助降温。②体表降温。用冰袋和冰帽进行头部降温；轻症病人可反复用冷水擦拭全身，必要时可选用 15℃冷水浴或凉水淋浴，直至体温低于 38℃，严重者可用冰水擦拭、冰水浴等方法。老年人、新生儿、昏迷、休克、心力衰竭、体弱或伴心血管基础疾病者，不能耐受 4℃冰水浴，应禁用。③体内中心降温。适用于重度中暑、体外降温无效者。用冰盐水 200ml 注入胃内或灌肠；或用 4℃ 5% 葡萄糖盐水 1000~2000ml 静脉滴注，开始滴注速度应稍慢，30~40 滴 /min，病人适应低温后再增快速度，但应密切观察，以免发生急性肺水肿。有条件者可用低温透析液（10℃）进行血液透析。

3. 纠正水、电解质及酸碱平衡紊乱　轻症病人可口服含盐清凉饮料或淡盐水，四肢肌肉抽搐者或有痉挛性疼痛者，在补钠的基础上可缓慢静脉注射 10% 葡萄糖酸钙 10~20ml。发生早期循环衰竭的病人，可酌情输入 5% 葡萄糖盐水 1500~2000ml，但速度不宜过快，并加强观察，以防发生心力衰竭。

4. 转运　一般先兆中暑和轻度中暑的病人经现场救护后均可恢复正常，但对疑为重度中暑者，应立即转送医院。

（四）院内救护

以有效降温（直肠温度降至 38℃左右）、纠正体液失衡、及时发现和防止器官功能不全和对症处理为主。

（杨凤琴）

思考题

1. 院前急救的原则有哪些？
2. 小王是一名护士，某日郊游。路遇一老年人突然手捂左前胸倒地，呼之不应。请考虑该老年人发生了什么情况？该如何急救？
3. 说出气道梗阻病人的现场急救程序。
4. 海水淹溺与淡水淹溺的病理特点有哪些？
5. 淹溺病人现场该如何急救？
6. 触电病人的现场急救措施有哪些？
7. 重度中暑的临床表现有哪些？
8. 重度中暑的现场急救内容有哪些？

思路解析

扫一扫，测一测

第三章 急诊科救护

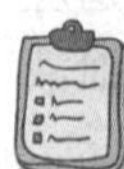

1. 掌握急诊病人的护理工作；分诊的各种方法和多功能监护仪的使用；维持气道畅通的各种方法；呼吸支持和循环支持的各种方法；常见急性中毒的急诊救护；常见急症的处置。
2. 熟悉急诊室的布局和管理；常见急症的分诊思路；常见急性中毒的临床表现。
3. 了解呼吸支持和循环支持各种方法的工作原理；常见中毒的发病机制。
4. 树立"生命第一、时效为先"的急救意识，建立良好的团队合作。

急诊科 (emergency department) 是医院急诊诊疗的第一站，是院前急救的延续，也是急危重症病人最集中、抢救与管理任务最繁重的科室。急诊科实行 24h 开放，为病人及时获得后续的专科诊疗服务提供支持和保障。医院急诊科的医疗护理过程均应以"急"为中心，其诊疗水平的高低，直接关系到病人的生命安全，也集中反映出一家医院的科学管理水平。

第一节 概 述

一、急诊科的任务与布局

1. 急诊科的任务

(1) 急诊：急诊科接待与处理日常急诊就诊的各种病人，24h 随时接诊病人，分诊护士负责接诊、分诊急诊病人，急诊护士根据病情轻重缓急给予分级处理、分区安置。随时接收院外救护转运来的病人，并对其进行及时、合理、有效的后续治疗。这是急诊科的主要任务。

(2) 急救：这是急诊科的重要任务，负责院内的急诊就诊和院外转运到急诊科的急危重症病人的抢救、诊疗、病情观察工作，必要时可派出救护车参加院外的现场急救和病人的转运工作。急救工作要做到及时、迅速、准确。

(3) 灾害救护：急诊科承担灾害事故的急救工作，当自然灾害或突发公共卫生事件时，医护人员应服从组织安排，快速前往第一现场参加救护，并将病人安全送到医疗单位继续救治。科室应建立完善的突发公共事件应急预案，有紧急扩容的临时急救组织、分流批量病人的方案，以及与多家医院协同抢救的能力。

(4) 急救护理的科研、教学与培训：对急诊专科护士进行培训，加速急诊人才的成长，是提高急诊护理质量的重要手段。急诊科承担对医护人员进行专业培训，不断更新知识，定期组织学习，掌握急救

专业的前沿动态、新技术和新知识。急诊医护人员的技能评价与再培训间隔时间原则上不超过2年。急诊科还承担急救知识的宣传教育、公众急救知识普及等任务。同时急诊科还承担临床医疗护理教学工作，包括对在校生、实习生的临床教学，对急诊进修人员和培训轮转人员的临床教学等。急诊科可以获取急危重症病人病情变化的第一手资料，积极开展有关急症的病因、病程、发病机制、诊断、紧急救护等方面的研究，从而提高急救治疗的质量，促进急救专业的快速发展。

2. 急诊科的布局　急诊科应独立或相对独立地位于医院的一侧或前部，就诊流程便捷通畅，有明显的标志，夜间有灯光标识，便于就诊者寻找。急诊科应设有急诊与急救两通道，各自有独立的进出口，急救车能直达急救通道门口，方便病人就诊和抢救。建筑格局和设施合理布局，有利于缩短急诊检查和抢救距离，同时应当符合医院感染管理的要求，根据急诊工作的特点，其主要布局大致如下：

(1)预检分诊处(台)：是院内急诊病人就诊的第一站，应设在急诊科入口处最醒目的位置，标志要清楚，光线充足，通风良好，面积足够，便于检查病人，有保护病人隐私的设施，有可直达救护车的通道，方便接收或转送求诊者。备有必要的体格检查物品和医疗护理文书记录表格，如血压计、听诊器、监护仪、快速血糖检测仪、体温计、压舌板、手电筒、检查床等。还可配置电话传呼系统、对讲机、呼叫器、广播系统等，方便与相关人员、相关科室取得联系。另外，为方便病人还应放置平车、轮椅、饮水设施、自助银行等，并配备有导医、运送人员和保安。由经验丰富的分诊护士对急诊病人进行快速评估、分类，引导急救流程，进行电脑信息登记。预检分诊人员每天要对备有物品进行检查，对各种通讯设备进行测试，以确定急诊科工作的正常进行，保证急救质量。

(2)抢救复苏室：急诊科抢救复苏室应设在靠近急诊分诊处，应有足够的空间，充足的照明，门双向可开，以便搬运和抢救病人。抢救室内设置需遵循以下原则。①抢救室内必须配备有必要的抢救仪器和器械，并应当具有必要时施行紧急外科处置的功能，如：心电图机、呼吸机、人工简易呼吸器、多参数心电监护仪、电除颤仪、体外心脏起搏器、洗胃机、抢救车、气管插管、简易呼吸囊、面罩、洗胃用品、输液泵、微量注射泵、输血器、输液器、导尿包、气管切开包、各种穿刺包、无菌物品等。承载平台放置心电监护仪、呼吸机，便于抢救与监护。②常备的急救药品有：心脏复苏药物；呼吸兴奋药；血管活性药、利尿及脱水药；抗心律失常药；镇静药；止痛、解热药；止血药；常见中毒的解毒药、平喘药、纠正水电解质酸碱失衡类药、各种静脉补液液体、局部麻醉药、激素类药物等。这些药品根据编号顺序放置急救车内，便于随时移至床旁抢救。③根据医院总体规模，设置相应数量的抢救床，抢救床最好是多功能、可移动、可升降、无需电源的转运床，床旁配有环形静脉输液架、遮帘布，床头设有给氧装置、吸引装置。每张抢救床应有足够的空间，净使用面积不少于12m^2。有足够的电源插座，每床装配电源插座10~12个。④墙壁应配有常用抢救流程图，如：心搏骤停抢救流程图、过敏性休克抢救流程图、脑出血抢救流程图等。

(3)诊疗室：诊疗室的设置应依据医院的特色和条件因地制宜。急诊室的医师由专职和各科派值班医师轮流相结合。综合性医院设有内、外、妇、儿、眼、口腔、耳鼻喉、骨科等诊疗室，有条件的医院还可增设神经内科、创伤科、脑外科等分科诊室。室内除必要的诊查床、办公桌、办公椅和计算机外，还须按各专科特点备齐急诊所用的各科器械和抢救用品，如眼科、耳鼻喉科、口腔科应备有特殊设备。诊疗室一般是诊疗区域，如果发现危重病人，应立即转送到抢救室救治。

(4)清创室或急诊手术室：清创室的位置应与抢救室、外科诊疗室毗邻。目前，多数医院的急诊科只设了清创室，《急诊科建设与管理指南(试行)》(卫医政发〔2009〕50号)规定，三级综合医院和有条件的二级综合医院应当设急诊手术室，使急危重外伤病人能就近进行紧急外科手术。急诊手术室应设无菌手术间、清洁手术间和清创室各一间。并有相应附属房间，如敷料间、器械准备间、洗手间和更衣间。其设置除一般手术室的仪器设备和药品外，应重点突出手术抢救设备。手术间应备有多功能手术床、无影灯、紫外线消毒灯、转动椅、器械柜、器械车、麻醉桌、托盘、输液架、X线看片灯、治疗台、治疗车等设备；还应配备中心供氧和中心吸引装置、麻醉机、吸引器、心电监护仪等抢救用品及常用的麻醉、急救药物等。

(5)治疗室：急诊科应有独立的治疗室，一般设在靠近护士站或各诊察室中央，便于为急诊病人进行各种护理操作。治疗室内有配液操作台和无菌物品柜，操作台上放置治疗盘，内有消毒溶液、棉签、无菌镊子、开瓶器等，还应备无菌物品柜、治疗车及输液、抽血消毒用品，用于各项治疗前及输液前的

准备。治疗室内要安装紫外线灯管,每日进行空气消毒。

(6)急诊观察室:对短时间内不能明确诊断,需较长时间治疗,病情较重需继续观察以明确诊断者或抢救处置后需要等待病床进一步住院治疗的病人,收入急诊观察室。急诊病人留观时间原则上不超过72h。病室内设立正规床位,床号固定。观察室的设施按普通病区的要求配置,床、床头柜、方凳、陪护椅等配备齐全,设备带要有中心供氧装置、负压吸引装置、抢救车和天花板设轨道式输液架等设施。

(7)急诊重症监护室(emergency intensive care unit,EICU):急诊重症监护室是收治危重病人进行抢救、集中治疗和监护的场所,最好和急诊抢救室毗邻。EICU的床位数根据医院急诊人数、危重病人所占比例以及医院有无其他相关ICU等因素来确定。EICU各种监护抢救设施设备齐全,可实行24h连续不间断监护,发现异常可及时抢救处理。监护室应备有多功能监护装置、心肺复苏用物、呼吸机、除颤器、心电图机、血透机、临时心脏起搏器、输液泵、微量注射泵、中心供氧和吸引装置、抢救车、各种抢救药品、抢救物品如喉镜、各种型号的通气导管和气管插管、手控呼吸器等相关的急救设备与器材。

(8)隔离室:遇有疑似传染病病人,护士及时通知专科医师到隔离室内诊治,病人的排泄物要及时处理。有条件的医院应设疑似传染病病人的专用厕所。凡确诊为传染病的病人,应及时转入传染科或传染病医院。

(9)辅助支持部门:包括急诊挂号室、急诊收费处、后勤服务处及保安等部门。目前已有部分医院对急诊后勤实行社会化管理,导医、保洁、病人的运送以及物品的传递等工作,由经过培训的非医务工作者来完成。

二、急诊科的管理

微课:急诊科的设置和管理

加强急诊科的管理是提高救护质量的保证。在临床实践中应根据现代急诊急救护理特点,建立合理的管理模式、可行的工作制度,使工作规范、有章可循,保障急危重症病人得到及时、迅速、准确、有效的救护措施。急诊科管理要求:抢救优先,标识醒目;配置合理,培训规范;分诊准确,救治及时;首诊负责,无缝衔接;分区救治,分级管理。

(一) 急诊科人员管理

1. 急诊科护理人员编制按床位与医师之比为1∶0.3;床位与护士之比为1∶0.6;监护床位与护士之比为1∶4~1∶3。

2. 实行护理部、科主任领导下的护士长责任制,护士长作为急诊科护理质量的第一责任人,负责本科室全面护理工作。

3. 急诊科应选具有5年以上临床实践经验的住院医师或全科医师和具有一定临床经验的护士,从事急诊工作的护士,必须接受过正规护理学历教育,取得护士执业证书和急诊护士上岗证,并定期接受急救技能的再培训,再培训间隔时间原则上不超过2年。

4. 急诊科实习医师和进修医师不得单独值班。

(二) 急诊科主要工作制度

1. 首诊负责制

(1)是急诊科的工作制度之一。凡是第一个接待急诊病人的科室、医师、医院即是首诊科室、首诊医师、首诊医院。

(2)首诊科室和首诊医师应对其所接诊病人,特别是对危、急、重病人的诊疗、会诊、转诊、转科、转院、病情告知等医疗工作负责到底的制度。

(3)首诊医师发现涉及他科或确系他科病人时,应在询问病史、体格检查、写好病历并进行必要的紧急处置后,才能请有关科室会诊或转科。不得私自涂改科别,或让病人去预检分诊处改科别。

(4)凡是遇到多发伤、跨科疾病或诊断未明的伤病员,首诊科室和首诊医师应首先承担主要诊治责任,并负责及时邀请有关科室会诊。在未明确收治科室前,首诊科室和首诊医师应负责到底。

(5)如需要转院,且病情允许搬动时,由首诊医师向医教科(医务处)汇报,落实好接收医院后方可转院。

笔记

2. 急诊观察室管理制度

(1)急诊观察室收治对象:危重症不宜搬动的病人;符合住院条件,无床位不能入院的病人;某些病症经治疗病情尚未稳定者,如高热、腹痛等;不能立即确诊,离院后病情有可能突然变化者。注意:传染病人不予留观。

(2)急诊值班护士要按时、详细、认真地进行交班、接班工作,重要情况应书面记录。要主动巡视病员,并及时记录和反映情况。

(3)急诊病人留观时间原则上不应超过3天,特殊情况例外。

(4)留观病人离开急诊观察室时,须由值班医生下达离院或住院医嘱,护士向病人交代相关手续,病人办理后方可离开。

3. 急诊抢救室管理制度

(1)急诊抢救室主要是为危及生命和重要脏器功能障碍病人提供紧急救治和高级生命支持。一旦生命体征稳定,脱离危险,要及时转到相应专科和ICU治疗,不得滞留在抢救室,抢救室要保证有空的抢救床,以备急危重症病人的到来。

(2)抢救时,医护人员应按岗定位,按照相应疾病的抢救程序开展工作,严密观察病员病情变化,及时详细做好记录,严格执行查对制度,防止差错事故,口头医嘱执行时应加复述。

(3)应根据病员病情,及时予以给氧、吸痰,建立静脉通路,人工呼吸、胸外心脏按压、止血等应急处置,待病员病情稳定后方可移动病员。

(4)急诊抢救室应备齐各种抢救药品、物品、器械和敷料等,各类仪器要定位放置,最好"防潮、防震、防热、防尘、防腐蚀、上油"保养。设专人管理,要有明显标记,不准任意挪动、挪用或外借。药品、器械用后应立即清理、消毒,然后放回原处。消耗部分及时补充,以备再用。对药品应经常检查,发现霉变、虫蛀或变质等情况应随时报告并更换。抢救室的一切物品、药品、器械,每日应核对一次,做到班班交接,账物相符。急救物品性能良好,完好率100%。

(5)新仪器调试合格后方可使用,遵循"定使用寿命、定收费标准、定使用效率"标准。使用人员严格培训,正确掌握仪器的使用方法。

(6)对常见急危重症应制定抢救护理预案或流程图。医护人员应有丰富的临床抢救经验,能熟练掌握各种抢救仪器的性能、操作技术和排除一般故障。

(7)抢救过程中注意与病人家属或联系人取得沟通,详细交代病情。

4. 急诊病人接诊及护送入院制度

(1)由预检班护士负责,对危重病人,护士应到急诊大门迎接,护送入急诊诊区、手术室或抢救室,同时予以监测生命体征及一系列措施。

(2)对生命体征不稳定的急危重症病人,经抢救病情稳定后,可收入住院进一步救治。危重病人一律由护士及护工护送入病房,必要时由医生一起护送,并做好交接工作,以保证病人医疗安全。

(3)急诊留观病人均由护理人员护送进行特殊检查,对危重病人必须由医生一同护送,以保证病人的医疗安全。

5. 涉及法律问题的伤病员处理办法

(1)积极救治,同时增强法律意识,提高警惕;立即通知科主任、医务科并上报治安部门。

(2)病历书写实事求是、准确清楚,病历要保管好,切勿遗失和被涂毁;开具验伤单及诊断证明要实事求是,并经上级医师核准;对医疗工作以外的问题不随便发表自己的看法。

(3)保留服毒病人的呕吐物以便做毒物鉴定。昏迷病人的财物保管:交给家属(要有第三者在场);值班护士代为保管(两人签字);留观期间有家属或公安人员陪守。

6. 急救绿色通道制度　急救绿色通道即是对急危重症病人实行优先抢救、优先检查、优先住院的原则,延后补办医疗相关手续。

(1)对所有生命体征不稳定和预见可能危及生命的各类急危重症病人应第一时间开启急救绿色通道。

(2)急救绿色通讯设备要有效便捷:根据不同地区的不同情况,可选择对讲机、有线电话、无线电话、可视电话等通讯设备,并设立急救绿色通道专线,不间断地接收院内、院外的急救消息。

(3) 急救绿色通道流程图要明了：在急诊大厅制作简洁明了的急救绿色通道流程图，方便病人及家属直接、快速地进入急救绿色通道。

(4) 急救绿色通道标志要醒目：急救绿色通道的各个环节，包括分诊室、抢救室、抢救通道、急诊诊疗室、急诊手术室、急诊药房、急诊化验室、急诊输液室、急诊影像中心、急诊观察室等都应有醒目的标志，可采用红色或绿色的标牌或箭头作指示。

(5) 急救绿色通道医疗设备要齐全：不同地方不同医院相差较大，一般应该备有可移动的推车和床、氧气设备、吸引设备、多参数监护仪、气管插管设备、除颤起搏设备、简易呼吸器、输液泵、常规心电图机、呼吸机等。

(6) 进入急救绿色通道的急危重症病人应该有详细的登记，包括姓名、性别、年龄、住址、就诊时间、陪护人员及联系方式、病情和初步诊断等。病人的处方、辅助检查申请单、住院单等单据上应加盖“急救绿色通道”的标志，保证病人抢救、检查、转运的顺畅。

（邓辉）

第二节　急诊病人的病情监测

上午 10 时，“120”同时送来 3 名车祸伤病人，经过分诊护士的快速评估后，收集到 3 名病人的资料。

1. 病人 A：男，35 岁，T 36.8℃，P 110 次 /min，R 20 次 /min，BP 85/60mmHg，意识清楚，面色苍白，四肢湿冷，下腹饱满，压痛明显，移动性浊音阴性，肠鸣音减弱。

2. 病人 B：男，25 岁，T 36.5℃，P 100 次 /min，R 21 次 /min，BP 90/60mmHg。神志清楚，痛苦面容，心、肺、腹部检查无异常。左大腿肿胀明显，可见骨折断端外露，足背动脉搏动弱。

3. 病人 C：男性，50 岁，生命体征平稳，心、肺、腹部检查无异常，手背有一 3cm × 3cm 擦伤，有少量渗血。

请思考：

1. 护士如何对病人进行急诊分诊？
2. 如何安排上述病人就诊顺序？

一、急诊病人的护理工作

急诊科护理工作主要包括：接诊、分诊、急诊护理处理等部分，这些环节紧密衔接，可使病人尽快获得专科确定性治疗，最大限度地降低病人的伤残率、病死率和医疗纠纷。

（一）急诊接诊

接诊是指接诊护士对到达医院急诊科的病人热情接待，并按病情轻、重、缓、急分别处理。

（二）急诊分诊

1. 分诊的定义　分诊是指根据病人主诉及主要症状和体征，对病情种类和严重程度进行简单、快速地评估与分类，对疾病的轻、重、缓、急及所属专科进行初步诊断，安排救治程序及分配专科就诊的技术。这个过程应在 2~5min 内完成。

2. 分诊技巧　由于公式易记，实用性强，临床上常用公式法分诊，以下几种公式供参考：

(1) SOAP 公式：是四个英文单词第一个字母的缩写。

S (subjective，主观感受)：收集病人的主观感受资料，包括主诉及伴随的症状。

O (objective，客观现象)：收集病人的客观资料，包括体征及异常征象。

A (assess，估计)：对收集的资料进行综合分析，得出初步诊断。

P (plan，计划)：根据判断结果，进行专科分诊，按轻、重、缓、急有计划地安排就诊。

(2) PQRST 记忆公式：适用于疼痛病人的分析。PQRST 5 个字母相连，刚好是心电图的五个波形字

母顺序，因而极易记忆和应用。

P(provoke，诱因)：疼痛的诱因是什么？什么可以使之缓解或加重？

Q(quality，性质)：疼痛是什么性质的？病人是否可以描述？

R(radiation，放射)：疼痛位于什么部位？是否向其他部位放射？

S(severity，程度)：疼痛的程度如何，如果把疼痛程度由轻到重对应1~10的数字，病人的疼痛相当于哪个数字？

T(time，时间)：疼痛的时间有多长？何时开始？何时终止？持续多长时间？

3. 收集资料　分诊护士要对病人强调的症状和体征进行分析，但不宜作诊断。除注意病人主诉外，还要用眼、耳、鼻、手进行辅助分析判断，并养成观察的习惯。

(1)问诊：了解既往史、用药史、过敏史和现病史，通过询问病人、家属或其他知情者，了解发病的经过及当前的病情。询问的过程要注意方式和技巧，尽可能使收集的资料完整、准确。

(2)视诊：用眼观察病人的一般情况、身体各个部位、四肢、骨骼等的异常情况，还可观察病人呕吐物、排泄物、分泌物的颜色、性状和量的异常改变。

(3)触诊：用手去触摸，了解心率、心律及周围血管充盈度；探知皮温、毛细血管充盈度；触疼痛部位，了解涉及范围及程度。

(4)听诊：借助听诊器和仪器听病人的呼吸、咳嗽，有无异常杂音或短促呼吸，心音、心律，肠鸣音和血管音等。

(5)嗅诊：用鼻闻病人是否有异常的呼吸气味，如酒精味、呼吸的酸味；是否有化脓性伤口的气味及其他特殊气味。

(6)叩诊：叩诊在胸腹部检查方面尤为重要，可用于确定肺尖的宽度和肺下界的定位，胸腔积液积气的多少，心界的大小与形态，肝脾的边界，腹水的有无与多少等。

4. 病情分类　经资料收集、分析判断，根据病情一般可将病人分为四类。

(1)第Ⅰ类：危急症，病人生命体征极不平稳，目前有生命危险者，需紧急抢救，如得不到紧急救治，很快会危及生命。如心跳呼吸停止、高血压危象、严重心律失常、呼吸道阻塞、重度烧伤、严重创伤、严重药物中毒、大出血、神经损伤等。

(2)第Ⅱ类：急重症，有潜在生命危险，病情随时可能急剧变化者，需要紧急处理与严密观察。需优先就诊者。如疑似药物过量但意识清楚、稳定性哮喘、持续性的呕吐或腹泻、撕裂伤合并有肌腱损伤、胸痛怀疑心肌梗死、外科危重急腹症、突发剧烈头痛、严重创伤、烧伤、严重骨折、高热等。

(3)第Ⅲ类：亚紧急，一般急诊，此类病人病情较稳定，生命体征平稳，无严重并发症，但仍需在3~6h内治疗。如轻度腹痛、轻度外伤、脓肿、闭合性骨折、小面积烧伤、呕吐等。

(4)第Ⅳ类：非紧急，可等候，也可到门诊诊治或次日就诊，此类病人病情轻，无生命危险。

(三) 处理

处理是将进入急诊科的病人，经评估、分诊后，根据不同的病种和病情，进行及时、合理的处置，急诊处理原则如下：

1. 急危重症病人处理　对危重病人开通急救绿色通道，并通知有关医生进行急救处理，病情稳定后再去办理就诊手续。在紧急情况下，如果医生未到，护士应先采取必要的应急措施，如人工呼吸、胸外心脏按压、除颤、吸氧、吸痰、止血包扎、建立静脉通路等。同时密切观察病情变化，做好抢救记录、执行告知程序。

2. 一般病人处理　可在通知专科医生的同时办理就诊手续。由专科急诊就诊处理，视病情分别将病人送入专科病房、急诊观察室或带药离院。

3. 特殊病人处理　遇交通事故、吸毒、自杀等涉及法律问题者，应立即通知公安等有关单位和部门。

4. 传染病病人处理　疑患传染病病人应对其进行隔离，确诊后及时转入相应病区或转传染病院进一步处理，同时做好传染病报告工作与消毒隔离措施。

5. 成批伤病员处理　遇有成批伤员就诊及需要多专科合作抢救的病人，应通知医务处和护理部

值班人员，护士除积极参与抢救外，还应协助应急预案的启动、急救物品、药品、仪器的准备、人员的分工、救治区域分区设置、组织实施有效急救措施、病人及家属安抚等协调工作，尽快使病人得到分流处理。

6. 病人转运处理　对病重病人外出特殊检查、急诊住院、转 ICU、去急诊手术室或转院，途中需要医护人员陪送、监护，必要时可进行床边检查，并做好交接工作。

7. 各项处理记录　在急诊病人的处理中应及时做好各项记录，执行口头医嘱时，应复述一次，经二人核对后方可用药，抢救时未开书面医嘱或未做记录，应及时补上，书写要规范清楚，并做好交接工作，对危重病人进行床头交班。

二、多功能监护仪的使用

（一）适应证

各种心律失常；心肌缺血或心肌梗死等心电图改变；监测电解质紊乱情况；观察起搏器的功能。目前临床上急诊病人常规使用多功能监护仪监测病情变化。

微课：多功能监护仪的使用

（二）禁忌证

没有绝对禁忌证。

（三）操作方法

1. 用物准备　使用时先接通监护仪电源，并打开电源开关。检查监护仪的功能及导线连接是否正确。

2. 评估　评估病人病情、意识状态、皮肤情况、指甲情况、有无过敏史、有无起搏器；评估病人周围环境、光照情况及有无电磁波干扰。

3. 操作步骤

(1) 向病人耐心解释监护的目的和重要性，取得病人配合，打消其顾虑。

(2) 正确放置电极片：将电极片与监护仪导联线相连后，按照心电监护仪上标识出来的电极贴放位置，正确地将电极片紧贴于病人胸部。注意：应避开伤口和需要除颤的部位。电极的连接包括五导联连接法和三导联连接法。

1) 五导联连接法：右臂电极（RA），安放在胸骨右缘锁骨中线第一肋间；左臂电极（LA），安放在胸骨左缘锁骨中线第一肋间；右腿电极（RL），安放在右锁骨中线剑突水平处；左腿电极（LL），安放在左锁骨中线剑突水平处；胸部电极（C），安放在胸骨左缘第四肋间。

2) 三导联连接法：右臂电极（RA），安放在右锁骨下外侧；左臂电极（LA），安放在左锁骨下外侧；左腿电极（LL），安放在左锁骨中线左下腹。

(3) 血压计袖带的位置：将血压计袖带安放在病人的上臂或大腿上，保证记号 Φ 正好位于适当的动脉上，松紧以伸入一手指为宜。

(4) 血氧饱和度探头的放置：将血氧饱和度探头正确安放于病人的指（趾）或耳廓处，使其光源透过局部组织，保证接触良好。

(5) 根据病人情况，设定参数，调节波形。

(6) 安置病人于舒适体位，告知注意事项，放呼叫器于易取处，整理床单位。

(7) 在护理记录单上记录心率、SpO_2、呼吸、血压等。

（四）护理要点

1. 密切观察心电图波形，必要时记录，能够及时处理干扰和电极脱落。正确设定报警界限，监护中不可关闭报警声音。

2. 每日应检查电极片安放位置的皮肤，若出现过敏现象，需改变安放位置，电极片松脱应及时更换。对躁动不安的病人，应妥善固定好电极和导线。

3. 对长时间连续监测血氧饱和度病人，应每 2h 检查监测部位的皮肤和末梢循环情况，如有不良改变，应及时更换监测部位。注意避免影响血氧饱和度监测结果的因素：病人发生休克、体温过低、使用血管活性药物及贫血；病人涂抹指甲油、环境光线过强、电磁干扰等。

4. 为确保指甲正对血氧探头光源射出的光线，不可在一侧肢体上同时进行血氧饱和度及血压的

监测。

5. 血压计的袖带应合适，袖带的长度和宽度应符合标准。不能在静脉输液或插有导管的肢体上进行血压测量。

6. 根据病人病情正确选择无创血压的测量模式：手动模式，只测量一次；自动模式，时间间隔可选择，开启自动模式的第一次必须手动启动。

7. 停止心电监护时，应先断开电源、再取下电极片，并用纱布或棉球清洁病人贴电极片处皮肤，最后清洁消毒监护仪机壳和各导联线，并将各导联线顺势盘绕、妥善固定。

（邓辉）

第三节　维持呼吸道通畅

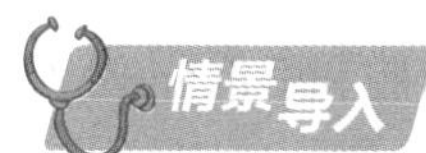

朱某，女，25 岁，某银行职员，因心肌炎导致心跳呼吸骤停，经现场心肺复苏后恢复心跳呼吸，被 120 送入急诊室，用多功能监护仪监测病情，面罩吸氧，目前意识不清，呼吸困难，呼吸 26 次 /min，鼾声明显，口唇发绀，血氧饱和度 85%，心率快 (140~150 次 /min)，血压和体温在正常范围。

请思考：

1. 请问目前该病人存在什么问题？怎么解决？

2. 在临床上还有哪些情况会引起同样的后果，处理方法是什么？

气道通畅是肺与外界气体进行有效气体交换的基本前提，也是心肺复苏、生命支持中需要优先处理和确保的环节。

一、气道堵塞的原因

微课：
气道堵塞的原因和手法开放气道

临床上导致气道堵塞的原因有很多，舌根后坠是意识丧失病人最常见的原因；因气道内痰液、血液或其他异物导致的堵塞；因过敏性、血管神经性、烟雾吸入等原因导致的急性喉头和气管的痉挛、水肿；急性咽炎、会厌炎、扁桃腺炎、咽后壁脓肿等急性炎症引起的水肿造成气道堵塞；头颈部外伤引起的出血可压迫气管，也可是气管本身结构的损伤引起气道堵塞；气管切开合并气道梗阻最常见的原因是气管内套管阻塞和气管套管脱出或旋转；气管套囊滑脱仅见于使用金属套管的病人，而气管塌陷和气道大出血所致的气道梗阻较少见。

根据病人的具体情况采取不同的急救措施维持呼吸道通畅，有的通过简单的手法、体位安置就可以解决问题，有的需要气道内吸引，有的需要特殊装置才能维持气道通畅。意识丧失病人可让其平卧，将其枕部后仰并拉直，也可适当垫高肩部以使颈部前伸、舌体前移解除舌根后坠；怀疑颈椎损伤病人则采用托举下颌法，该方法需要双手对称操作，要点是将双手置于病人的双颊处，以中指或示指顶住下颌角，在将其上举的同时以手腕用力将头后仰，手法开放气道可作为昏迷有舌后坠的病人抢救时的应急手段，或为采取其他措施前的准备工作。

二、口鼻咽通气管的使用和护理

微课：
口咽通气管的使用

咽部气道分为口咽气道和鼻咽气道，常为中空圆管形式，弯曲的形状大致与口咽或鼻咽部的矢状面相近，将其置入后可形成一个通道，主要用于保持呼吸道通畅，便于吸出分泌物。口咽气道质地较硬，可防止昏迷病人舌后坠引起的气道堵塞；鼻咽气道质地较软，病人耐受性较好，故放置时间可稍长。因为不能封闭气道，两者都不能连接呼吸机辅助通气。

（一）口咽通气管置入术

1. 适应证　口咽通气管用于没有咳嗽或咽反射的无意识病人。

(1) 防止舌后坠造成呼吸道梗阻者，气道分泌物多需吸引者。

(2)手法开放气道无效者。

(3)同时有气管插管时,替代牙垫作用者。

(4)各种原因引起抽搐保护舌免受损伤者。

2. 禁忌证 口咽通气管不用于有意识或咳嗽、咽反射存在的意识障碍病人,因其可能引起恶心和呕吐,甚至喉痉挛。此外,有以下情况时应慎用:

(1)频繁呕吐、咽反射亢进者。

(2)牙齿松动、上下颌骨损伤严重者。

(3)咽部占位性病变、喉头水肿、气管异物、哮喘等病人。

3. 操作方法

(1)用物准备:合适的口咽通气管型号。

(2)评估:评估病人意识、咳嗽、咽反射情况;评估病人口角至耳垂或下颌角连线的长度。

(3)操作步骤

1)放平床头,协助病人取平卧位,头后仰,使口、咽、喉三轴线尽量重叠。清除口腔和咽部分泌物,保持呼吸道通畅。

2)置入口咽通气管:方法有直接放置法与反向插入法。采用直接放置法时,可用压舌板协助,将口咽通气管的咽弯曲部分沿舌面顺势送至上咽部,将舌根与口咽后壁分开。采用反向插入法时,把口咽管的咽弯曲部分向腭部插入口腔,当其内口接近口咽后壁时(即已通过悬雍垂),即将其旋转 180°,当病人吸气时顺势向下推送,弯曲部分下面压住舌根,弯曲部分上面抵住口咽后壁。反向插入法较直接放置法操作难度大,但在开放气道及改善通气方面更为可靠。对于意识不清者,操作者用一手的拇指与示指将病人的上唇齿与下唇齿分开,另一手将口咽通气管从后臼齿处插入。

3)检测人工气道是否通畅:以少许棉花放于通气管外口,观察其随呼吸的运动情况。此外,还应观察胸壁运动幅度和听诊双肺呼吸音。检查口腔,以防舌或唇夹置于齿与口咽通气管之间。

4. 护理要点

(1)置入口咽通气管后应立即检查自主呼吸,若自主呼吸不存在或不充分,应使用适当装置给予正压通气。

(2)如病人吞咽反射比较强,可适当固定口咽通气管,但不能将出口堵住,以防影响通气。

(3)口咽通气管型号要合适,选择的原则是宁长勿短、宁大勿小。因口咽管太短不能经过舌根,起不到开放气道的作用,口咽管太小容易误入气管。

(二)鼻咽通气管置入术

1. 适应证

(1)各种原因致上呼吸道不完全性梗阻,放置口咽通气管困难或无法耐受口咽通气管者。

(2)牙关紧闭,不能经口吸痰,防止反复吸引致鼻黏膜损伤者。

2. 禁忌证

(1)颅底骨折者。

(2)各种鼻腔疾患,如下鼻大、鼻腔肿物、鼻出血等。

3. 操作方法

(1)用物准备:合适的鼻咽通气管,长度为鼻尖到耳垂的距离,外径尽可能大且易通过病人鼻腔。

(2)评估:评估病人神志、呼吸、鼻腔情况。

(3)操作步骤

1)协助病人取仰卧位,选择合适一侧鼻腔,清洁并润滑,必要时喷洒血管收缩药和局部麻醉药。

2)置入通气管:润滑鼻咽通气管外壁,将其弯曲面对着硬腭入鼻腔,缓慢沿鼻咽底向内送入,直至通气管尾部达鼻腔外口。如置入遇到阻力,应尝试在鼻道与鼻咽的转角处微转角度或通过另一侧鼻腔置入,也可尝试更换另一根较细的鼻咽通气管。

3)立即检查人工气道是否通畅:以鼾声消失、呼吸顺畅、解除舌后坠为标准。

4)置管成功后,用胶布妥善固定于鼻侧部,防止滑脱。

4. 护理要点

(1)置入应动作轻柔,以免引起并发症。置入后,应立即检查自主呼吸情况。

(2)术后每日做好鼻腔护理,定时湿化气道,及时吸痰,加强口腔护理,每 1~2d 更换一次鼻咽通气管,且从另一侧鼻孔插入。

三、喉罩的使用和护理

喉罩,全称喉罩通气道(laryngeal mask airway,LMA),是安置于咽喉腔,用气囊封闭食管和咽喉腔,经喉腔通气的人工气道。喉罩是一种临床常用的介于面罩和气管插管之间的新型通气工具,由于其具有操作简便,便于掌握,损伤小,病人耐受好等优点,现已在临床特别紧急气道的开放中得到广泛应用。

微课:
喉罩置入术

(一) 适应证

1. 现场急救复苏需紧急通气者。
2. 处理呼吸困难气道时,代替气管内插管或插入气管导管。
3. 作为某些手术时的常规通气道,如头面部烧伤换药、支气管镜检查、头颈部手术等。

(二) 禁忌证

1. 饱食、腹内压过高、有胃内容物反流误吸危险者。
2. 肺顺应性降低或气道阻力高需正压通气者。
3. 咽喉部病变致呼吸道梗阻、张口度小、扁桃体异常肿大而难以置入者。
4. 呼吸道出血的病人。

(三) 操作方法

1. 用物准备　根据年龄与体重选择合适的喉罩,检查是否漏气并润滑,另备注射器、胶布、吸引装置等。

2. 评估　评估病人肺功能、张口度、咽喉部及扁桃体情况。

3. 操作步骤

(1)病人仰卧位,清除口腔内分泌物,头、颈部轻度后仰。

(2)置入喉罩:有盲探和明视插入法。明视插入法类似于气管内插管,一般常用盲探插入法,即操作者左手向下推开下颌,右手持喉罩,罩口朝向下颌,沿口腔中线向下置入,贴咽后壁继续插入直至不能再推进。

(3)气囊充气封闭,若喉罩位置正确,通气管通常会向外退出一些。

(四) 护理要点

1. 术前病人应禁食。
2. 术中密切注意有无呼吸道梗阻。
3. 术后密切观察呼吸情况及常见并发症,如呼吸道梗阻、反流或误吸、喉罩周围漏气、气囊压力过高引起的神经损伤等。

四、环甲膜穿刺和护理

环甲膜穿刺术是当危及生命的气道梗阻出现时,使用针头紧急在环甲膜处刺入,建立新的呼吸道的一项急救技术。紧急情况下,当所有建立气道的努力均失败时,进行环甲膜穿刺可暂时缓解梗阻,直至有条件实施气管切开。

微课:
环甲膜穿刺术

(一) 适应证

1. 急性喉阻塞,尤其是声门区阻塞病人,严重呼吸困难来不及行气管切开时。
2. 经口 / 经鼻气管插管失败。
3. 需行气管切开,但缺乏必要器械。

(二) 禁忌证

1. 有出血倾向者相对禁忌,但病人窒息时也需紧急行环甲膜穿刺。
2. 明确呼吸道梗阻发生在环甲膜水平以下者。

（三）操作方法

1. 用物准备 环甲膜穿刺针或12~14G针头，无菌注射器，1%丁卡因溶液，所需的治疗药物，供氧装置。

2. 评估 评估病人生命体征、有无呼吸窘迫、有无上呼吸道梗阻所致的特征性喉鸣；评估病人有无严重凝血功能障碍。

3. 操作步骤

(1)核对医嘱及病人，洗手戴口罩，向病人解释进行环甲膜穿刺的目的及注意事项，消除紧张、恐惧心理。

(2)体位：病人取仰卧位，去枕，肩部垫起，头尽量后仰。

(3)定位：在环状软骨与甲状软骨之间正中处可触到一凹陷，即环甲膜，此处仅为一层薄膜，与呼吸道相通，为穿刺位置。

(4)局部常规消毒，局部麻醉。

(5)穿刺：术者左手手指消毒后，以示指与中指固定环甲膜两侧，右手持环甲膜穿刺针从环甲膜90°刺入，当针头刺入环甲膜后，即可感到阻力突然消失，将穿刺针芯取出，穿刺针管口有空气排出，病人可出现咳嗽反射。

(6)将金属手柄与穿刺针管连接，连接上呼吸装置，连续给氧，同时可根据穿刺目的进行其他操作。

(7)术后用物合理处置，详细记录。

（四）护理要点

1. 穿刺时动作轻柔，进针不宜过深，避免损伤咽喉后壁黏膜。

2. 穿刺完成后，必须回抽空气，确认针尖在喉腔内，才进行其他操作。

3. 作为一种应急措施，应争分夺秒，在尽可能短的时间内完成，并且穿刺针留置时间不宜过长，一般不超过24h。

4. 穿刺针留置期间，应妥善固定导管，防止脱出。

5. 观察穿刺部位有无明显出血，如有，应及时止血，以防血液流入气管内。如遇血凝块或分泌物堵塞穿刺针头，可用注射器注入空气，或用少许生理盐水冲洗，以保证其畅通。

五、气管插管的配合和护理

经口/鼻插入气管内建立的气体通道是保证气道通畅，而在生理气道与空气或其他气源之间建立的有效连接。气管插管的操作简便易行，仅需喉镜引导，不需要特殊的仪器设备，通常作为机械通气或急救的首选途径。按气管插管的路径不同，分经鼻和经口两种。经鼻插管较经口插管容易被病人耐受，容易固定，维持时间长，但操作难度大，所用导管细、阻力大，分泌物吸引有一定困难，易引起鼻窦炎。经口插管效果肯定，操作简便、易掌握，管径较大，便于分泌物引流及气管镜检查等，但维持时间短，口腔护理困难。

微课：经口气管内插管术

（一）适应证

1. 呼吸心脏骤停或窒息者。

2. 呼吸衰竭需要进行机械通气者。

3. 下呼吸道分泌物潴留需吸引者。

4. 各种全身麻醉或静脉复合麻醉手术者。

（二）禁忌证

1. 喉部水肿、肿瘤、异物、呼吸道不全梗阻等。

2. 颈椎骨折、脱位或怀疑颈椎骨折、脱位。

3. 严重出血倾向。

4. 插管损伤可引起严重出血；主动脉瘤压迫气管者，插管可导致主动脉瘤破裂。

（三）操作方法

根据插管时是否利用喉镜显露声门分为明视插管和盲探插管，临床急救中最常用经口明视插管术。

1. 用物准备

(1)常规消毒治疗盘:内有麻醉喉镜、气管导管、管芯、牙垫、5ml 注射器、听诊器、胶布、简易呼吸器、吸引器、吸痰管等。

(2)喉镜:镜片有直、弯两型,分成人、儿童、幼儿 3 种规格。成人常用弯型,因其在显露声门时可不挑起会厌,从而减少对迷走神经的刺激。使用前应检查镜片与镜体连接是否松动,光源是否明亮。

(3)气管导管:使用前确认导管气囊不漏气,并将管芯插入导管,距导管前端开口约 1cm 处。在导管上涂抹石蜡油。

2. 评估　评估病人气道情况、有无缺氧征象、颈椎有无损伤、凝血功能等。

3. 操作步骤

(1)仰卧位,颈部抬高,使口、咽、气管基本重叠于一条轴线,佩戴义齿者应将义齿取出。呼吸困难或呼吸停止者,插管前用简易呼吸器充分供氧,以防插管费时而加重缺氧。

(2)操作者位于病人头顶侧,以右手拇指抵住下门齿、示指对着上门齿,借旋转力量使口张开,左手持喉镜柄将喉镜片由右口角斜形置入。

(3)喉镜片将舌体稍向左推开,移至正中,显露悬雍垂(此为显露声门的第 1 标志),然后沿舌背弯度伸入至舌根,即可见到会厌(此为显露声门的第 2 标志)。

(4)如用弯镜片,可继续伸入镜片至会厌与舌根交界处,稍向上提起喉镜(切勿以门齿为支点,应以左手腕为支点),使舌骨会厌韧带紧张,会厌翘起紧贴喉镜片,即显露声门;如用直镜片插管,应直接挑起会厌,声门即可显露。

(5)让助手充分吸引视野内的分泌物,右手持气管导管,斜口端对准声门,在吸气末,轻柔地将导管插过声门,过声门后约 1cm,迅速拔出管芯,继续置管,直到气管导管的套囊进入声带下 3~4cm 的位置。

(6)轻压胸部,导管口有气流,接简易呼吸器人工呼吸时,两肺可听到对称、清晰的呼吸音。

(7)放置牙垫于上、下唇之间,退出喉镜,用长胶布固定牙垫与导管,并向气囊内注入 5~10ml 空气,以恰好封闭气道不漏气为准。

(8)充分吸引气道分泌物并连接人工通气装置。

(9)术后用物处理合理,详细记录。

(四)护理要点

1. 插管前,检查用具是否齐全可用,检查喉镜是否明亮。选择合适的气管导管,成人多用带气囊的硅胶管,婴幼儿用无气囊导管。导管内径选择要参考病人身高、性别、插管途径等因素,一般成年男性 8.0~9.0mm,成年女性 7.5~8.5mm,情况紧急时,男女均可选 7.5mm;2~12 岁儿童选择内径编号(mm)=4.5+(岁数/4)的导管。

2. 插管时动作轻柔、迅速、准确,勿使缺氧时间过长,30s 内插管未成功时,应先给予 100% 氧气吸入后再重新插入。

3. 气囊内充气要适度,其内压一般不高于 4kPa(30mmHg),留置时间不超过 72h,如果病情仍无改善需改行气管切开术。

4. 插管后加强气道护理,妥善固定导管,吸痰时,必须严格无菌操作,吸痰持续时间一次不应超过 15s,必要时于吸氧后再吸引。经导管吸入气体必须注意湿化,防止气管内分泌物稠厚结痂,影响呼吸道通畅。

5. 加强观察,每班应记录导管置入的长度。

六、气管切开置管的配合和护理

气管切开是指切开颈段气管前壁,使病人可以经过新建立的通道进行呼吸的一种技术,是抢救危重病人的急救技术。在临床上气管切开置管主要用于解决长期昏迷或不能主动排痰的气道梗阻病人,是充分吸除呼吸道分泌物、防治气道梗阻和肺部感染的有效方法。作为连接呼吸机的人工气道,其特点是无效腔最小,套管易于固定,便于气道分泌物吸引;病人对气管切开的耐受程度好,可长期置管,

但气管切开也是损伤最大的人工气道，有一定的并发症，如感染、出血、术后留瘢痕等，因此不适用于需要反复建立人工气道进行有创机械通气的病人。

（一）适应证

1. 各种原因导致的上呼吸道梗阻。
2. 下呼吸道分泌物阻塞，如：昏迷、长期卧床病人。
3. 需行人工呼吸者，且估计病情短期难以恢复或气管插管时间过长者。
4. 预防性气管切开，如口腔、咽喉部手术。

（二）禁忌证

严重出血性疾病或气管切开部位感染、占位性病变。

（三）操作方法

1. 常规气管切开术

(1)用物准备：气管切开手术包，不同型号气管套管、吸引器、吸痰器、吸氧装置等。

(2)评估：评估病人有无缺氧征象、检查气道有无梗阻、切开部位有无感染或肿物、评估病人意识、凝血功能等。

(3)操作步骤

1)取仰卧位，肩下垫一小枕，头后仰并固定于正中位，使下颌、喉结、胸骨切迹在同一直线上，气管向前突出，气管上提并与皮肤接近，使手术时充分暴露气管。

2)常规消毒、铺无菌巾、检查气管切开包内器械和气管套管气囊是否漏气。

3)沿颈前正中，范围上自甲状软骨下缘下至胸骨上窝，局部行浸润麻醉。

4)采用直切口，自甲状软骨下缘至接近胸骨上窝处，沿颈前正中线切开皮肤和皮下组织及颈前浅筋膜。

5)用血管钳沿中线分离胸骨舌骨肌及胸骨甲状肌，暴露气管。分离过程中，两个拉钩用力均匀，使手术野始终保持在中线，并经常以手指探查环状软骨与气管是否保持在正中位置。

6)确定气管后，于第2~4气管环处，用尖刀片自下向上挑开2个气管环（切开4~5环者为低位气管切开术）。遵医嘱给予气道内、口、鼻咽腔充分吸痰。

7)撑开气管切口，插入大小适合，带有管芯的气管套管，插入外管后，立即拔出管芯，放入内管，吸净分泌物，检查有无出血。

8)气管套管上的带子系于颈部，于颈部一侧打死结固定，松紧以放入一指为宜；切口一般不予缝合，以免引起皮下气肿。用一块剪口纱布垫入伤口与套管之间，再用一块单层的无菌湿纱布盖在气管套管口外。

9)术后用物合理处理，详细记录。

2. 经皮气管切开术　是一种新型气管切开术，具有便捷、安全、微创、并发症少等优点。经皮气管切开术是指在穿刺点（1~3气管软骨内间隙），用套管针加针芯穿刺气管，进入气管后即取出针芯，经套管针放入导丝，然后拔出套管针，沿导丝放入扩张器，扩张皮下组织及气管环后沿导丝置入气管导管，拔出导丝后固定气管套管。其适应证、禁忌证、术后护理同开放式气管切开术。

微课：气管切开置管术

（四）护理要点

1. 术前　床边备急救药物与用物，以及同型气管套管，以防脱管或堵塞时急用。

2. 术中　病人头始终处于正中位，便于操作。避免切开第1环，以防引起喉狭窄，也不低于第5环，以防伤及颈总动脉和甲状腺。

3. 术后　①维持套管及呼吸道通畅：随时吸痰，每日定时清洗内管。定时通过气管套管滴入少许生理盐水，必要时蒸汽吸入。②保持适宜温湿度：室温在22℃左右，相对湿度在90%以上。③保持颈部切口清洁，预防感染，每班至少更换开口纱布和消毒伤口一次。④防止套管脱出，一旦脱出，应立即重新置入。

4. 套管更换　①一次性气管套管根据情况更换，如出现气囊破损漏气、套管损害、扭曲或堵塞时，必须更换；②使用银质气管套管者，每周更换1次外套管。

5. 拔管 全身情况好转,下呼吸道分泌物不多,可考虑拔管,但拔管前应试行堵管 48h,从半堵到全堵,如无呼吸困难即可拔管,拔管后床边仍应准备气管切开包,以备急用。创口一般不需缝合,可用蝶形胶布拉拢创缘,数天后自行愈合。

(胡爱招)

第四节 呼 吸 支 持

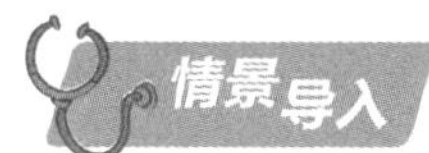

朱某,女,25 岁,某银行职员,未婚。病人 2h 前因心搏骤停后实施现场复苏,恢复心跳呼吸后 120 送入医院急诊室。查体:意识模糊,口唇发绀,呼吸困难,呼吸 35 次 /min,SpO_2 85%。ECG 显示窦性心律,心率 125 次 /min,血压 85/46mmHg,查血气 pH 7.30,PaO_2 58mmHg,$PaCO_2$ 50mmHg。

请思考:

1. 此病人目前最主要的护理问题是什么?
2. 医嘱准备机械通气治疗,其目的是什么?
3. 机械通气有哪些适应证和禁忌证?

一、概述

微课:呼吸支持概述

在危重症病人的抢救过程中,呼吸支持的主要措施包括氧疗和人工通气。心搏骤停病人进行心肺复苏时,如果能获取氧气,可给予高浓度或 100% 氧气吸入,一旦病人出现自主循环恢复,则应调节氧流量维持血氧饱和度大于或等于 94%,避免体内氧中毒。人工通气包括口对口(鼻)人工呼吸和机械通气,本节主要阐释机械通气。

机械通气(mechanical ventilation,MV)是利用人工方法或机械装置来代替、控制或辅助病人呼吸,以达到增加通气量、改善气体交换、减轻呼吸功能消耗、维持呼吸肌功能的一种通气方式,临床上包括球囊 - 面罩通气、球囊与人工气道的连接通气和呼吸机的使用,根据呼吸机与病人的连接方式不同又分为无创机械正压通气和有创机械通气。

(一) 机械通气的目的

机械通气适用于脑部外伤、感染、脑血管意外及中毒等所致中枢性呼吸衰竭;支气管、肺部疾患所致周围性呼吸衰竭;呼吸肌无力或麻痹状态;胸部外伤或肺部、心脏手术;心肺复苏等。其目的包括:

1. 改善通气与换气功能,提高氧分压 机械通气时,在维持呼吸道通畅的前提下,通过机械装置维持病人足够的潮气量,保证代谢所需的肺泡通气量。另外,使用呼气末正压通气方法可使肺内气体分布均匀,改善通气 / 血流比例,减少肺内分流,改善氧运输,纠正低氧血症。

2. 纠正急性呼吸性酸中毒,改善或维持动脉氧合 通过改善肺泡通气使 $PaCO_2$ 和 pH 得以改善,将 $PaCO_2$ 水平维持在基本正常范围内,以纠正急性呼吸性酸中毒。

3. 降低呼吸功耗,缓解呼吸肌疲劳 机械通气可以减少病人呼吸肌做功,降低呼吸肌氧耗,达到缓解呼吸肌疲劳的目的,同时也减轻心脏的负担。

(二) 机械通气的适应证和禁忌证

1. 适应证 机械通气目前已不局限于抢救危重呼吸衰竭及呼吸停止,更多用于缓解缺氧和二氧化碳潴留。任何原因引起严重呼吸功能障碍,出现严重缺氧或二氧化碳潴留,均能使用机械通气治疗。当病人意识障碍,呼吸形态严重异常,如呼吸频率大于 35~40 次 /min 或小于 6~8 次 /min,呼吸节律异常,自主呼吸微弱或消失;血气分析提示严重通气和(或)氧合障碍,充分氧疗后无改善,$PaO_2 < 50$mmHg,$PaCO_2$ 进行性升高,pH 动态下降均是应用呼吸机指征。

2. 禁忌证 机械通气严格讲没有绝对禁忌证,但对于一些特殊情况,机械通气可能使病情加重:

笔记

如张力性气胸及纵隔气肿未行引流，肺大疱和肺囊肿，低血容量性休克未及时补充血容量，严重肺出血，气管－食管瘘等。但出现致命性通气和氧合障碍时，应积极处理原发病（如尽快行胸腔闭式引流、积极补充血容量等），同时不失时机地应用机械通气。

二、简易呼吸器的使用

简易呼吸器的使用包括球囊－面罩通气、球囊与人工气道的连接通气，它由一个有弹性的球囊、三通呼吸活门、衔接管、压力限制阀和面罩组成，在球囊后面有一个四合一装置和储氧袋，保证空气的单向进入和储氧袋的安全，同时还有氧气入口。

（一）适应证

1. 现场呼吸停止或呼吸衰竭的抢救。
2. 转运途中或临时替代呼吸机的人工通气。

（二）相对禁忌证

微课：简易呼吸器的使用

1. 肺部有中等以上活动性出血。
2. 颌面部外伤或严重骨折时不宜使用面罩通气。
3. 大量胸腔积液。

（三）球囊－面罩通气的操作方法

1. 操作前准备

（1）物品准备：选择合适的面罩并检查其性能，球囊、面罩、储氧袋等连接正确，安全阀处于开启状态，能有效送气。如果是充气面罩，面罩压力适中，如有氧气条件连接氧气，氧流量 10~15L/min，使储氧袋充满氧气。

（2）病人准备：松解衣领，去枕后仰保持气道开放。清除口腔内义齿与异物，必要时插入口咽通气管，防止舌咬伤和舌后坠。球囊－面罩通气时，操作者位于病人头顶侧，使头后仰，并紧托下颌使其朝上，畅通气道。如果病人已经建立人工气道，实施球囊与人工气道的连接操作时可以站在病人的两侧。

2. 操作步骤

（1）固定面罩：单人操作时，操作者位于病人头部后方，将面罩扣在病人口鼻处，用一手拇指和示指呈 C 形按压面罩，中指和无名指放在下颌骨下缘，小指在下颌角后面，呈 E 形保持气道开放，两组手指相向用力，将面罩紧密置于病人面部，即“EC 手法”（图 3–4–1）。双人操作时则由一人双手“EC 手法”固定面罩，即双手拇指和示指呈 C 形按压面罩，中指、无名指和小指呈 E 形紧托下颌骨下缘并使其朝上开放气道（图 3–4–2）。

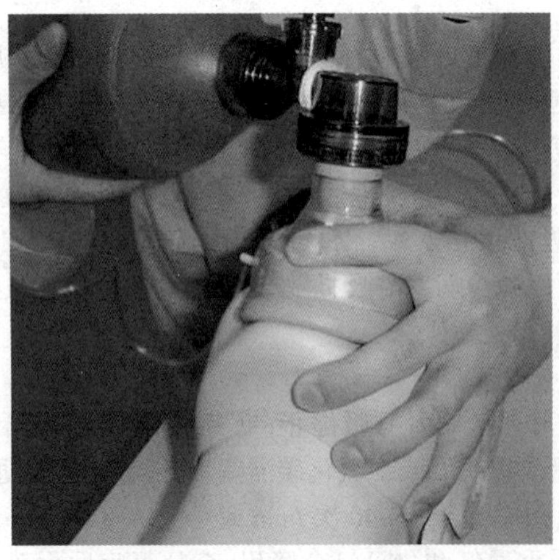

图 3–4–1 单人操作“EC”手法

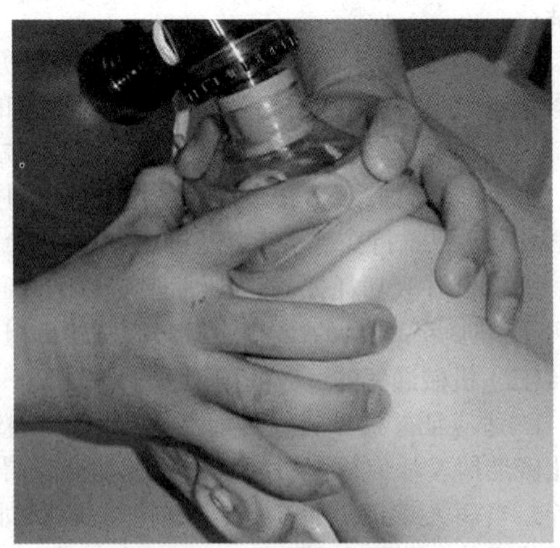

图 3–4–2 双人操作“EC”手法

(2)挤压球囊:单人操作时,另一手规律、均匀地挤压球囊送气;双人操作时,由另一人挤压球囊,通气量以见到胸廓起伏即可,400~600ml。在复苏过程中若病人无脉搏并且无高级气道的建立,按照30 ∶ 2的比例进行按压 – 通气;若有脉搏无呼吸,按照10~12次/min的频率送气;若病人有微弱的自主呼吸,则在吸气时挤压皮囊。如果病人建有高级气道,急救人员不再需要胸外心脏按压与人工通气交替实施,人工通气10次/min的频率,按压100~120次/min的频率。

(3)观察:在挤压皮囊的过程中注意观察病人的胸廓起伏、口唇皮肤的颜色以及血氧饱和度的改变。

三、无创正压机械通气

无创正压机械通气(noninvasive positive pressure ventilation,NIPPV)是指通过鼻罩、面罩或接口器等方式连接病人,无需气管插管或切开的正压机械通气。随着医学发展、呼吸机和通气模式的改进以及临床应用技术的提高,20世纪80年代后期以来NIPPV的临床应用日渐普及,已经成为治疗呼吸衰竭,尤其是早期的急性呼吸衰竭和慢性呼吸衰竭病人的重要手段。

微课:
无创正压机械通气

(一)适应证

目前尚没有明确统一的临床应用指征。根据文献报道NIPPV可应用于治疗多种疾病引起的呼吸衰竭和急性左心衰竭,如慢性阻塞性肺病的急性发作、Ⅰ型呼吸衰竭、手术后呼吸衰竭、神经肌肉疾病、辅助脱机或拔管后的呼吸衰竭等。

(二)禁忌证

NIPPV不用于绝对禁忌证的病人,对于相对禁忌证,尚有待进一步探讨,在有好的监护条件和严密观察的前提下,可以慎重应用(表3–4–1)。

表3–4–1 NIPPV的禁忌证

绝对禁忌证	相对禁忌证
心跳呼吸停止	气道分泌物多/排痰障碍
自主呼吸微弱、昏迷	极度紧张
误吸可能性高	严重低氧血症(PaO_2 < 45mmHg)/严重酸中毒(pH ≤ 7.2)
合并其他器官功能衰竭(血流动力学不稳定,消化道大出血/穿孔,严重脑部疾病等)	近期上腹部手术,尤其需要严格胃肠减压者
面部创伤/术后/畸形	严重肥胖
正压通气不合作	上气道阻塞

(三)操作过程

1. 操作前准备

(1)物品准备:选择呼吸机,连接管道,检查呼吸机性能。

(2)病人准备:做好充分的解释工作,取得病人的配合并训练用鼻呼吸,在使用前清除呼吸道分泌物,取舒适体位。为避免误吸风险,如果病情允许抬高床头或半坐卧位。选择合适的面罩、鼻罩或接口器,并使用合适的监护设备。

2. 呼吸机连接电源,接氧气,调整氧流量,设置参数,待机。给病人戴面罩,询问是否合适,打开呼吸机,将呼吸机和面罩连接,观察病人情况。由于治疗的病种和严重程度等因素差异比较大,呼吸机参数应根据实际情况灵活应用,临床上通常选用同步性较好的模式。由于NIPPV治疗时强调病人的舒适性,建议选用同步触发性能比较好的触发方式,如:流量触发、容量触发或流量自动追踪(auto-track)等。通气参数按照病人的具体情况来调节,辅助通气的压力、容量和流量必须足够才能达到理想的辅助通气效果。

(1)开始用低的压力(容量),用自主触发(有后备频率)的模式;压力限制型:吸气压0.785~1.18kPa($8\sim12cmH_2O$),呼气压0.294~0.490kPa($3\sim5cmH_2O$);容量限制型:10ml/kg。

笔记

(2)按照病人的耐受性逐渐增加吸气压至 0.981~2.45kPa($10~25cmH_2O$)或潮气量(至 10~15ml/kg),以达到缓解气促,减慢呼吸频率,增加潮气量和理想的人机同步性。

(3)使用过程中要反复鼓励病人,取得配合。对躁动的病人可考虑使用浅镇静药,如静脉用氯羟甲基安定 0.5mg。

3. 使用后,要严密观察病情,监测血氧饱和度,使 $SpO_2>90\%$,间歇监测血气分析。检查面罩有无漏气,每 4h 松解面罩一次,减轻面罩对皮肤的压迫,必要时调整固定带的张力。观察呼吸机工作能否与病人的自主呼吸一致,看病人吸气时呼吸机能否同步送气,呼气时呼吸机能否及时切换。无创正压通气能否成功应用,除与适应证把握、呼吸机自身性能及模式参数合理应用调节等因素密切相关外,更强调病人的耐受性与依从性,即“人机协调性”:病人能否接受面罩正压通气、呼吸机工作能否与其呼吸同步。

4. 观察并处理并发症　无创正压通气面罩的使用导致面部皮肤压伤,鼻梁皮肤损伤较常见,此外还会引起鼻腔充血、上呼吸道干燥、排痰不畅、鼻窦与耳部的疼痛、眼部刺激及胃胀气等,临床上还会有吸入性肺炎、低血压和气胸等并发症,因此要注意观察并及时防治。

微课:有创机械通气

四、有创机械通气

(一) 操作前准备

1. 物品的准备

(1)急救物品的准备:机械通气前应准备好急救物品与药物,如气管插管用的喉镜、纤维支气管镜、吸痰机、急救车等。有创机械通气需建立人工气道,配合医生做好气管插管或气管切开置管。

(2)呼吸机准备:呼吸机应有专人管理与维护,随时处于备用状态。①根据病人基本情况选择合适的呼吸机与呼吸机管道湿化系统;②连接好电源、气源和呼吸机湿化管道系统;③设置呼吸机模式、参数和报警上下限;④机器自检各功能部件有无障碍,呼吸机各功能部件检查有无异常;⑤用模拟肺测试呼吸机处于正常运行状态,将呼吸机调至待机模式备用。

2. 病人准备

(1)清醒病人心理准备:护士应对清醒的病人解释机械通气的目的、治疗作用与配合、注意事项等,解除他们的紧张和恐惧心理。

(2)病人基本情况准备:明确病人的病情、诊断、既往史、年龄、性别、身高、体重及对机械通气的特殊要求。

(3)病人体位准备:选择病人舒适的体位,根据病情给予平卧位、半坐卧位等。

(二) 机械通气模式

1. 基本模式分类

(1)“定容”型通气和“定压”型通气:定容型通气是以呼吸机预设通气容量来管理通气。呼吸机送气达预设容量后停止送气,依靠肺、胸廓的弹性回缩力被动呼气。常见的定容通气有容量控制通气、容量辅助控制通气、间歇指令通气(IMV)和同步间歇指令通气(SIMV)等,也可以将它们统称为容量预设型通气(volume preset ventilation, VPV)。定压型通气是以呼吸机预设气道压力来管理通气,呼吸机送气达预设压力且吸气相维持该压力水平,潮气量是由气道压力与 PEEP 之差及吸气时间决定,并受呼吸系统顺应性和气道阻力的影响。常见的定压型通气模式有压力控制通气(PCV)、压力辅助控制通气(P-ACV)、压力控制 - 同步间歇指令通气(PC-SIMV)、压力支持通气(PSV)等,统称为压力预设型通气(pressure preset ventilation, PPV)。

(2)控制通气和辅助通气:控制通气(controlled ventilation, CV)指呼吸机完全代替病人的自主呼吸,呼吸机控制病人的潮气量、频率、呼吸比、吸气压力、吸气流速来提供全部的呼吸功。CV 适用于呼吸完全停止或呼吸极微弱者,如心搏呼吸骤停、中枢神经系统功能障碍、神经 - 肌肉疾病、药物过量、麻醉等情况。辅助通气(assisted ventilation, AV)指呼吸频率由病人控制,采用压力或流量触发形式,依靠病人的自主吸气触发呼吸机吸气活瓣实现通气。当存在自主呼吸时,根据气道内压力降低(压力触发)或气流(流速触发)的变化触发呼吸机送气,按预设的潮气量(定容)或吸气压力(定压)输送

气体，由病人和呼吸机共同完成呼吸功。适用有自主呼吸但通气不足者，如 COPD 急性发作、重症哮喘等。

2. 通气常用模式

(1) 辅助控制通气（assist-control ventilation，ACV）：是控制通气（CV）和辅助通气（AV）两种功能模式，当病人自主呼吸频率低于预设频率或病人吸气努力不能触发呼吸机送气时，呼吸机以预设的潮气量及通气频率进行正压通气，即 CV。当病人吸气能触发呼吸机时，以高于预设频率进行通气，即 AV。ICU 机械通气病人的初始模式常为 ACV，然后再根据病人病情进行模式调整。ACV 又分为压力辅助控制通气（P-ACV）和容量辅助控制通气（V-ACV）。

(2) 同步间歇指令通气（synchronized intermittent mandatory ventilation，SIMV）：是自主呼吸与控制通气相结合的呼吸模式，在触发窗内病人可触发和自主呼吸同步的指令正压通气，在两次指令通气之间触发窗外允许病人自主呼吸，指令呼吸是以预设容量（容量控制 SIMV）或预设压力（压力控制 SIMV）的形式送气。SIMV 能与病人的自主呼吸同步，减少病人与呼吸机的对抗，减低正压通气的血流动力学影响，用于长期使用呼吸机病人的撤机前模式。

(3) 压力支持通气（pressure support ventilation，PSV）：属部分支持通气，是病人触发通气、呼吸频率、潮气量及呼吸比，当气道压力预设的压力支持水平时，吸气流速降低至某一阈值水平以下时，由吸气切换到呼气。

(4) 持续气道正压通气（continuous positive airway pressure，CPAP）：在自主呼吸条件下，整个呼吸周期内气道均保持正压，由病人完成全部的呼吸功。CPAP 用于通气功能正常的低氧病人，可防止气道和肺泡的萎缩塌陷，增加肺泡内压力和功能残气量，增加氧合，改善肺顺应性，降低呼吸功。

(5) 双相气道正压通气（biphasic positive airway pressure，BiPAP）：指给予两种不同水平的气道正压，为高压力水平（P_{high}）和低压力水平（P_{low}）之间定时切换，且其高压时间、低压时间、高压水平、低压水平各自可调，从 P_{high} 转换至 P_{low} 时，增加呼出气量，改善肺泡通气。该模式允许病人在两种水平上呼吸，可与 PSV 合用以减轻病人呼吸功。

（三）机械通气常见参数设置与调节

呼吸机参数应根据病人的病情、自主呼吸水平、氧合状态、血流动力学及动脉血气分析进行设置与调整。设置适当的参数能保持良好的人机同步性，改善氧合，预防机械通气并发症。

1. 常用呼吸机参数设置

(1) 呼吸频率：呼吸频率的选择根据分钟通气量、目标 $PaCO_2$ 水平进行，成人通常设定为 12~20 次 /min。

(2) 潮气量（VT）：潮气量的选择应保证足够的气体交换及病人的舒适度，通常依据体重选择 5~12ml/kg。

(3) 吸呼比（I∶E）：机械通气病人通常设置吸气时间为 0.8~1.2s 或吸呼比为 1∶(1.5~2)。

(4) 吸气压力：成人先预设 15~20cmH_2O，小儿 12~15cmH_2O，根据潮气量进行调整。

(5) 呼气末正压（PEEP）：初始接受呼吸机治疗时，一般不主张立即应用或设置 PEEP。当缺氧难以纠正，FiO_2 >60% 而 PaO_2 仍小于 60mmHg，应加用 PEEP，依据缺氧情况，调节 PEEP 水平。

(6) 吸入氧浓度（FiO_2）：机械通气的初始阶段，可给高浓度 FiO_2（100%），以迅速纠正严重缺氧，以后依据目标 PaO_2、PEEP 水平、MAP 水平和血流动力学状态，酌情降低 FiO_2 至 50% 以下，长时间通气不超过 50%~60%。

(7) 峰值流速：理想的峰流速应能满足病人吸气峰流速的需要，成人常用的流速设置在 40~60L/min 之间。

(8) 触发灵敏度：一般情况下，压力触发常为 -1.5~-0.5cmH_2O，流速触发常为 2~5L/min，合适的触发灵敏度设置，使病人更舒适，促进人机协调。

2. 常见报警参数设置　呼吸机常见报警参数设置包括容量（潮气量 TV 或分钟潮气量 MV）报警、高压报警、低压报警、PEEP 或 CPAP 水平报警（未应用 PEEP 或 CPAP 时，不需要设置）、FiO_2 报警等参

数警报系统。设置界限依据病人病情与呼吸机类型，参照说明书调节。一般设置高于或低于实际参数的 10%~30%。

微课：
呼吸机报警原因分析

（四）常见报警的原因与处理

呼吸机警报系统是呼吸机必备的功能之一，临床上在使用呼吸机过程中，应重视各种报警装置的警报。任何报警都必须引起足够重视，尽快找出报警的原因，并进行相应的处理（表 3-4-2）。

表 3-4-2 常见报警的原因与处理

报警内容	原因	处理
电源报警	停电；电源插头脱落；电源掉闸；蓄电池电量低	将呼吸机与病人断开并用呼吸球囊人工通气；检查修复电源
气源报警	压缩氧气或空气压力低；气源接头接触不良；氧浓度分析错误	将呼吸机与病人断开；给病人行呼吸球囊人工通气；同时调整和更换气源，或校对 FiO_2 分析仪，必要时更换氧电池
气道高压	呛咳；肺顺应性降低（肺水肿、支气管痉挛、肺纤维化等）；分泌物过多，气道阻力增加；导管移位；呼吸回路阻力增加（如管路积水、打折等）；吸入气量太多或高压报警限设置不当；病人兴奋、激动、烦躁不安	吸痰；解除支气管痉挛；听呼吸音；检查呼吸回路并保持通畅；检查导管位置；调整呼吸机参数；安抚病人；使用药物镇静
气道低压	呼吸回路漏气；导管脱出；气囊充气不良；气体经胸腔闭式引流管漏出；气管食管瘘；峰流速低；设置 V_T 低；气道阻力降低；肺顺应性增加	检查呼吸回路；检查导管位置；检查气囊压力；检查胸腔闭式引流管；重新设置峰流速和潮气量，检查病人是否出现较强自主呼吸
通气不足报警	机械故障、管道连接不好或人工气道漏气；病人与呼吸机脱离；氧气压力不足	维持或更换空气压缩机，及时更换损坏的部件；正确连接电源；正确连接管道，防止管道打折、受压，保持管道正确角度，及时处理储水瓶的积水；保持中心供气或氧气瓶的压力正常
吸氧浓度报警	人为设置氧浓度报警的上下限有误；空气－氧气混合器失灵；氧电池耗尽	正确设置报警限度，及时更换氧混合器与氧电池
人机对抗	病人不配合；自主呼吸增强；高热、抽搐、疼痛、体位不适；心肺功能改变、缺氧加重；人工气道不通畅、移位、固定不好或受牵拉刺激病人；呼吸机同步性能差或触发灵敏度调节不当，参数设置不当	取得病人理解与配合；改变卧位；积极治疗原发疾病；保持呼吸道通畅；调整呼吸机模式和参数；合理固定气管导管和呼吸机管道；必要时进行镇静、镇痛

五、机械通气的护理

（一）机械通气期间的监测及护理

1. 一般护理

（1）心理护理：对机械通气治疗神志清醒的病人应认真做好心理护理，耐心细致地解释以及语言上的精神安慰能增强病人治疗疾病的信心，提升机械通气治疗效果。护士可以通过表情、语言、手势、书写、卡片等方式与病人进行交流。同时经常和病人握手，亲切和蔼的语言及近距离的交谈可以增加病人的安全感，消除或减缓紧张恐惧心理。

（2）眼睛护理：昏迷病人为防止眼球干燥及角膜溃烂，可滴氯霉素眼药水或涂四环素眼膏，再用凡

士林纱布覆盖眼睛。

(3) 口腔护理：机械通气病人，每日应用生理盐水或漱口水进行 2~3 次口腔护理，或根据口腔 pH 选择漱口液。经口气管插管病人，应有两人进行口腔护理，注意防止气管导管脱出。

(4) 皮肤护理：机械通气病人，由于病情危重、营养不足、末梢循环差、机体抵抗力下降等原因，容易发生压疮。可使用气垫床、根据病情翻身变换体位、保持皮肤清洁干燥、加强营养来增强病人的抵抗力。保持会阴清洁，每天会阴护理 1~2 次。

(5) 体位与肺部物理治疗：病情许可应取半坐卧位（床头抬高 30° ~45° ），定时给病人翻身、拍背等肺部物理治疗。

2. 机械通气过程的监测　病人在机械通气期间，应严密观察病人的生命体征，重点监测神经系统、呼吸系统、循环系统、肾功能系统、动脉血气分析与血氧等，综合分析判断呼吸机治疗效果，预防机械通气的并发症，保证病人安全。

3. 人工气道管理　机械通气相关人工气道主要包括气管插管和气管切开置管，护理重点包括人工气道固定、气道湿化、气道分泌物的清除、气囊管理等。（具体见第四章第三节）

（二）呼吸机撤离的护理

1. 撤机指征

(1) 导致机械通气的病因好转或去除。

(2) 氧合指标　PaO_2/FiO_2 >150~200mmHg，PEEP ≤ 5~8cmH_2O，FiO_2 ≤40%~50%，pH ≥ 7.25。COPD 病人：pH >7.30，PaO_2 ≥ 60mmHg，FiO_2 <40%。

(3) 血流动力学稳定，没有心肌缺血动态变化，临床上没有显著的低血压，不需要血管活性药物的治疗或只需要小剂量的血管活性药物，如多巴胺或多巴酚丁胺 < 5~10 μg/（kg·min）。

(4) 病人自主呼吸能力强，咳嗽反射良好。

2. 撤机方法

(1) 直接撤机：适用于原心肺功能良好、支持时间短的病人；病人自主呼吸良好，且不耐受气管插管，直接撤离呼吸机，让其自主呼吸。

(2) 呼吸模式过渡：可用 SIMV、PSV、MMV、VS 等模式过渡。

(3) 间接撤机：在脱机前间隙使用射流给氧、T 管给氧等间接支持，逐渐延长脱机时间。间接撤机注意监测 SpO_2。

3. 撤机实施　应尽量选择在病人充分休息后的上午，此时病人状态较好，医务人员较多，能保证及时有效观察与处理。撤机后严密观察病人病情，包括呼吸状况、SpO_2、心率、血压等。

4. 撤机后监护　撤机后密切观察病人的呼吸情况，一旦出现以下变化，应立即行二次气管插管机械辅助通气：①发绀、呼吸频率 >30 次 /min，出现三凹征、鼻翼翕动等呼吸困难表现；②血压升高或降低超过 20mmHg，心率增加或减慢超过 20 次 /min 或突然出现心律失常；③ PaO_2 <60mmHg，$PaCO_2$ >55mmHg；④出现烦躁不安、出汗及尿量进行性减少；⑤拔管后喉头水肿或痉挛导致通气困难。

5. 呼吸机依赖护理　呼吸机依赖是指机械通气病人使用呼吸机通气支持的实际时间超过病人病情所预期的通气支持时间的一种状况，病人至少有一次撤机失败。呼吸机依赖的原因包括生理和心理因素两方面，生理因素包括气体交换降低、通气负荷增加、通气需求增加、通气驱动力降低和呼吸肌疲劳等；心理因素包括不能控制呼吸模式、缺乏动机和信心及精神错乱等。对呼吸机产生心理依赖的病人，应确切告知其生理指标已达到脱机标准，鼓励病人尝试脱机，并做好安全保障措施，床旁严密观察病人，及时向病人反馈其各项生命体征稳定的信息，增强病人的信心。

（三）呼吸机维护与消毒

1. 呼吸机定期维护　呼吸机维护应根据呼吸机厂家说明要求定时检测维护。定期检查更换氧电池、活瓣、氧流量器、过滤器及过滤网等。呼吸机每工作 1000h，应由工程师进行保养及检修，建立保养和维修档案。主机运行每 5000h、空气压缩泵使用 5000~8000h，进行一次大检修。

2. 呼吸机使用前检测　呼吸机使用前一般要先接通气源和电源，接好外部管道和模拟肺，通电试

机，观察机器有无故障，管道有无漏气，参数能否根据需要设置，参数显示是否准确，并运行30分钟左右，检测设置参数和显示参数是否一致，是否稳定，有无漂移，以便决定机器是否可以使用。检测内容包括：电源检测、气源供气检测、气密性检测、呼吸机模式和各种参数检测、报警系统检测、湿化器装置检测等。

3. 呼吸机使用中维护　保持管道通畅，检查呼吸机回路有无扭曲、打折、脱落、漏气；观察及处理管道内积水与冷凝水，随时倾倒积水瓶内的水，避免其阻塞呼吸回路或反流入机器或病人气道内；及时添加湿化器内湿化液，使其保持在允许刻度范围内；观察呼吸机各种设置和监测有无异常变动；各种导线、传感线有无松脱；查看空气进气口端或空气压缩机出气端的汽水分离器有无积水，机器的散热通风口有无堵塞。

4. 呼吸机使用后维护与消毒

(1) 主机消毒：包括内部消毒和外部消毒。内部由于具有精密电子元件，建议由专业工程师进行专业消毒。外部可参考呼吸机出厂说明进行，可使用酒精或含氯的消毒液进行擦拭消毒。

(2) 呼吸回路消毒：呼吸回路中包括呼吸机管道、过滤器、湿化器等。呼吸回路使用后统一送供应室清洁消毒或灭菌处理，可选择使用浸泡消毒法、高压蒸汽灭菌法、环氧乙烷灭菌法等方法进行呼吸回路消毒或灭菌。有条件的医院尽可能选择使用一次性呼吸回路，以减少病人的交叉感染。

（胡爱招）

第五节　循环支持

朱某，女，25岁，某银行职员，未婚。病人2h前因心搏骤停后实施现场复苏，恢复心跳呼吸后被120送入医院急诊室。目前病人使用多功能监护仪监测病情，面罩吸氧，心率125次/min，血压95/46mmHg，呼吸20次/min，SpO_2 94%。突然监护仪报警，出现室颤心律。

请思考：

1. 监护仪报警时护士该采取什么措施？
2. 护士该采取什么措施处理室颤心律？

心搏骤停病人的复苏在病人恢复自主循环后要迅速进行心电监护和必要的血流动力学监测，尽快明确引起心脏停搏的原因，并采取相应的治疗措施。

维持正常循环的基本条件包括正常的心脏泵血功能，充足的血容量，适当的血管外周阻力以及血液的充分氧合和通畅的微循环等。在危重症病人的抢救过程中护理人员要及时开放用药通道，遵照医嘱准确及时地用药，选择合适的液体进行快速有效的容量复苏，严密监测病人病情变化，及时发现恶性心律失常并采取有效急救措施等。

一、用药通道的建立

危重症病人的抢救用药通道的建立非常重要，心搏骤停时，在不中断CPR的前提下，迅速建立给药通路。目前临床上常用的用药通道包括静脉、骨髓腔和气道三种方式，复苏时首选静脉通路，如果病人静脉通路没有开放，但已经有气管插管的病人，可以进行气道内给药，对静脉通路开放困难而人工气道又未建立者可实施骨髓腔穿刺用药。

（一）静脉通路

在抢救病人时一般要求开放两条以上外周静脉通路，如果条件允许可以建立中心静脉管道。

1. 开放外周静脉通路　复苏过程中胸外心脏按压时很少有血液能够流到肢体远端，所以远端静脉给药多半是无效的。因此，在开放静脉通路时首选肘前静脉或颈外静脉，在两者开放有困难的情况

微课：中心静脉置管术

下，我们可以选择股静脉，最差的选择是远端静脉。

2. 中心静脉置管的配合和护理

(1) 适应证：需要大量、快速扩容或长期输液治疗者；需行血流动力学监测、特殊检查或特殊药物治疗者，如中心静脉压监测、血液透析、输注化疗药物等。

(2) 禁忌证：穿刺局部感染、血栓形成或出血倾向者。

(3) 操作方法

1) 用物准备：深静脉穿刺包，无菌手套，碘伏，经稀释的肝素钠溶液，利多卡因，生理盐水，注射器，静脉导管套件（含静脉导管，穿刺套管针、扩张管、导丝）。

2) 静脉的选择：包括锁骨下静脉、颈内静脉、股静脉。

3) 病人体位安置：锁骨下静脉置管者仰卧位，肩部垫枕，头后仰 15°，头转向穿刺对侧；颈内静脉置管者仰卧位，头低 15° ~30°，头转向穿刺对侧；股静脉置管者仰卧位，穿刺侧大腿放平，稍外旋外展。

4) 穿刺点定位：锁骨下静脉置管一般选右侧，以防损伤胸导管，锁骨上进路时取胸锁乳突肌锁骨头的外侧缘，锁骨上约 1cm 处为穿刺点，针体与锁骨及矢状面均成 45°，在冠状面针干呈水平或略前偏 15° 穿刺方向始终朝向胸锁关节，进针 1.5~2.0cm；此路成功率高，安全性好；锁骨下进路时取锁骨中、内 1/3 交界处，锁骨下约 1.0cm 处为穿刺点，针头向内向同侧胸锁关节后上缘进针，如未刺入，可退针至皮下，改针尖指向甲状软骨下缘进针，也可取锁骨中点，锁骨下 1cm 处，针尖向颈静脉，针体与胸壁呈 15° ~30°，一般进针 2~4cm 即入静脉，此点便于操作，但进针过深易致气胸。颈内静脉置管首选右颈内静脉，依照穿刺点与胸锁乳突肌的关系分三种进路：前路取胸锁乳突肌前缘中点、颈总动脉外侧处进针，针尖指向同侧乳头，针体与冠状面呈 30° ~40° 入颈内静脉；中路取胸锁乳突肌的胸骨头、锁骨头与锁骨上缘构成胸锁乳突肌三角，在此三角形顶点（距锁骨上缘 2~3 横指）穿刺，针尖指向同侧乳头（也可指向骶尾），针体与皮面呈 30° 角，一般进针 2~3cm 即入颈内静脉；后路取胸锁乳突肌外侧缘的中下 1/3 交界进针，针体保持水平位，针尖于胸锁乳突肌锁骨头的深部指向胸骨上切迹，勿刺入过深，以防伤及颈总动脉。临床上一般选择中路，因不易误入颈动脉，也不易伤及胸膜腔。股静脉置管时摸清腹股沟韧带下与股动脉搏动最明显处，取腹股沟韧带中内 1/3 交界外下方 2~3cm、股动脉搏动点内侧约 1cm 处为穿刺点，垂直刺入或与皮面呈 30° ~45° 角，一般进针深度 2~5cm。

5) 穿刺部位准备：常规皮肤消毒，铺洞巾，局部麻醉。

6) 穿刺：5ml 注射器抽取生理盐水少量，接穿刺针，按上述穿刺点及方向进针，边回抽注射器边进针，见到暗红色回血并有落空感，提示已入静脉。

7) 置管：固定针头不动，从穿刺针尾端插入导丝，确保无阻力后，拔出穿刺针。沿导丝捻转进扩张器扩开皮肤，经导丝置入导管，插入长度不超过 12~15cm，拔出导丝。

8) 固定：回抽血液通畅后，肝素盐水封管，穿刺口皮肤缝合（穿刺口一般不缝合），固定导管，无菌纱布或敷贴固定置管部位。

(4) 注意事项

1) 穿刺插管时要防止空气进入形成气栓，并避免反复穿刺，一般穿刺 3 次不成功时应停止，以防形成血肿。

2) 严格无菌操作，局部敷料保持干燥，术后注意观察有无感染征象。

3) 导管放置期间应严密观察是否出现并发症，如出血、血气胸、血栓、血管损伤等。

(二) 骨髓腔给药

骨内通路适用于 6 岁以下危急患儿，可在紧急情况下建立输液、输血、复苏给药途径，同时还可采集标本送检，可作为暂时性应急措施，直至其他静脉通路建立。

1. 适应证　复苏时静脉穿刺 3 次失败或时间超过 90s；静脉输液困难，需要快速补液或紧急用药者。

2. 禁忌证　穿刺局部有感染征象；胫骨、骨盆骨折者。

3. 操作方法

(1)患儿取仰卧位,大腿放在硬平面上,穿刺侧小腿稍外展,腘窝处略垫高。

(2)术者戴无菌手套,穿刺点取胫骨粗隆下1~3cm之前正中平坦面上,常规消毒皮肤,铺洞巾。

(3)用左手掌抓住大腿、膝部及穿刺部位上方与侧面,以五指握住膝部固定胫骨近端。

(4)酌情局麻下穿刺。

(5)进针方向与胫骨长轴垂直,或呈60°角向下刺入胫骨干。用捻转或顶钻方式轻巧有力地刺入。

(6)阻力突然降低提示已进入骨髓腔,停止进针,取出针芯或打开针帽抽取骨髓以证实,此时穿刺针无须支持即能保持直立。

(7)用注射器向针管内注入10~15ml生理盐水,检查推注时有无阻力,周围软组织是否肿硬。

(8)去掉注射器,连接输液装置,固定穿刺针管,用大块无菌敷料包扎支持,一般用输液泵保持一定压力输注液体。

(9)若失败,拔针,换对侧穿刺。

4. 注意事项

(1)穿刺部位皮肤应绷紧,以免穿刺针滑出骨外引起周围软组织损伤。

(2)穿刺方向要避开骺板。

(3)外展小腿时不可用力过猛,以免损伤膝、髋关节。

5. 预防并发症

(1)感染。

(2)皮肤坏死、胫骨骨折、骨筋膜腔隙综合征等。

(3)骨骺损伤。

(三)气管内给药

如果无法建立静脉或骨内通路,某些药物可经气管插管注入气管。其剂量应为静脉给药的2~2.5倍,使用5~10ml生理盐水或蒸馏水稀释后,将药物直接注入气管,并接正压通气,以便药物弥散到两侧支气管。可经气管给药的有肾上腺素、阿托品、利多卡因、间羟胺、纳洛酮等,不能经气管给药的有去甲基肾上腺素、钙剂、碳酸氢钠、地西泮等。

二、药物使用

微课:复苏药物的使用

1. 肾上腺素(epinephrine) 肾上腺素是CPR的首选药物,用法是1mg静脉或骨内推注,每3~5min 1次。给药后应再推注20ml液体,同时抬高用药肢体促进药物更快到达中心循环。如果无法经静脉或骨内通路给药,可经气管内给药,剂量为2~2.5mg。肾上腺素应避免与碳酸氢钠、氯化钙在同一条静脉通路应用。

2. 胺碘酮(amiodarone) 用于治疗对CPR、除颤无反应的室颤或无脉性室速。胺碘酮用法是首次300mg,如无效,给予150mg静脉推注或维持滴注。

3. 利多卡因(lidocaine) 当不能获得胺碘酮时,可应用利多卡因替代胺碘酮。初始剂量为1~1.5mg/kg静脉推注,如心室颤动和无脉性室性心动过速持续存在,5~10min后,再以0.75mg/kg剂量给予静脉推注,最大剂量不超过3mg/kg。

4. 硫酸镁(magnesium sulfate) 对尖端扭转型室速应立即进行高能量电击治疗,硫酸镁仅是辅助药物,用于治疗或防止尖端扭转型室性心动过速复发,不建议心搏骤停时常规使用。可给予硫酸镁1~2g稀释到5%葡萄糖溶液10ml中缓慢(5~20min)静脉推注。

5. 阿托品(atropine) 可作为引起临床症状(低血压、缺血引起的胸部不适、意识变化、休克症状)的持续性心动过缓等待起搏时的治疗措施。首次静脉推注0.5mg,每隔3~5min可重复一次,最大总剂量为3mg。

6. 碳酸氢钠(sodium bicarbonate) 心搏骤停或复苏时间过长者,或早已存在代谢性酸中毒、高钾血症、三环类抗抑郁药物过量病人可适当补充碳酸氢钠,初始剂量1mmol/kg体重,以后根据血气分析结果调整补给量,防止产生碱中毒。

三、容量复苏

容量复苏的根本目标是纠正低血容量，增加有效循环血量，以保证有效心搏出量和器官的血流灌注。容量复苏的失败常导致病人发生多器官功能不全综合征（MODS），甚至死亡。

微课：
休克病人的容量管理

（一）容量复苏时的液体选择

原则是丢什么补什么。

1. 晶体溶液　包括氯化钠注射液、乳酸林格液和其他电解质溶液。在临床上葡萄糖溶液原则上仅作为补充热量时用，而不作为扩容剂使用，因为它们既不能保留在血管内，而且在休克应激状态下，可造成高血糖利尿，减少血容量。

2. 胶体液　包括天然胶体和人工胶体两类。天然胶体指全血、新鲜冻干血浆和白蛋白，人工胶体指羟乙基淀粉、右旋糖酐和明胶等。

3. 高晶体－高胶体渗透压混合液（hypertonic-hyperoncotic solution，HHS）　如7.5%氯化钠－10%羟乙基淀粉或右旋糖酐，临床上用其进行复苏，仅需3~4ml/kg，故称小容量复苏。

（二）补液速度

除了心源性休克，早期复苏一般是快速大量扩容，必要时同时开放几条静脉通路或深静脉置管，500~1000ml晶体液或300~500ml胶体液在30min内输入，然后根据早期复苏目标和病人的容量反应性决定是否再次快速补液。

在容量复苏过程中要监测病人的生命体征、ECG、动脉血压、尿量、中心静脉压等，以及血细胞比容、血红蛋白等实验室指标，根据监测数据随时调整补液策略。

四、体外非同步电除颤

除颤的基本原理是利用高能量的脉冲电流，瞬间通过心脏，使全部或大部分心肌细胞在短时间内同时除极，抑制异位兴奋性，使具有最高自律性的窦房结发放冲动，恢复窦性心律。除颤仪作为常用的抢救设备，每天做好检测，保证处于完好备用状态。

微课：
体外除颤仪的使用

（一）适应证

主要是心室颤动、心室扑动、无脉性室性心动过速者。

（二）操作方法

1. 用物准备　除颤仪、导电糊或4~6层生理盐水纱布、简易呼吸器、急救药品等抢救用物。

2. 操作步骤

（1）立即置病人于硬板床，除去身上任何导电物品，暴露胸部，检查有无安装起搏器。

（2）监测心电情况：若病人无心电监护则开启除颤仪，选择paddle导联。将电极板放在病人胸前获取心电图，快速分析心律，确认是否需要除颤。

（3）确认需要除颤，使除颤仪处于非同步状态。

（4）电极板准备：将电极板涂上适量的导电糊或用4~6层生理盐水纱布代替。

（5）放置电极板：①前－侧位两个电极分别置于胸骨右缘锁骨下或第2~3肋间（心底部）和左侧腋前线第5肋间（心尖部）；②前－后位两个电极分别置于左侧心前区标准位置和左/右背部肩胛下角区。

（6）选择能量：成人单向波除颤仪为360J，双向波除颤仪为200J（或参照厂家推荐值）。儿童2J/kg，第二次可增加到4J/kg，最大不超过10J/kg。

（7）充电：按下“充电”按钮，充电至所选能量。

（8）放电：电极板紧贴皮肤并施加一定压力，环顾病人周围，确认无任何人接触病人，并大喊：“准备除颤，大家都离开。”然后按下“放电”按钮，电极板在胸部稍停留片刻，待放电结束后撤离电极板。

（9）立即胸外按压：给予5个循环（约2min）的高质量心肺复苏，再观察心律情况，需要时再给予除颤。

（10）除颤后处理：取下电极片，擦净胸壁皮肤，关机，清理电极板，用物合理处理，详细记录除颤情况。

(三) 注意事项

1. 保证操作安全,清洁并擦干皮肤,不能使用酒精、含有苯基的酊剂或止汗剂;除颤时远离水及导电材料,远离高频电磁波,避免在有易燃性或高浓度氧的环境中使用;放电前确保任何人不与病人直接或间接接触。

2. 电极板与胸壁紧密接触,除颤时掌握好手柄压力(11~14kg),两电极板之间距离应大于 10cm,并保持干燥,电极板避开内置式起搏器、伤口和瘢痕部位。

3. 导电糊应涂擦均匀,但避免两电极板相互摩擦;生理盐水纱布一般覆盖 4~6 层,以不滴水为宜。

4. 手持电极板时,两极不能相对,不能面向自己。若误充电须在除颤器上放电,不能空放电,两电极不能对击。

5. 若心电示波为细颤时,不能直接除颤,应静脉推注肾上腺素或利多卡因,使细颤变粗颤后,再予以除颤。操作后应保留并标记除颤时自动描记的心电图。

6. 使用后将电极板充分清洁,擦拭仪器时不要过湿;及时充电备用,定期充电并检查性能。

五、临时心脏起搏

微课:
体外起搏器的使用

由心动过缓和(或)短暂停搏引起的急性血流动力学改变的任何病人均应考虑安装临时起搏器,心脏临时起搏器是一种将脉冲发生器置于体外用非永久性起搏电极起搏的方法。心脏临时起搏的方法有经皮起搏、经静脉起搏、经食管心脏起搏以及经心包起搏等。

(一) 经皮临时心脏起搏

经皮起搏是特定电流通过安置在胸壁的电极片,达到激动心肌和起搏心脏的目的,在紧急心脏起搏中是最快捷的起搏方法。英国复苏学会将它作为高级心脏生命支持的一部分,操作简单,而且不需要搬动病人。在病人不能搬动或暂时没有具备操作经静脉起搏经验的医护人员在场时,这种起搏方法对经静脉起搏具有桥梁作用。放置经皮起搏电极通常置于前胸和后背,起搏方式根据病人有无自主心律选择按需型或固定频率型。

起搏成功时心电图提示脉冲信号后紧跟一个相关的 QRS 波;同时能触及大动脉搏动或测得血压在 60/40mmHg 以上。

经皮起搏时要注意体外无创起搏阈值和胸壁电阻、心肌应激性以及电极安置位有关。所以如果高强度电流不能夺获心脏时,通过移动电极的位置、清洁局部皮肤以及增加电极与皮肤密合程度可使起搏成功。起搏阈值高,病人会有疼痛的感觉甚至不能耐受,此时可用小剂量地西泮(安定)甚至吗啡类镇痛剂以提高病人的痛阈值,增加对高强度电流的耐受能力,提高起搏的成功率。

(二) 经静脉临时起搏

经静脉临时心脏起搏是临床上常用的方法,具有设备简单、操作方便和效果可靠的特点。

1. 操作前准备

(1)对病人全身及心脏情况做全面评价,调整水电解质平衡、改善心功能。

(2)向病人及家属说明手术目的、必要性和术中、术后需要与医生配合的事项,说明可能的并发症,需要病人或家属签署知情同意书。

(3)备皮,建立静脉通路。

(4)心导管室准备手术所需物品。①消毒用碘伏或碘酒、70% 乙醇,局部麻醉药有 1% 利多卡因或 1% 普鲁卡因;②临时起搏器及起搏导管,相应静脉导引鞘管;③行静脉切开或穿刺的相应手术器械;④心脏监护仪和除颤器,氧气、气管插管和必备抢救药品。

2. 操作过程

(1)采用经皮股静脉、锁骨下静脉或颈内静脉穿刺方法,在 X 线透视下,将起搏导管置入右心室。

(2)确认电极导管接触右心室满意后,测定起搏阈值 <1V,将导管的尾部与起搏器连接,以增加 3 倍阈值电压按需起搏。

(3)将静脉鞘退出皮肤外,穿刺处缝 1 针或以消毒胶布固定导管,加压包扎。

3. 操作后护理

(1)患肢尽量制动,平卧位或左侧卧位。

(2)持续心电监测起搏和感知功能。

(3)预防性应用抗生素。

(4)每日检查临时起搏器的电池状态,及时更换电池。

(5)临时起搏导线插入部位定期换药,并检查穿刺局部及患肢情况,以防止局部感染、出血及静脉血栓形成。

4. 并发症预防及处理

(1)心脏穿孔、心脏压塞:临时起搏导线为双极导线,较硬。在植入时动作应轻柔,在影像下无障碍送管,尤其在心脏扩大及下壁、右心室心肌梗死的病人,更应小心。导线到位后应避免张力过大引起心脏穿孔。一旦发生穿孔,可在X线和心电监测下渐退导管,重新调整导管位置。同时做好心包穿刺的准备,必要时手术修补。

(2)导管移位:临时起搏导线头端为柱状电极,植入后容易发生导线移位。植入术中应固定牢靠、张力合适。若经股静脉穿刺途径,则穿刺侧肢体制动。其他血管途径植入也应减少活动,以卧床休息为主。若发生导线移位,应在X线透视下重新调整导管位置。

(3)下肢静脉血栓形成:股静脉穿刺后由于患侧下肢制动,加上导管对血管的堵塞和刺激作用,容易形成患侧下肢的静脉血栓。因此对于预计临时起搏器放置时间较长的病人及有高凝状态的病人,避免股静脉穿刺途径,尽可能缩短临时起搏时间。可进行患肢被动运动,必要时给予低分子肝素抗凝治疗。一旦发生患侧下肢静脉血栓,患侧肢体应制动,行静脉溶栓及抗凝治疗。切忌拔除临时起搏导线,此举可引起血栓脱落,从而导致肺栓塞。

(4)阈值增高:由于电极周围心肌组织炎症、充血、水肿或缺血,或者电极导线微移位,使起搏阈值增加。可提高输出电压,如仍无效,则需调整导线位置或从其他血管途径重新置入新的临时起搏导线。

六、主动脉内球囊反搏

主动脉内球囊反搏(intra-aortic balloon counterpulsation,IABP)是机械性辅助循环方法之一,通过物理作用,提高主动脉内舒张压,增加冠状动脉供血和改善心肌功能。已广泛应用于心功能不全等危重病病人的抢救和治疗。

微课:主动脉内球囊反搏

(一) IABP的工作原理

主动脉内球囊反搏(IABP)是由固定在导管的圆柱形气囊构成,将其安放在胸主动脉部位,导管近端位于左锁骨下动脉末梢,远端位于肾动脉。其工作原理是在心脏舒张前一瞬间(主动脉关闭时)气囊充气,增加舒张期冠脉灌注压力,增加心肌供氧;心脏收缩前一瞬间(主动脉开放时)气囊放气,降低主动脉内舒张末压,减少左心室做功,降低后负荷,减少心肌耗氧。

(二) IABP的临床适应证和禁忌证

IABP临床上适用于各种原因引起的心功能衰竭、急性心肌梗死后发生的机械性并发症、内科治疗无效的不稳定型心绞痛、心肌缺血而致的室性心律失常、进展性心肌梗死、围术期对重症病人的支持和保护措施、心脏移植前后的辅助治疗、人工心脏的过渡治疗和手术中产生搏动性血流等病人。

IABP的禁忌证有主动脉关闭不全、主动脉瘤或主动脉血管型的疾病、动脉粥样硬化与严重的周围血管疾病、脑死亡病人以及有严重贫血、凝血功能障碍、癌症转移等病人。

(三) IABP的操作风险

目前临床上IABP的置入方法以经皮股动脉穿刺置入法最为常用,球囊导管型号根据性别、身高急性选择,球囊充其量要适宜,球囊扩张程度为主动脉直径的85%较为理想。IABP的操作风险主要有动脉损伤、下肢缺血、出血和气囊破裂等。

(四) IABP的护理

1. 病人需绝对卧床,取平卧位,插管侧下肢避免过度屈曲(不超过30°),床头抬高不超过30°,每4h手动冲洗球囊导管管腔,动脉加压袋压力需维持在300mmHg以上,使稀肝素生理盐水持续泵入,保持导管通畅,防止导管堵塞。

2. 定时给仪器充电,保持良好的蓄电功能。

3. 球囊导管中心腔禁忌采血。

4. 为避免血栓形成,IABP 停搏时间不能大于 30min。

5. 妥善固定导管,遵医嘱适度镇静,防止导管滑脱。

6. 观察和记录病情、血流动力学状态、尿量;观察穿刺侧肢体的脉搏、皮肤颜色、感觉及肢体运动情况,当发生下肢缺血时应撤除气囊导管。

7. 正确执行肝素抗凝治疗,定时监测血小板计数、凝血功能等检验指标,维持 ACT 在正常指标的 1.5~2.5 倍。

七、体外膜肺氧合

体外膜肺氧合(extracorporeal membrane oxygenation,ECMO)是指通过静脉内插管将静脉血从体内引流到体外,再经氧合器(人工肺)氧合后由驱动泵(人工心)将血液经动脉或者静脉泵入体内的心肺支持技术,通过心肺功能替代,让病人心肺充分休息,为心肺功能的恢复赢得时间,或者有机会等到可移植器官。

微课:
ECMO 的护理

目前临床常用的 ECMO 模式有两种,静脉－静脉 ECMO(V-V ECMO)和静脉－动脉 ECMO(V-A ECMO)。V-V ECMO 适用于仅需要呼吸支持的病人,V-A ECMO 可同时完成心肺替代治疗,为病人提供足够的氧供和有效的循环支持。

(一) ECMO 的基本结构

ECMO 的基本结构包括血管内插管、连接管、动力泵(人工心脏)、氧合器(人工肺)、供氧管、监测系统。临床上常将可抛弃部分组成套包,不可抛弃部分绑定存放,并设计为可移动,提高应急能力。

(二) ECMO 的临床适应证和禁忌证

ECMO 适用于各种原因所致的心跳呼吸骤停、各种原因所致的心功能衰竭(如应激性心肌病、急性心肌梗死)、严重创伤或重症感染引起的急性呼吸窘迫综合征(ARDS)、肺栓塞以及终末期心肺疾病的移植过渡期。

ECMO 在应用过程中需要进行血管穿刺置管和有效抗凝(防止血液在体外管道中凝结),所以不能用于存在头部外伤和颅内出血的病人。

(三) ECMO 的并发症

ECMO 主要并发症为出血、血栓、感染、肝肾功能损害、远端肢体缺血坏死等。

(四) ECMO 的护理

1. ECMO 使用之前需要对管路进行预冲,临床上最常用的预冲液包括平衡液、生理盐水和肝素生理盐水。

2. ECMO 使用过程中要做好机器的管理,严密观察机器的转速和血流的速度是否匹配。ECMO 管路是一套密闭的高压管路,因此保持管路的密闭性非常关键。

3. 做好抗凝的监测　在整个 ECMO 运转过程中抗凝是关键问题。因此,要监测病人的凝血状态,常用指标为激活全血凝固时间(ACT),临床上认为将 ACT 维持在 160~200s 是比较合理的状态。

4. 做好容量管理　监测病人 24h 液体出入量和速度,根据临床动态调整输液速度和量;当病人出现容量超负荷时可强制性利尿、人工肾利尿或者腹膜透析等方法来维持容量的平衡。

5. 做好基础护理,维持正常体温　ECMO 病人体温可以维持在 35~36℃,温度过高,病人的氧耗将增加;温度降低将会影响病人的凝血功能。同时要注意温度对血流动力学的影响,因此在管路进行自动加温时,要加大补液量维持容量的平衡。

6. 防止动、静脉插管的移位或脱出　在 ECMO 使用过程中,病人的体位改变都要特别小心。

7. ECMO 在整个过程中都进行了抗凝,因此要避免不必要的穿刺以减少出血。

8. 做好病人的皮肤护理预防压疮等。

(胡爱招)

第六节 急性中毒病人的急诊救护

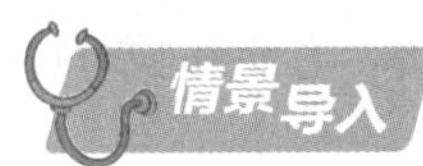

病人，男，64岁，1h前洗澡，妻子发现其倒在卫生间里，意识模糊。查体：T 38.0℃，P 100次/min，R 14次/min，BP 130/75mmHg，昏迷，口唇呈樱桃红色，无颈静脉怒张，肺部听诊有湿性啰音。

请思考：

(1) 现场该采取哪些措施？

(2) 最有效的治疗措施是什么？护士应做好哪些准备？

某些物质接触或进入人体后，在一定条件下，与体液相互作用，损害组织，破坏神经和体液的调节功能，使其正常的生理功能发生障碍，引起一系列症状和体征，称为中毒(poisoning)。引起中毒的物质称为毒物。有毒的化学物质短时间内或一次超量进入人体而造成组织、器官器质性或功能性损害，称为急性中毒(acute poisoning)。急性中毒发病急剧、症状凶险、变化迅速，如不及时救治，会危及生命。

一、概述

微课：
中毒概述

(一) 病因

1. 职业性中毒　工作过程中，不注意劳动保护或违反安全防护制度，密切接触有毒原料、中间产物或成品而发生的中毒。

2. 生活性中毒　误食或意外接触有毒物质、用药过量、自杀或故意投毒谋害等原因使过量毒物进入人体内而引起中毒。

(二) 毒物的体内过程

1. 毒物进入体内途径　毒物主要经呼吸道、消化道、皮肤黏膜和血管等途径进入人体。

(1) 经消化道吸收：很多毒物经消化道进入人体，如有机磷杀虫药、毒蕈、安眠药、乙醇、河豚等。消化和吸收的主要部位在小肠。脂溶性的毒物以扩散方式透过胃肠道黏膜而被吸收，少数毒物以主动转运的方式在肠内被吸收。影响吸收的主要因素是胃肠道内的pH、毒物的脂溶性及其电离的难易程度，影响其吸收的因素还包括胃内容物的量、排空时间和肠蠕动等。

(2) 经呼吸道吸收：气体、烟雾态和气溶胶态的物质大多经呼吸道进入人体，如一氧化碳、砷化氢、硫化氢等。这是毒物进入人体最方便、最迅速的途径，同时也是毒性发作最快的一种途径。随着呼吸道进入人体的毒物很容易被迅速吸收直接进入血液循环，作用于组织器官，使毒物的作用发挥得早而且严重。

(3) 经皮肤黏膜吸收：皮肤是人体的天然保护屏障，多数毒物不能经过健康的皮肤吸收。脂溶性毒物如有机磷、苯类就可以穿透皮肤的脂质层吸收；在局部皮肤有损伤，高温、高湿环境或皮肤多汗时，部分非脂溶性毒物也可经皮肤吸收。

(4) 经静脉直接进入人体：如部分毒品可经静脉注射或皮下注射吸收入静脉而进入人体。

2. 毒物的代谢

(1) 毒物的分布：毒物被吸收后进入血液，分布于体液和组织中，达到一定浓度后呈现毒性作用。影响毒物体内分布的主要因素为毒物与血浆蛋白的结合力、毒物与组织的亲和力以及毒物通过某些屏障如血脑屏障的能力。

(2) 毒物的转化：毒物在体内代谢转化的场所主要在肝脏，通过氧化、还原、水解和结合等方式来完成。大多数毒物经代谢后毒性降低，但也有少数毒物如对硫磷(1605)氧化成对氧磷，其毒性可增加数百倍。

(3) 毒物的排泄：毒物经代谢后大部分由肾脏和肠道排出，一部分以原形由呼吸道排出，还有少数毒物可经皮肤、汗腺、唾液腺、乳腺等排出。

笔记

3. 中毒机制

(1)局部刺激、腐蚀作用:强酸、强碱可以吸收组织中的水分,并且可以和蛋白质或脂肪结合,使细胞变性、坏死。

(2)缺氧:刺激性气体可致喉头水肿和痉挛、支气管炎、肺炎或肺水肿,使肺泡的气体交换障碍而引起缺氧。窒息性气体可以阻碍氧的吸收、转运或利用,如一氧化碳、硫化氢、氰化物等。心肌和脑对缺氧敏感,从而继发损害。

(3)麻醉作用:有机溶剂和吸入性麻醉剂具有强嗜脂性,脑组织和细胞膜脂类含量高,此类毒素可以通过血脑屏障,进入脑内从而抑制脑功能。

(4)抑制酶的活力:很多毒物或者其代谢产物通过抑制酶的活力而产生毒性反应,如氰化物可以抑制细胞色素氧化酶、有机磷杀虫药可以抑制胆碱酯酶等。

(5)干扰细胞膜或细胞器的生理功能:四氯化碳在体内经过代谢可以产生三氯甲烷自由基,其作用于肝细胞膜的不饱和脂肪酸,产生脂质过氧化,从而导致线粒体和内质网变性,肝细胞死亡。

(6)竞争受体:如阿托品阻断毒蕈碱受体等。

(三) 病情评估

1. 病史　对任何中毒都要了解发病现场情况,查明接触毒物情况。神志清楚者询问本人,神志不清者或企图自杀者应该向病人的家属或现场目击者了解情况。

(1)职业性中毒:要了解职业史包括工种、工龄、接触毒物的种类、时间、环境条件、防护措施以及在相同的条件下其他人员有无发病。

(2)生活性中毒:①怀疑有服毒可能者,要了解病人的生活情况、精神状态、长期服用药物的种类以及发病时身边有无药瓶、药袋,家中的药物有无缺少,并且估计服药的时间和剂量;②一氧化碳中毒者要了解室内的火炉、烟囱、煤气及当时室内的其他人员情况;③食物中毒者询问进餐情况、时间、其他同时进餐者有无同样的症状,同时搜集剩余食物、胃内容物和呕吐物送检,并了解其气味、性状。

2. 临床表现　因为毒物性质和毒物的中毒机制不同,中毒的临床表现非常多样化,评估时既要全面评估又要有不同侧重点。

3. 辅助检查　主要包括血液、尿液和毒物的检查。

(1)血液检查:包括外观、生化检查、凝血功能检查、动脉血气分析、异常血红蛋白监测和酶学检查。

(2)尿液检查:包括外观颜色、尿液的成分等检查。

(3)毒物检测:有助于确定中毒物质和估计中毒的严重程度。包括早期留取剩余毒物或可能含毒的标本,如呕吐物、胃内容物、血、尿、粪等,尽量不放防腐剂。

4. 病情判断　在进行诊断的同时,应对病人中毒的严重程度做出判断,以便于指导治疗和评价预后。

(1)一般情况:包括神志、体温、脉搏、呼吸、血压、血氧饱和度、皮肤色泽、瞳孔、心率、心律、尿量、尿性状等。生命体征的变化与病情严重程度基本吻合。

(2)毒物的种类、剂量、中毒时间、院前处置情况。

(3)有无严重并发症:病情危重的信号:①深度昏迷;②癫痫发作;③高热或体温过低;④高血压或休克;⑤严重心律失常;⑥肺水肿;⑦吸入性肺炎;⑧呼吸功能衰竭;⑨肝衰竭;⑩少尿或肾衰竭。

(四) 救治与护理

急性中毒的特点是发病急骤、来势凶猛、进展迅速、病情多变,医护人员必须争分夺秒进行有效救治。

1. 立即终止接触毒物

(1)迅速脱离有毒环境:评估环境安全,对吸入性中毒者,迅速将病人搬离有毒环境,移至空气清新的安全地方,解开衣扣;对接触性中毒者,立即将病人撤离中毒现场,除去污染衣物,用敷料除去肉眼可见的毒物。

(2)维持基本生命体征:若病人出现呼吸、心搏骤停,立即行心肺复苏,迅速建立静脉通路,尽快采取相应救治措施。

2. 清除尚未吸收的毒物　根据毒物进入人体的途径不同采取不同的急救措施。

(1)吸入性中毒的急救:将病人搬离有毒环境后,移至上风或侧风方向,使其呼吸新鲜空气;保持呼吸道通畅,及时清除呼吸道分泌物,防止舌后坠;及早吸氧,必要时使用呼吸机或采用高压氧治疗。

(2)接触性中毒的急救:大量清水冲洗接触部位的皮肤、毛发、指甲,特殊毒物可选用酒精、肥皂水、碳酸氢钠、醋酸等冲洗。清洗时切忌用热水或少量水擦洗,防止促进局部血液循环,加速毒物的吸收。若眼部接触到毒物,不应使用药物中和,以免发生化学反应造成角膜、结膜的损伤,应选用大量清水或等渗盐水冲洗,直至石蕊试纸显示中性为止。皮肤接触腐蚀性毒物,应冲洗15~30min,可选择相应的中和剂或解毒剂冲洗。

(3)食入性中毒的急救:常用催吐、洗胃、导泻、灌肠、使用吸附剂等方法清除胃肠道尚未吸收的毒物。毒物消除越早越彻底,病情改善越明显,预后越好。

1)催吐(emesis):对于神志清且能合作的口服中毒病人只要胃内尚有毒物存留,就应催吐。催吐常在洗胃之前,可起到减少吸收、迅速清除毒物的作用。催吐方法可采用压舌板或手指刺激咽后壁或舌根诱发呕吐,呕吐前可令其先喝适量温水,如此反复进行,直至胃内容物完全呕出为止。另一种方法可口服吐根糖浆10~20ml或皮下注射5~10mg阿扑吗啡(儿童及严重呼吸抑制者忌用)诱发呕吐。但要注意以下病人不宜使用催吐:①误服强酸、强碱及其他腐蚀性毒物中毒;②昏迷、惊厥状态;③年老体弱、孕妇;④原有高血压、冠心病、休克等疾病。

呕吐时,病人采取左侧卧位,头部放低,面向左侧;幼儿应俯卧,头向下,以防止呕吐物被吸入气管发生窒息或吸入性肺炎。

2)洗胃(gastric lavage):洗胃越早越好,一般在摄入4~6h内洗胃效果最好。但如摄入毒物量大,毒物为固体颗粒或脂溶性不易吸收,有肠衣的药片或毒物吸收后部分仍由胃排出等情况时,超过6h仍要进行洗胃。以下情况属洗胃禁忌证:服用强腐蚀性毒物、食管静脉曲张者、近期有上消化道出血或胃穿孔者、惊厥未控制者以及患有严重的心脏疾病或主动脉瘤者。常用的洗胃液为1∶5000高锰酸钾和2%~4%碳酸氢钠,紧急情况下或毒物不明时,通常应用清水或生理盐水;腐蚀性毒物中毒早期通常用蛋清、牛奶、米汤、植物油等保护胃肠黏膜;已知毒物种类可直接选择适宜的解毒剂。使用吸附剂,主要作用为吸附毒物以减少毒物吸收,并氧化、中和或沉淀毒物。活性炭是强力吸附剂,可吸附多种毒物,其效用有时间依赖性,一般应在服毒60min内给予。

3)导泻(catharsis):洗胃后,拔胃管前可由胃管内注入导泻药以清除进入肠道内的毒物。常用硫酸钠或硫酸镁,一般15g溶于水,口服或经胃管注入。一般不用油脂类泻药,以免促进脂溶性毒物的吸收。严重脱水及口服强腐蚀性毒物的病人禁止导泻。镁离子若吸收过多,对中枢神经系统有抑制作用,严重肾功能不全、呼吸衰竭、昏迷、磷化锌或有机磷杀虫药中毒晚期者不宜使用。

4)灌肠(enema):除腐蚀性毒物中毒外,适用于口服中毒超过6h、导泻无效者及抑制肠蠕动的毒物(如巴比妥类、颠茄类、阿片类等)中毒病人。一般应用温盐水、清水或1%温肥皂水连续多次灌肠,以达到有效清除肠道内毒物的目的。

3. 促进已吸收毒物的排出

(1)利尿:主要用于以原形由肾脏排泄的毒物,加强利尿可促进毒物排出。措施包括以下几点。①补液:大量快速输入液体,速度为200~400ml/h,一般以5%葡萄糖生理盐水或5%~10%葡萄糖溶液为宜,补液内加适量氯化钾;②利尿药:静脉注射或滴注呋塞米等强利尿药或20%甘露醇等渗透性利尿药,后者尤适用于伴有脑水肿或肺水肿的中毒病人;③碱化尿液:碳酸氢钠可碱化尿液,使有些化合物(如巴比妥类、水杨酸类及异烟肼等)等离子化而减少其在肾小管的重吸收;④酸化尿液:碱性毒物(如苯丙胺、士的宁等)中毒时,静脉输注维生素C或氯化铵,使体液酸化,促进毒物排出。

(2)供氧:一氧化碳中毒时,吸氧可促进碳氧血红蛋白解离,加速一氧化碳排出。高压氧治疗是一氧化碳中毒的特效疗法。

(3)血液净化:包括血液透析、血液灌注和血浆置换。①血液透析(hemodialysis):清除血液中分子量较小、水溶性强、蛋白结合率低的毒物,如水杨酸类、氨茶碱类、醇类、苯巴比妥、锂等。短效巴比妥类、有机磷杀虫药、格鲁米特等具有脂溶性,一般不进行血液透析。氯酸盐、重铬酸盐中毒易引起急性肾衰竭,应首选血液透析。血液透析一般应在中毒12h内进行,如中毒时间过长,毒物与血浆蛋白结合后则不易透出。②血液灌流(hemoperfusion):对水溶性、脂溶性毒物均有吸附作用,能清除血液中

的镇静催眠药、解热镇痛药、洋地黄、有机磷杀虫药、巴比妥类、百草枯、毒鼠强等，是目前最常用的中毒抢救措施。③血浆置换（plasmapheresis）：将病人的血液引入特制的血浆交换装置，将分离出的血浆弃去并补充新鲜血浆或代用液，借以清除病人血浆中的有害物质，减轻脏器的损害。主要用于清除蛋白结合率高、分布容积小的大分子物质，特别是蛇毒、毒蕈等生物毒及砷化氢等溶血性毒物中毒。

4. 特效解毒剂的应用　当毒物进入人体后，除了尽快排出毒物，尽早使用特异性的解毒药可取得明显疗效。常用的特效解毒剂有：依地酸钙钠（适用于铅中毒）、二巯丙醇或二巯丙磺钠（适用于砷、汞、金、锑中毒）、亚甲蓝（适用于亚硝酸盐、苯胺、硝基苯等中毒）、亚硝酸盐－硫代硫酸钠（适用于氢化物中毒）、碘解磷定或氯解磷定（适用于有机磷杀虫药中毒）、纳洛酮（阿片类麻醉药中毒）、氟马西尼（苯二氮䓬类药物中毒）。

5. 对症治疗　很多急性中毒并无特效解毒剂或解毒方法。因此对症治疗非常重要。其目的在于保护人体脏器，使其恢复功能。严重中毒出现昏迷、肺炎、肺水肿以及循环、呼吸、肾衰竭时应积极地采取相应的有效措施，如心跳、呼吸骤停者应立即给予心肺复苏，注意保暖，维持水、电解质和酸碱平衡，积极防治感染和各种并发症等。

6. 护理措施

（1）即刻护理措施：保持呼吸道通畅，及时消除呼吸道分泌物。根据病情给予氧气吸入，必要时气管插管。

（2）洗胃：①严格掌握洗胃的适应证、禁忌证。②洗胃前做好各项准备工作。洗胃时严格规范操作，插胃管动作轻柔、快捷，插管深度适宜。严密观察病情，首次抽吸物应留取标本做毒物鉴定。③拔胃管时，要先将胃管尾部夹住，以免拔管过程中管内液体反流入气管；拔管后，立即嘱病人用力咳嗽，或用吸引器抽吸病人口咽部或气管内的分泌物、胃内容物。④洗胃后整理用物，观察并记录洗胃液的量、颜色及病人的反应，同时记录病人的基本生命体征。严格清洗和消毒洗胃机。⑤防治洗胃并发症，如心搏骤停、窒息、胃穿孔、上消化道出血、吸入性肺炎、急性胰腺炎、急性胃扩张、咽喉食管黏膜损伤及水肿、低钾血症、急性水中毒、胃肠道感染、虚脱及寒冷反应、中毒加剧等。

（3）病情观察：密切观察生命体征变化，维持水及电解质平衡，及时发现是否出现烦躁、惊厥和昏迷等神志改变、瞳孔变化和脏器功能改变。

（4）一般护理：急性中毒者卧床休息、保暖，病情许可时，尽量鼓励病人进食。急性中毒病人进食高蛋白、高碳水化合物、高维生素的无渣饮食；腐蚀性毒物中毒者应早期给予乳类等流质饮食。吞服腐蚀性毒物者应特别注意口腔护理，密切观察病人口腔黏膜的变化。昏迷者须注意保持呼吸道通畅，维持其呼吸循环功能，做好皮肤护理，定时翻身，防止压疮发生；惊厥时保护病人避免受伤，应用抗惊厥药物；高热者给予降温；尿潴留者给予导尿。对服毒自杀者，要做好病人的心理护理，防范病人再次自杀。

（5）健康教育：加强防毒宣传，向群众介绍有关中毒的预防和急救知识；不吃有毒或变质的食品；加强毒物管理，严格遵守有关毒物的防护和管理制度。

二、急性有机磷杀虫药中毒病人的急救

微课：有机磷农药中毒病人的急救

有机磷杀虫药（organophosphorous insecticides）其性状多呈油状或结晶状，呈淡黄色至棕色，稍有挥发性，且有蒜味。一般难溶于水，不易溶于多种有机溶剂，在酸性环境中稳定，在碱性条件下易分解失效。但甲拌磷和三硫磷耐碱，敌百虫遇碱则变成毒性更强的敌敌畏。

（一）病因

1. 生产或使用不当　在农药生产、包装、保管、运输、销售、配制、喷洒过程中，由于防护不当、生产设备密闭不严泄漏、使用不慎、进入刚喷药的农田作业或用手直接接触杀虫药原液等，农药由皮肤吸收或呼吸道吸入而中毒。

2. 生活性中毒　主要由于误服或自服杀虫药、饮用被杀虫药污染的水源或食用污染的食物所致。此种中毒途径一般要比由呼吸道吸入或从皮肤吸收中毒发病急、症状重。滥用有机磷杀虫药治疗皮肤病或驱虫也可发生中毒。

（二）毒物的吸收、代谢及排出

有机磷杀虫药主要经胃肠道、呼吸道、皮肤和黏膜吸收，吸收后迅速分布于全身各器官，其中以肝脏浓度最高，其次为肾、肺、脾等，肌肉和脑内最少。主要在肝脏代谢，进行多种形式的生物转化。经氧化后一般毒性增强，而后经水解毒性降低。如对硫磷、内吸磷经氧化后分别生成对氧磷、亚砜，使其毒性分别增加300倍和5倍，然后通过水解反应毒性降低。敌百虫代谢时，先转化为敌敌畏，使毒性成倍增加，然后经降解反应失去毒性。有机磷杀虫药代谢产物主要通过肾脏排泄，少量经肺排出。

（三）中毒机制

有机磷杀虫药的中毒机制主要是抑制体内胆碱酯酶的活性。正常情况下，胆碱能神经兴奋所释放的递质——乙酰胆碱不断被胆碱酯酶水解为乙酸及胆碱而失去活性。有机磷杀虫药能与体内胆碱酯酶迅速结合形成磷酰化胆碱酯酶，后者化学性质比较稳定，且无分解乙酰胆碱的能力，从而使体内乙酰胆碱大量蓄积，引起胆碱能神经先兴奋后抑制的一系列毒蕈碱样、烟碱样和中枢神经系统症状，严重者可昏迷甚至因呼吸衰竭而死亡。

（四）病情评估

1. 中毒史　有口服、喷洒或其他方式有机磷杀虫药接触史，应了解毒物种类、剂量以及中毒途径、时间和经过。病人身体污染部位或呼出气、呕吐物中闻及有机磷杀虫药所特有的大蒜臭味更有助于诊断。

2. 临床表现　急性中毒发病时间与毒物种类、剂量和侵入途径密切相关。口服中毒者多在10min至2h内发病。吸入中毒者可在30min内发病；皮肤吸收中毒者常在接触后2~6h发病。

(1) 毒蕈碱样症状（muscarinic symptoms）：又称M样症状，出现最早，主要是副交感神经末梢兴奋所致，表现为平滑肌痉挛和腺体分泌增加。临床表现有恶心、呕吐、腹痛、腹泻、多汗、全身湿冷、流泪、流涎、流涕、尿频、大小便失禁、心跳减慢、瞳孔缩小（严重时呈针尖样缩小）、支气管痉挛和分泌物增加、咳嗽、气促等，严重病人可出现肺水肿。此类症状可用阿托品对抗。

(2) 烟碱样症状（nicotinic symptoms）：又称N样症状，因乙酰胆碱在横纹肌神经肌肉接头处过度蓄积，持续刺激突触后膜上烟碱受体所致。临床表现为颜面、眼睑、舌、四肢和全身横纹肌发生肌纤维颤动，甚至强直性痉挛。病人常有肌束颤动、牙关紧闭、抽搐、全身紧束压迫感，后期可出现肌力减退和瘫痪，甚至呼吸肌麻痹，引起周围性呼吸衰竭。乙酰胆碱还可刺激交感神经节，促使节后神经纤维末梢释放儿茶酚胺，引起血压增高、心跳加快和心律失常。此类症状不能用阿托品对抗。

(3) 中枢神经系统症状：中枢神经系统受乙酰胆碱刺激后可有头痛、头晕、疲乏、共济失调、烦躁不安、谵妄、抽搐和昏迷等表现，部分发生呼吸、循环衰竭而死亡。

3. 辅助检查

(1) 全血胆碱酯酶活力（cholinesterase，CHE）测定：诊断有机磷杀虫药中毒的特异性实验指标，对判断中毒程度、疗效和预后均极为重要。一般正常人的CHE值为100%，降至70%以下即有意义，但需注意的是CHE下降程度并不与病情轻重完全平行。

(2) 尿中有机磷杀虫药分解产物测定：如对硫磷和甲基对硫磷在体内氧化分解生成对硝基酚，敌百虫分解转化为三氯乙醇，检测尿中的对硝基酚或三氯乙醇有助于中毒的诊断。

（五）病情判断

1. 轻度中毒　以毒蕈碱样症状为主，CHE降为70%~50%。

2. 中度中毒　出现典型毒蕈碱样症状和烟碱样症状，CHE为50%~30%。

3. 重度中毒　除毒蕈碱样症状和烟碱样症状外，出现脑水肿、肺水肿、呼吸衰竭、抽搐、昏迷等，CHE降至30%以下。

（六）急诊救治

1. 紧急复苏　急性有机磷杀虫药中毒常因肺水肿、呼吸肌麻痹、呼吸衰竭而死亡。一旦发生上述情况，应紧急采取复苏措施：清除呼吸道分泌物，保持呼吸道通畅并给氧，必要时应用机械通气。心搏

骤停时，立即行心肺复苏等抢救措施。

2. 迅速清除毒物　立即将病人撤离中毒现场。彻底清除未被机体吸收的毒物，如迅速脱去污染衣物，用肥皂水彻底清洗污染的皮肤、毛发、外耳道、手部、指甲，然后用微温水冲洗干净。口服中毒者选用合适洗胃液反复洗胃，直至洗出液清亮为止，保留胃管24h以上。选用硫酸钠20~40g(溶于20ml水)或20%甘露醇250ml导泻治疗，以抑制毒物吸收，促进毒物排出。

3. 解毒剂的应用　解毒剂的应用原则为早期、足量、联合、重复用药。包括：①抗胆碱药：代表性药物为阿托品和盐酸戊乙奎醚；②胆碱酯酶复能剂：能使被抑制的胆碱酯酶恢复活力，常用药物有碘解磷定、氯解磷定等；③解磷注射液：为含有抗胆碱剂和复能剂的复方注射液，起效快，作用时间较长。

4. 对症治疗　重度有机磷杀虫药中毒病人常伴有多种并发症，如酸中毒、低钾血症、严重心律失常、休克、消化道出血、肺内感染、DIC、MODS等，应及时予以对症治疗。

（七）护理措施

1. 即刻护理措施　维持有效通气功能，如及时有效地清除呼吸道分泌物、正确维护气管插管和气管切开、正确应用机械通气。

2. 洗胃护理　①洗胃要及早、彻底和反复进行，直到洗出的胃液无农药味并澄清为止；②不能确定有机磷杀虫药种类，用清水或0.45%盐水彻底洗胃；③敌百虫中毒时选用清水洗胃，忌用碳酸氢钠溶液和肥皂水洗胃；④洗胃过程中密切观察病人生命体征的变化，若发生呼吸、心搏骤停，立即停止洗胃并进行抢救。

3. 用药护理

(1)阿托品：可与乙酰胆碱争夺胆碱能受体，阻断乙酰胆碱作用，有效解除或减轻毒蕈碱样症状和中枢神经系统症状，改善呼吸中枢抑制。其对烟碱样症状和呼吸肌麻痹所致的周围性呼吸衰竭无效，对胆碱酯酶复活亦无帮助。根据病情每10~30min或1~2h给药一次，直至毒蕈碱样症状消失或病人出现“阿托品化”表现，再逐渐减量或延长间隔时间。“阿托品化”表现包括：①瞳孔较前扩大；②颜面潮红；③皮肤干燥，腺体分泌物减少、无汗、口干；④肺部湿啰音消失；⑤心率加快。

护理上注意：①“阿托品化”和阿托品中毒的剂量接近，因此使用过程中严密观察病情变化，区别“阿托品化”与阿托品中毒(表3-6-1)；②阿托品中毒导致室颤，应予以预防，给予充分吸氧，使血氧饱和度保持在正常水平；③注意观察并遵医嘱及时纠正酸中毒，因胆碱酯酶在酸性环境中作用减弱；④大量使用低浓度阿托品输液时，可发生血液低渗，致红细胞破坏，发生溶血性黄疸。

表3-6-1　阿托品化与阿托品中毒的主要区别

	阿托品化	阿托品中毒
神经系统	意识清楚或模糊	谵妄、躁动、幻觉、双手抓空、抽搐、昏迷
皮肤	颜面潮红、干燥	紫红、干燥
瞳孔	由小扩大后不再缩小	极度散大
体温	正常或轻度升高	高热，>40℃
心率	≤120次/min，脉搏快而有力	心动过速，甚至发生室颤

(2)盐酸戊乙奎醚：新型长效抗胆碱药，主要选择性作用于脑、腺体、平滑肌等部位M_1、M_3型受体，对心脏和神经元突触前膜M_2型受体无明显作用，因此对心率影响小。

(3)胆碱酯酶复能剂：能使被抑制的胆碱酯酶恢复活力，对解除烟碱样症状效果明显，对毒蕈碱样症状作用较差，也不能对抗呼吸中枢的抑制，所以选择一种复能剂与阿托品合用，可取得协同效果。中毒后如果不及时应用复能剂治疗，被抑制的胆碱酯酶将在数小时至2~3d内变为不可逆性，即所谓“老化酶”，最后被破坏。复能剂对“老化酶”无效，故须早期、足量应用。护理上注意：①早期遵医嘱给药，边洗胃边应用特效解毒剂，首次足量给药；②复能剂若应用过量、注射过快或未经稀释，可发生中毒，抑制胆碱酯酶，发生呼吸抑制；用药时应稀释后缓慢静推或静滴

为宜；③复能剂在碱性溶液中不稳定，易水解成有剧毒的氰化物，禁与碱性药物配伍使用；④碘解磷定药液刺激性强，漏于皮下可引起剧痛及麻木感，应确定针头在血管内方可注射给药，不宜肌内注射用药。

4. 病情观察

(1) 生命体征：有机磷杀虫药中毒所致呼吸困难较常见，抢救过程中应严密观察病人的体温、脉搏、呼吸、血压，即使在"阿托品化"后亦不应忽视。

(2) 神志、瞳孔变化：多数病人中毒后即出现意识障碍，有些病人入院时神志清楚，但随着毒物的吸收很快陷入昏迷。瞳孔缩小为有机磷杀虫药中毒的体征之一，瞳孔扩大则为达到"阿托品化"的判断指标之一。严密观察神志、瞳孔的变化，有助于准确判断病情。

(3) 中毒后"反跳"：某些有机磷杀虫药如乐果和马拉硫磷口服中毒，经急救临床症状好转后，可在数日至1周后，病情突然急剧恶化，再次出现急性中毒症状，甚至昏迷、肺水肿或突然死亡，此为中毒后"反跳"现象。其死亡率占急性有机磷杀虫药中毒者的7%~8%，因此，严密观察"反跳"的先兆症状，如胸闷、流涎、出汗、言语不清、吞咽困难等，若出现上述症状，迅速通知医生进行处理，立即静脉补充阿托品，再次迅速达"阿托品化"。

(4) 迟发性多发性神经病：少数病人（如甲胺磷、敌敌畏、乐果、敌百虫中毒）在急性中度或重度中毒症状消失后2~3周，出现感觉型和运动型多发性神经病变，主要表现肢体末端烧灼、疼痛、麻木以及下肢无力、瘫痪、四肢肌肉萎缩等，称为迟发性多发性神经病。

(5) 中间型综合征：急性重度有机磷杀虫药（如甲胺磷、敌敌畏、乐果、久效磷等）中毒所引起的一组以肌无力为突出表现的综合征。因其发生时间介于急性症状缓解后与迟发性多发性神经病之间，故称为中间型综合征。常发生于急性中毒后1~4d，主要表现为屈颈肌、四肢近端肌肉以及第Ⅲ～Ⅶ对和第Ⅸ～Ⅻ对脑神经所支配的部分肌肉肌力减退，出现眼睑下垂、眼外展障碍和面瘫；病变累及呼吸肌时，常引起呼吸肌麻痹，并迅速进展为呼吸衰竭，甚至死亡。

5. 心理护理　护士应了解病人服毒或染毒的原因，根据不同的心理特点进行心理疏导，以诚恳的态度为病人提供情感上的支持，认真做好家属的思想工作。

三、急性百草枯中毒病人的急救

微课：百草枯中毒病人的救护

百草枯（paraquat，PQ）又名克芜踪、对草快，是目前应用的除草剂之一，对人、牲畜有很强的毒性作用，在酸或中性溶液中稳定，接触土壤后迅速失活。百草枯可经胃肠道、皮肤和呼吸道吸收，我国报道中以口服中毒多见。

（一）病因与中毒机制

常为口服自杀或误服中毒，成年人口服致死量为2~6g。百草枯进入人体后，迅速分布到全身各器官组织，以肺和骨骼中浓度最高。中毒机制尚未完全明确。目前一般认为，百草枯作为一种电子受体，作用于细胞内的氧化－还原过程，导致细胞膜脂质过氧化，引起以肺部病变为主，类似于氧中毒损害的多脏器损害。

（二）病情评估与判断

1. 中毒史　重点询问病人中毒的时间和经过，现场的急救措施、毒物侵入途径、服毒剂量及病人既往健康状况等。

2. 临床表现　病人的中毒表现与毒物摄入途径、速度、量及其基础健康状态有关，也有个体差异。百草枯中毒病人绝大多数是口服所致，且常表现为多脏器功能损伤或衰竭，其中肺的损害常见而突出。局部刺激反应包括：①皮肤接触部位发生接触性皮炎、皮肤灼伤，表现为暗红斑、水疱、溃疡；②高浓度药物污染指甲，指甲可出现脱色、断裂甚至脱落；③眼睛接触药物引起结膜、角膜灼伤，可形成溃疡；④经呼吸道吸入后，产生鼻、喉刺激症状和鼻出血。肺损伤是最严重和最突出的病变。小剂量中毒者早期可无呼吸系统症状，少数病人表现咳嗽、咳痰、胸闷、胸痛、呼吸困难、发绀及肺水肿。大剂量服毒者可在24~48h内出现呼吸困难、发绀、肺水肿、肺出血，常在1~3d内因急性呼吸窘迫综合征（ARDS）死亡。肺损伤者多于2~3周死于弥散性肺纤维化所致呼吸衰竭。口服中毒者有口腔、咽喉部烧灼感，舌、咽、食管及胃黏膜糜烂、溃疡，吞咽困难，恶心、呕吐、腹痛、腹泻，甚至出现呕血、便血、胃肠

穿孔。部分病人于中毒后2~3d出现中毒性肝病，表现为肝脏肿大、肝区疼痛、黄疸、肝功能异常。一些病人中毒后2~3d可出现尿频、尿急、尿痛等膀胱刺激症状，尿常规、血肌酐和尿素氮异常，严重者发生急性肾衰竭。中枢神经系统表现头痛、头晕、幻觉、抽搐、昏迷等。其他可能出现发热、心肌损害、纵隔及皮下气肿、贫血等。

3. 严重程度分型

(1)轻型：摄入量<20mg/kg，无临床症状或仅有口腔黏膜糜烂、溃疡，可出现呕吐、腹泻。

(2)中－重型：摄入量20~40mg/kg，部分病人可存活，但多数病人2~3周内死于呼吸衰竭。服后立即呕吐者，数小时内出现口腔和喉部溃疡、腹痛、腹泻，1~4d内出现心动过速、低血压、肝损害、肾衰竭，1~2周内出现咳嗽、咯血、胸腔积液，随着肺纤维化出现，肺功能进行性恶化。

(3)暴发型：摄入量>40mg/kg，多数在中毒1~4d内死于多器官功能衰竭。口服后立即呕吐者，数小时到数天内出现口腔咽喉部溃疡、腹痛、腹泻、胰腺炎、中毒性心肌炎、肝肾衰竭、抽搐、昏迷甚至死亡。

4. 辅助检查 取病人尿液或血标本检测百草枯。血清百草枯检测有助于判断病情的严重程度和预后，血清百草枯浓度≥30mg/L，预后不良。服毒6h后尿液可测出百草枯。

(三)急诊救治

目前百草枯中毒尚无特效解毒剂，尽快在中毒早期控制病情发展，阻止肺纤维化的发生。

1. 现场急救 一经发现，即给予催吐并口服白陶土悬液，或者就地取材用泥浆水100~200ml口服。

2. 减少毒物吸收 尽快脱去污染的衣物，清洗被污染的皮肤和毛发。洗胃、口服吸附剂、采取导泻等措施减少毒物的继续吸收。

3. 促进毒物排泄 除常规输液和应用利尿药外，应尽早在病人服毒后6~12h内进行血液灌流或血液透析，首选血液灌流，其对毒物的清除率是血液透析的5~7倍。

4. 防治肺损伤和肺纤维化 及早按医嘱给予自由基清除剂，如维生素C、维生素E、还原型谷胱甘肽、茶多酚等。早期大剂量应用肾上腺糖皮质激素，可延缓肺纤维化的发生，降低百草枯中毒的死亡率。中到重度中毒病人可使用环磷酰胺。

5. 对症与支持疗法 保护胃黏膜，保护肝、肾、心脏功能，防治肺水肿，积极控制感染。出现中毒性肝病、肾衰竭时提示预后差，应积极给予相应的治疗措施。

(四)护理措施

1. 即刻护理措施 ①尽快脱去污染的衣物，用肥皂水彻底清洗被污染的皮肤、毛发，眼部受污染立即用流动清水冲洗，时间>15min；②用碱性液体(如肥皂水)充分洗胃后，口服吸附剂(活性炭或白陶土)以减少毒物的吸收，继之用20%甘露醇(250ml加等量水稀释)或33%硫酸镁溶液100ml口服导泻，由于百草枯具有腐蚀性，洗胃时应避免动作过大导致食管或胃穿孔；③开放气道，保持呼吸道通畅；④遵医嘱给予心电、血压监护，密切监测病人的生命体征。

2. 血液灌流的护理 ①密切监测病人的生命体征，如有异常及时通知医生；②血液灌流中可能会出现血小板减少，密切注意病人有无出血倾向，如牙龈出血、便血、血尿、意识改变等，谨防颅内出血；③严格无菌操作，监测体温，预防感染；④妥善固定血管通路，防止脱管，观察敷料情况，定期给予换药。

3. 肺损伤的护理 监测血气分析指标，观察病人是否有呼吸困难、发绀等表现。一般不主张吸氧，以免加重肺损伤，故仅在PaO_2<40mmHg或出现ARDS时可使用浓度>21%的氧气吸入，或使用呼气末正压通气(PEEP)给氧。肺损伤早期给予正压机械通气联合使用激素对百草枯中毒引起的难治性低氧血症病人具有重要意义。

4. 消化道的护理 除早期有消化道穿孔的病人外，均应给予流质饮食，保护消化道黏膜，防止食管粘连、缩窄。应用质子泵抑制剂保护消化道黏膜。

5. 口腔溃疡的护理 加强对口腔溃疡、炎症的护理，可应用冰硼散、珍珠粉等喷洒于口腔创面，促进愈合，降低感染几率。

微课：
急性一氧化碳中毒病人的救护

四、急性一氧化碳中毒病人的急救

一氧化碳(carbon monoxide,CO)为含碳物质不完全燃烧所产生的一种无色、无臭、无味和无刺激性的气体。过量吸入一氧化碳气体引起的中毒称一氧化碳中毒(carbon monoxide poisoning),俗称煤气中毒。

(一) 病因

1. 生活中毒　通风不良,家庭用煤炉、燃气热水器所产生的CO以及煤气泄漏或在密闭空调车内滞留时间过长等均可引起CO中毒。火灾现场空气中CO浓度可高达10%,也可引起CO中毒。

2. 工业中毒　炼钢、炼焦、烧窑、矿井放炮等过程中均可产生大量CO,如果炉门关闭不严、管道泄漏或通风不良,可发生CO中毒。煤矿瓦斯爆炸时亦有大量CO产生,容易发生CO中毒。

(二) 中毒机制

CO经呼吸道吸入进入血液系统后,立即与血红蛋白(hemoglobin,Hb)结合形成稳定的碳氧血红蛋白(carboxyhemoglobin,COHb)。CO与Hb的亲和力比氧与Hb的亲和力大240倍,而COHb的解离速度仅为氧合血红蛋白的1/3600。COHb不仅不能携带氧,而且还影响氧合血红蛋白的解离,阻碍氧的释放和传递,导致低氧血症,引起组织缺氧。CO还可影响细胞内氧的弥散,抑制细胞呼吸。急性一氧化碳中毒导致脑缺氧后,脑血管麻痹扩张,脑容积增大。缺氧和脑血液循环障碍,可促使血栓形成、缺血性坏死或广泛的脱髓鞘病变,致使一部分急性一氧化碳中毒病人经假愈期后,又出现迟发性脑病。

(三) 病情评估

1. 中毒史　存在CO接触史。注意了解中毒时所处的环境、停留时间以及突发昏迷情况。

2. 临床表现　与空气中含氧量、CO浓度、血中COHb浓度、暴露CO时间以及是否伴有其他有毒气体(如二氧化硫、二氯甲烷等)有关,也与病人中毒前的健康状况以及中毒时的体力活动有关。

(1)神经系统:①中毒性脑病。急性一氧化碳中毒引起的大脑弥散性功能和器质性损害,出现不同程度的意识障碍、精神症状、抽搐、癫痫、偏瘫、单瘫、震颤等。②脑水肿。意识障碍、呕吐、颈抵抗、视神经盘水肿等。③脑疝。昏迷加深、呼吸不规则、瞳孔不等圆、光反应消失。④皮肤自主神经营养障碍。少数重症病人在四肢、躯干出现红肿或大小不等的水泡并可连成片。⑤急性一氧化碳中毒迟发脑病。病人神志清醒后,经过一段看似正常的假愈期(多为2~3周)后发生以痴呆、精神症状和锥体外系异常为主的神经系统疾病。表现为精神异常或意识障碍,呈痴呆、谵妄、木僵或去大脑皮质状态。锥体外系神经障碍出现震颤麻痹综合征,表现为表情淡漠、四肢肌张力增强、静止性震颤、前冲步态等。锥体系神经损害如偏瘫、病理征阳性或大小便失禁等。大脑皮质局灶性功能障碍,表现为失明、失语、不能站立或继发性癫痫。脑神经及周围神经损害,如视神经萎缩、听神经损害及周围神经病变等。

(2)呼吸系统:可出现急性肺水肿和急性呼吸窘迫综合征(ARDS)的表现。

(3)循环系统:少数病例可表现发生休克、心律失常,急性左心衰竭的发生率极低。

(4)泌尿系统:由于呕吐、摄入量不足、脱水、尿量减少和血压降低等因素可引起急性肾小管坏死和急性肾衰竭。

3. 辅助检查

(1)血液COHb定性法和定量法:定量检测血COHb浓度可信度高。

(2)实验室检查:血清酶学检查,例如磷酸肌酸酶(CPK)、乳酸脱氢酶(LDH)、谷草转氨酶(AST)、丙氨酸转氨酶(ALT)在一氧化碳中毒时可达到正常值的10~100倍。血清酶学异常增高与血气分析结合是诊断一氧化碳中毒的重要实验室指标。此外,重症病人应将肾功能检查作为常规检测项目。

(四) 病情严重程度评估与判断

1. 病情严重度

(1)轻度中毒:血液COHb浓度为10%~20%。病人表现不同程度头痛、头晕、乏力、恶心、呕吐、心悸、四肢无力等。

(2)中度中毒:血液COHb浓度为30%~40%。病人除上述症状外,可出现胸闷、呼吸困难、烦躁、幻觉、视物不清、判断力降低、运动失调、腱反射减弱、嗜睡、浅昏迷等,口唇黏膜可呈樱桃红色,瞳孔对光

反射、角膜反射可迟钝。

(3)重度中毒：血液 COHb 浓度达 40%~60%。病人迅速出现昏迷、呼吸抑制、肺水肿、心律失常和心力衰竭，各种反射消失，可呈去大脑皮质状态。还可发生脑水肿伴惊厥、上消化道出血、吸入性肺炎等。

一氧化碳中毒病人若出现以下情况提示病情危重：①持续抽搐、昏迷达 8h 以上；② PaO_2<36mmHg，$PaCO_2$>50mmHg；③昏迷，伴严重的心律失常或心力衰竭；④并发肺水肿。

2. 预后　轻度中毒可完全恢复。昏迷时间过长的重症病人多提示预后不良，但也有一些病人可以恢复。有迟发性脑病病人恢复较慢，有少数病人可留有持久性症状。对预后进行量化判定，可利用四项评分标准，格拉斯哥昏迷评分(GCS)，Barthel 指数评分，简易智力状况检查评分(mini-mental state examination，MMSE)和改良的肌张力(Ashworth)评分。

(五) 急诊救治

1. 现场急救　迅速将病人转移至空气清新处，松开衣领，保持呼吸道通畅，将昏迷病人摆成侧卧位，避免误吸呕吐物。给予高流量、高浓度的现场氧疗。

2. 急诊科救治　首先是高流量、高浓度氧疗和积极的支持治疗，包括气道管理、血压支持、稳定心血管系统、纠正酸碱平衡和水电解质平衡失调，合理脱水，纠正肺水肿和脑水肿，改善全身缺氧所致主要脏器(脑、心、肺、肾)功能失调。当严重低氧血症持续，经吸痰、吸氧等积极处理低氧血症不能改善时，应及时行气管插管。

(六) 护理措施

1. 即刻护理措施　①保持呼吸道通畅，给予吸氧；②昏迷且高热和抽搐病人，降温和解痉的同时应注意保暖，防止自伤和坠伤；③开放静脉通路，按医嘱给予输液和药物治疗。

2. 氧疗　氧疗能加速血液 COHb 解离和一氧化碳排出，是治疗一氧化碳中毒最有效的方法。氧疗的原则是高流量、高浓度，病人脱离中毒现场后立即给氧。常压下鼻导管吸氧改善缺氧需要很长时间，与标准氧疗相比，高压氧治疗能增加血液中物理溶解氧含量，提高总体氧含量，缩短昏迷时间和病程，预防迟发性脑病发生。一般高压氧治疗每次 1~2h，1~2 次 /d。症状缓解和血液 COHb 浓度降至 5% 时可停止吸氧。

3. “选择性脑部亚低温”治疗　通过颅脑降温进行脑部的选择性降温，使脑温迅速下降并维持在亚低温水平(33~35℃)，肛温在 37.5℃左右。对昏迷病人可早期应用亚低温疗法，昏迷未清醒的病人亚低温持续 3~5d，特别注意复温不宜过快。

4. 用药护理　中毒严重者，积极纠正缺氧，同时给予脱水疗法。遵医嘱给予 50% 葡萄糖溶液、20% 甘露醇或呋塞米。根据病人病情，参考其生命体征、神志、瞳孔、眼底变化和影像学变化，特别注意观察是否有过度脱水表现。此外，还可给予糖皮质激素、抗抽搐药物及促进脑细胞功能恢复的药物降低颅内压和恢复脑功能。

5. 病情观察　注意观察病人：①基本生命体征，尤其是呼吸和体温。高热和抽搐病人更应密切观察，防止坠床和自伤；②瞳孔大小、液体出入量及静脉滴速等，防治脑水肿、肺水肿及水、电解质代谢紊乱等并发症发生；③神经系统的表现及皮肤、肢体受压部位损害情况，如有无急性痴呆性木僵、癫痫、失语、惊厥、肢体瘫痪、压疮、皮肤水疱及破溃，防止受伤和皮肤损害。

6. 一般护理　病人发病早期就出现认知功能障碍，特别容易走失，应向家属交代可能发生的病情变化，避免意外。随着病情进展，病人大小便失禁，肌张力高，行动困难，此时家属和医护人员对其护理要特别重视。重症卧床病人应给予对症支持治疗，半卧位姿势，翻身拍背，避免食管胃内容物反流而引起吸入性肺炎和反复感染；肢体摆放恰当，避免肢体痉挛、挛缩和足下垂；进食困难者给予鼻饲饮食，计算出入量和热量。在康复医师指导下进行肢体被动性功能锻炼。

7. 健康教育　加强预防一氧化碳中毒的宣传。居室内火炉要安装管道、烟囱，其室内结构要严密，防止泄漏，室外结构要通风良好。不要在密闭空调车内滞留时间过长。厂矿使用煤气或产生煤气的车间、厂房要加强通风，配备一氧化碳浓度监测、报警设施。进入高浓度一氧化碳环境内执行紧急任务时，要戴好特制的一氧化碳防毒面具，系好安全带。出院时留有后遗症的病人，鼓励其继续治疗；痴呆或智力障碍病人，应嘱其家属悉心照顾，教会家属对病人进行语言和肢体锻炼的方法。

五、急性乙醇中毒病人的急救

微课：急性乙醇中毒病人的救护

乙醇，俗称酒精，无色、易燃、易挥发的液体，具有醇香气味，能与水或大多数有机溶剂混溶。一次过量饮入乙醇或酒类饮料引起兴奋继而抑制的状态称急性乙醇中毒（acute ethanol poisoning）或急性酒精中毒（acute alcohol poisoning）。

（一）病因与中毒机制

1. 饮入过量酒精或酒类饮料是中毒的主要原因。乙醇吸收后迅速分布于全身，10% 以原形从肺、肾排出，90% 在肝脏代谢、分解。在肝脏内先后被转化为乙醛、乙酸后，最终代谢为二氧化碳和水。当过量酒精进入人体时，超过肝脏的氧化代谢能力，即在体内蓄积进入大脑。

2. 中毒机制

（1）抑制中枢神经系统功能：乙醇具有脂溶性，通过血脑屏障并作用于大脑神经细胞膜上的某些酶，影响细胞功能。乙醇对中枢神经系统的作用呈剂量依赖性。小剂量可产生兴奋效应。随着剂量增加，可依次抑制小脑、网状结构和延髓，引起共济失调、昏睡、昏迷、呼吸或循环衰竭。

（2）干扰代谢：乙醇经肝脏代谢生成的代谢产物可影响体内多种代谢过程，使乳酸增多、酮体蓄积，导致代谢性酸中毒以及糖异生受阻，引起低血糖症。

（二）病情评估与判断

1. 中毒史　询问饮酒的种类、饮用的量、饮用的时间、饮酒时的心情、平时的饮酒量以及是否服用其他药物。

2. 临床表现　症状轻重与饮酒量、个体敏感性有关。小儿乙醇中毒后很快进入昏睡，甚至发生惊厥，也可发生高热、休克、吸入性肺炎和颅内压升高等；老年人如肝脏功能较差，症状较重，死亡率较高。乙醇的中毒大约可分为三期，各期的界限不明显。

（1）兴奋期：血乙醇浓度 >50mg/dl，有欣快感、兴奋、多语、情绪不稳、喜怒无常，可有粗鲁行为或攻击行为，也可沉默、孤僻，颜面潮红或苍白，呼出气带酒味。

（2）共济失调期：血乙醇浓度 >150mg/dl，表现为肌肉运动不协调，行动笨拙、步态不稳，言语含糊不清、眼球震颤、视物模糊、复视、恶心、呕吐、嗜睡等。

（3）昏迷期：血乙醇浓度 >250mg/dl，病人进入昏迷期，表现为昏睡、瞳孔散大、体温降低。血乙醇浓度 >400mg/dl 时，病人陷入深昏迷，心率快，血压下降，呼吸慢而有鼾音，并可出现呼吸、循环麻痹而危及生命。

3. 辅助检查

（1）血清乙醇浓度：呼出气中乙醇浓度与血清乙醇浓度相当。

（2）动脉血气分析：轻度代谢性酸中毒。

（3）血生化检查：低血钾、低血镁和低血钙。

（4）血糖浓度：低血糖症。

（5）心电图检查：酒精中毒性心肌病可见心律失常和心肌损害。

4. 预后　急性乙醇中毒多数预后良好。若有心、肺、肝、肾病变者，昏迷长达 10h 以上，或血中乙醇浓度 >400mg/dl 者，预后较差。

车辆驾驶人员血液、呼气酒精含量阈值

国家《车辆驾驶人员血液、呼气酒精含量阈值与检验》（GB19522—2004）标准规定，车辆驾驶人员血液中的酒精含量大于或等于 20mg/100ml，小于 80mg/100ml 的驾驶行为即为饮酒驾车；车辆驾驶人员血液中的酒精含量大于等于 80mg/100ml 的驾驶行为即为醉酒驾车。

(三) 急诊救治

轻症病人无需治疗,昏迷病人注意是否同时服用其他药物,重点是维持生命脏器的功能,严重急性中毒时可用血液透析促使体内乙醇排出。

(四) 护理措施

1. 即刻护理措施 ①保持气道通畅,吸氧,及时清除呕吐物及呼吸道分泌物,防止窒息,必要时配合给予气管插管、机械通气;②保暖,维持正常体温;③兴奋躁动病人应予适当约束,共济失调者严格限制其活动,以免发生意外损伤。

2. 催吐或洗胃 乙醇经胃肠道吸收极快,一般不需催吐或洗胃。如果病人摄入酒精量极大或同时服用其他药物时,应尽早洗胃。

3. 病情观察 ①观察病人生命体征、意识状态及瞳孔的变化;②监测心律失常和心肌损害的表现;③维持水、电解质和酸碱平衡;④低血糖是急性乙醇中毒最严重的一个并发症,密切监测血糖水平。

4. 血液透析 血乙醇浓度>500mg/dl,伴有酸中毒或同时服用其他可疑药物者,及早行血液透析治疗。

5. 用药的护理 ①纳洛酮:阿片受体拮抗剂,具有兴奋呼吸和催醒的作用。由于其作用持续时间短,用药时请注意维持药效,尽量减少中断,心功能不全和高血压病人慎用;②地西泮:对烦躁不安或过度兴奋者,禁用吗啡、氯丙嗪及苯巴比妥类镇静药,以免引起呼吸抑制。可遵医嘱应用小剂量地西泮,使用时注意推注速度宜慢,不宜与其他药物或溶液混合。

6. 健康教育 ①开展反对酗酒的宣传教育;②创造替代条件,加强文娱体育活动;③早期发现嗜酒者,早期戒酒,进行相关并发症的治疗和康复治疗。

六、急性镇静催眠药中毒病人的急救

镇静催眠药是中枢神经系统抑制药,具有镇静和催眠作用,小剂量可使人处于安静或嗜睡状态,大剂量可麻醉全身,包括延髓中枢。一次大剂量服用可引起急性镇静催眠药中毒。

(一) 病因

过量服用是镇静催眠药中毒的主要病因。

(二) 中毒机制

1. 苯二氮䓬类 苯二氮䓬类与苯二氮䓬受体结合后,加强 γ-氨基丁酸(GABA)与GABA受体结合的亲和力,使与GABA受体偶联的氯离子通道开放,增强GABA对突触后的抑制功能。

2. 巴比妥类 与苯二氮䓬类作用机制相似,但两者的作用部位不同。苯二氮䓬类主要选择性作用于边缘系统,影响情绪和记忆力。巴比妥类主要作用于网状结构上行激活系统而引起意识障碍。巴比妥类对中枢神经系统的抑制有剂量-效应关系,随着剂量的增加,其作用逐步表现为镇静、催眠、麻醉甚至延髓中枢麻痹。

3. 非巴比妥非苯二氮䓬类 其对中枢神经系统的作用机制与巴比妥类药物相似。

4. 吩噻嗪类 主要作用于网状结构,抑制中枢神经系统多巴胺受体,抑制脑干血管运动和呕吐反射、阻断 α 肾上腺素能受体、抗组胺、抗胆碱能等。

(三) 病情评估

1. 中毒史 有可靠的应用镇静催眠药史,了解用药种类、剂量、服用时间、是否经常服用该药、服药前后是否有饮酒史以及病前有无情绪激动等。

2. 临床表现

(1)苯二氮䓬类中毒:中枢神经系统抑制较轻,主要表现为嗜睡、头晕、言语不清、意识模糊、共济失调。很少出现长时间深度昏迷、呼吸抑制、休克等严重症状。如果出现严重症状,应考虑是否同时合并其他药物中毒。

(2)巴比妥类中毒

1)轻度中毒:表现嗜睡,注意力不集中、记忆力减退、言语不清,可唤醒,有判断力和定向力障碍,步态不稳,各种反射存在,体温、脉搏、呼吸、血压一般正常。

2）中度中毒：表现昏睡或浅昏迷，腱反射消失、呼吸浅而慢、眼球震颤，血压可正常，角膜反射、咽反射仍存在。

3）重度中毒：表现进行性中枢神经系统抑制，由嗜睡到深昏迷。呼吸浅慢甚至停止、血压下降甚至休克、体温不升、腱反射消失，肌张力下降、胃肠蠕动减慢、皮肤可起大疱，可并发肺炎、肺水肿、脑水肿、急性肾衰竭而威胁生命。

(3)非巴比妥非苯二氮䓬类中毒：临床表现与巴比妥类中毒相似，但各有其特点。

1）水合氯醛中毒：心、肝、肾损害，可有心律失常，局部刺激性，口服时胃部烧灼感。

2）格鲁米特中毒：意识障碍有周期性波动。有抗胆碱能神经症状，如瞳孔散大等。

3）甲喹酮中毒：有明显的呼吸抑制，出现锥体束征，如腱反射亢进、肌张力增强、抽搐等。

4）甲丙氨酯中毒：常有血压下降。

(4)吩噻嗪类中毒：最常见表现为锥体外系反应，如：①震颤麻痹综合征；②不能静坐；③急性肌张力障碍反应，如斜颈、吞咽困难、牙关紧闭、喉痉挛等；④可表现嗜睡、低血压、休克、心律失常、瞳孔散大、口干、尿潴留、肠蠕动减慢，甚至出现昏迷、呼吸抑制等，全身抽搐少见。

（四）病情判断

1. 病情危重指标　①昏迷；②气道阻塞、呼吸衰竭；③休克、急性肾衰竭；④合并感染，如肺炎等。

2. 预后　轻度中毒无需治疗即可恢复；中度中毒经精心护理和适当治疗，在24~48h大多可恢复；重度中毒病人可能需要3~5d才能恢复意识。其病死率低于5%。

（五）救治原则

1. 维持昏迷病人重要器官功能　①保持呼吸道通畅；深度昏迷病人应酌情予气管插管，呼吸机辅助通气；②维持正常血压：输液补充血容量，若无效，考虑给予血管活性药物；③心电监护：及时发现心律失常并酌情应用抗心律失常药物，密切监测血氧饱和度，及时发现低氧血症并予相应处理；④促进意识恢复：给予葡萄糖、维生素 B_1 和纳洛酮等。纳洛酮0.4~0.8mg静脉注射，根据病情间隔15min重复一次。

2. 迅速清除毒物　①洗胃：口服中毒者早期用清水洗胃，服药量大者即使服药超过6h仍需洗胃；②活性炭及导泻：活性炭对吸附各种镇静催眠药均有效，应用活性炭同时常给予硫酸钠导泻，一般不用硫酸镁导泻；③碱化尿液、利尿：可减少毒物在肾小管中的重吸收，使长效巴比妥类镇静催眠药的肾排泄量提高5~9倍，对吩噻嗪类中毒无效；④血液透析、血液灌流：对苯巴比妥和吩噻嗪类药物中毒有效，危重病人可考虑应用。对苯二氮䓬类无效。

3. 特效解毒剂　巴比妥类及吩噻嗪类中毒目前尚无特效解毒剂。氟马西尼是苯二氮䓬类特异性拮抗剂，能通过竞争性抑制苯二氮䓬类受体而阻断苯二氮䓬类药物的中枢神经系统作用。

4. 对症治疗　主要针对吩噻嗪类中毒，如呼吸抑制、昏迷、震颤麻痹综合征、肌肉痉挛及肌张力障碍、心律失常以及血流动力学不稳定等。

5. 治疗并发症　如肺炎、肝功能损害、急性肾衰竭等。

（六）护理措施

1. 即刻护理措施　保持呼吸道通畅；仰卧位时头偏向一侧，防止呕吐物或痰液阻塞气道：及时吸出痰液，给予持续氧气吸入，防止脑组织因缺氧而加重脑水肿，给予心电监护，尽快建立静脉通路等。

2. 严密观察病情　①意识状态和生命体征的观察：监测生命体征，观察病人意识状态、瞳孔大小、对光反应、角膜反射等。若瞳孔散大、血压下降、呼吸变浅或不规则，常提示病情恶化，及时向医生报告，采取紧急处理措施。②药物治疗的观察：遵医嘱静脉输液，密切观察药物作用、副作用及病人的反应，监测脏器功能变化，尽早防治各种并发症和脏器功能衰竭。

3. 饮食护理　昏迷时间超过3~5d，不易维持营养的病人，由鼻饲补充营养及水分。给予高热量、高蛋白易消化的流质饮食。

4. 心理护理和健康教育　对服药自杀病人，不宜让其单独留在病房内，防止其再度自杀。向失眠者宣教导致睡眠紊乱的原因及避免失眠的常识。长期服用大量镇静催眠药的病人，包括长期服用苯巴比妥的癫痫病人，不能突然停药，应逐渐减量后停药。镇静催眠药处方的使用、保管应严加控制，特别是对情绪不稳定或精神不正常者，慎重用药。要防止对药物产生依赖。

（王明弘）

第七节　常见急症的急诊救护

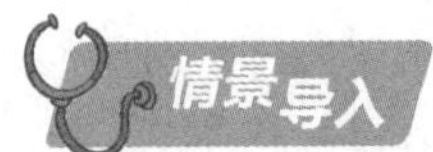

病人，男性，50岁，因车祸致头面、胸腹部外伤伴剧痛1h急诊入院。查体：T 36.3℃，R 30次/min，BP 60/42mmHg，P 128次/min，脉搏细速；神志淡漠，呼吸急促，可见三凹征，面色青紫，两侧瞳孔等大，对光反射灵敏，结膜苍白，下颌畸形伴伤口流血；胸部压痛明显，左侧胸壁可见反常呼吸运动，左肺呼吸音听不到，心率128次/min，律齐；腹膨隆，全腹肌紧张，压痛明显，反跳痛中度，尤以右上腹为甚，移动性浊音(+)；右小腿大伤口流血、畸形，反常运动。

请思考：

1. 该病人为何种损伤？是否为多发伤？
2. 医护人员对其首先要进行哪些伤情评估？
3. 达到急诊室后，应采取哪些紧急抢救措施？
4. 该病人目前最可能出现何种病情变化（医疗诊断）？
5. 对多发伤病人如何进行急救与护理？

一、严重创伤病人的急诊救护

严重创伤是指危及生命或造成肢体残疾的创伤；或简明创伤分级法≥3；或多发伤损伤严重度评分≥16的创伤。它常为多部位、多脏器的多发性损伤，伤情变化迅速，病情危重，常有生命危险，需紧急行救命手术或治疗的伤情，且治愈后留有严重残疾者。符合如下危及生命的条件之一项者即为危重伤：①收缩压<90mmHg、P>120次/min和R>30次/min或<12次/min；②头、颈、胸、腹或腹股沟部穿透伤；③意识不清；④连枷胸；⑤腕或踝以上创伤性断肢；⑥两处或两处以上长骨骨折；⑦3m以上高空坠落伤。

（一）创伤院内评分

面对大批伤员时，对伤员创伤严重程度迅速进行初级评估与判断，甄别伤情轻重，尽早发现并处理需要即刻进行基本生命支持和危及生命的危重伤病员，对伤员进行分类，然后根据伤情等级先后分别实施处置显得尤为重要。

创伤严重程度评分，简称创伤评分（trauma scaling），是以计分的形式来估算创伤的严重程度，即应用量化和权重处理的病人生理指标或诊断名称等作为参数，经数学计算以显示伤情严重程度及预后的方法。创伤评分可以量化标准来判定伤员损伤的严重程度，指导创伤救护，预测创伤结局以及评估救护质量。创伤院内评分是指病人到达医院后，在急诊室、ICU和病房内，根据损伤类型及其严重程度对伤情进行定量评估的方法，可用于预测预后和比较各医疗单位救治水平。常用的有AIS-ISS系统和APACHE系统。

1. 简明创伤分级法（abbreviated injury scale，AIS）　AIS是全球通用的以解剖学为基础，对器官、组织损伤进行量化的损伤严重度评分法，由诊断编码和损伤评分两部分组成。

(1) AIS评分具体指标：查阅AIS编码手册，可以发现每一个伤员的伤情都可用一个7位数字表示，记为小数形式“××××××.×”。小数点前6位数为损伤的诊断编码，小数点后1位数为伤情评分(有效值1~6分)。左起第1位数字表示身体区域，用1~9分别代表头部(颅和脑)，面部(包括眼和耳)，颈部，胸部，腹部及盆腔脏器，脊柱（颈、胸、腰），上肢，下肢、骨盆和臀部，体表（皮肤）和热损伤及其他损伤。左起第2位数代表解剖类型，用1~6分别代表全区域、血管、神经、器官（包括肌肉/韧带）、骨骼及头、意识丧失。左起第3、4位数代表具体受伤器官代码，该区各个器官按照英文名词的第一个字母排序，序号为02~99。左起第5、6位数表示具体的损伤类型、性质或程度（按轻重顺序），从02开始，用2位数字顺序编排以表示具体的损伤，同一器官或部位，数字越大代表

伤势越重。

(2) AIS 评分的基本原则：以解剖学损伤为依据，每一处损伤都有一个 AIS 评分；AIS 是对损伤本身以严重度分级，不涉及其后果；AIS 评分要求损伤资料确切具体，否则无法进行编码和确定其值。AIS 评分值仅适用于单个损伤的评定，不能评定多发伤。

2. 损伤严重度评分（injury severity score，ISS）　它是以 AIS 为基础发展而来的应用最广泛的院内创伤评分法，适用于多部位、多发伤和复合伤者的伤情评估。其评分方法把人体分为 6 个区域（表 3-7-1），并进行编码，选择其中损伤最严重的 3 个区域，计算出每一区域内最高 AIS 值的平方，其值相加即为 ISS 值。ISS 的有效范围为 1~75 分，ISS 分值越高，创伤越严重，死亡率越高。一般将 ISS=16 作为重伤的标准，其死亡率约 10%；ISS<16 分为轻伤，死亡率较低；≥ 16 分为重伤；≥ 25 分为严重伤。ISS 无法反映伤员的生理变化、年龄、伤前健康状况对损伤程度和预后的影响；对身体同一区域严重多发伤权重不足等。

表 3-7-1　ISS 的区域编码

编码	区域	编码	区域
1	头部或颈：脑、颈髓、颅骨、颈椎骨、耳	4	腹部或盆腔内脏器、腰椎
2	面部：口、眼、鼻和颌面骨骼	5	肢体或骨盆、肩胛带、骨盆带
3	胸部：内脏、横膈、胸廓、胸椎	6	体表

注：ISS 所分区域不必与 AIS 的区域相一致。

3. 新损伤严重度评分（new injury severity score，NISS）　NISS 是身体任何区域包括同一区域，3 个最高 AIS 分值的平方和。在生存判断参数角度比较时 NISS 优于 ISS，其他方面两者具有等效性，有替代 ISS 的可能。

4. 急性生理学及既往健康评分(acute physiology and chronic health evaluation，APACHE)　APACHE 评分系统是目前常用的 ICU 危重创伤病人定量评估病情的方法，也是对病人病情严重程度和预测预后较为科学的评估体系，它不仅能客观评价危重病人面临死亡或严重并发症的危险，还广泛用于评价治疗措施、抢救质量、病愈后生活质量、残疾状况和医护工作质量等。该系统由 Knaus 等建立，先后有 APACHE Ⅰ ~ Ⅳ 4 个版本。目前最常用的是 APCAHE Ⅱ评分，其总分由反映急性疾病严重程度的急性生理评分（APS 分）、年龄评分和患病前的慢性健康状况评分（CPS 分）三部分构成。APS 分（A）即入院后第 1 个 24h 内最差的 12 项生理参数评分，每项为 0~4 分，总分 0~60 分。年龄分（B）0~6 分，CPS 分（C）2~5 分。APACHE Ⅱ评分总分为 A、B、C 三部分得分之和，总分为 0~71 分。其总分与病情严重程度密切相关，分值越大，伤情越重，死亡危险性越大。当 APACHE Ⅱ为 20 分时，院内预测死亡率是 50%，故 20 分为重症点；<10 分，医院死亡的可能性小；≥ 35 分时病死率高达 84%；而实际上 55 分以上者基本没有。临床证实 APACHE Ⅱ对病死率的预测和病情严重程度的评价有较好的准确度。

5. 创伤严重度 ASCOT 与 TRISS 计量法　近年来，国内外院内评分开始采用 ASCOT 与 TRISS 计量法评分。TRISS 方便，较简单；ASCOT 精细、合理，但实施较复杂，均需计算机完成并储存。Ps 是评定创伤程度和预测创伤结局最常用的精确方法，已经成为院内评分的趋势。

（二）多发伤病人的急诊救护

多发性创伤（multiple injuries）简称多发伤，是指在同一致伤因素作用下，人体同时或相继有 2 个以上的解剖部位或器官受到创伤，且其中至少有一处是可以危及生命的严重创伤，或并发创伤性休克者。多发伤需要与多处伤相区别，多处伤是指同一解剖部位或脏器发生 2 处或 2 处以上的创伤，如一个脏器有 3 处的裂伤，一个肢体有 2 处骨折。

微课：多发伤的相关知识

多发伤的病因多种多样，平时多发伤以交通事故最常见，其次是高处坠落，还有挤压伤、刀伤、塌方等，发生率占全部创伤的 1%~1.8%，战时多发伤明显增加。

1. 临床特点　多发伤不是各部位创伤的简单叠加，而是伤情彼此掩盖、相互作用的症候群。

(1)伤情重且变化快,死亡率高:多发伤由于损伤范围广,涉及多部位、多脏器,每一部位的伤情重,创伤反应强烈持久,生理紊乱严重,甚至很快出现多器官功能不全或衰竭,因此,创伤早期病死率高。受伤的器官越多,死亡率越高。

(2)休克出现早且发生率高:多发伤损伤范围广,失血量大,休克出现早且发生率高,多为中、重度休克,并以低血容量性休克最常见,尤其是胸腹联合伤;后期以感染性休克最多见。

(3)低氧血症发生率高:多发伤早期低氧血症发生率可高达90%,尤其是颅脑伤、胸部伤伴有休克或昏迷者,PaO_2 可降至30~40mmHg。严重创伤可直接导致或继发急性肺损伤,甚至急性呼吸窘迫综合征(acute respiratory distress syndrome,ARDS)。低氧血症可加重组织器官损伤和多系统器官功能障碍。部分病人缺氧表现不明显,而仅有烦躁不安,容易漏诊,如此时给予强镇痛剂,易发生呼吸停止。

(4)感染发生率高且严重:开放性损伤、消化道破裂或呼吸道等闭合性损伤一般均有污染,如污染严重,处理不及时或不当,加上免疫抑制,极易发生局部感染,严重者迅速扩散为全身感染。广泛软组织损伤、创道较深且污染较重者,还应注意合并厌氧菌感染的可能。创伤后感染致死者占后期死亡的3/4以上,可能与各种侵入性导管等有关。

(5)应激反应严重:由于神经-内分泌反应,机体处于高代谢、高动力循环、高血糖、负氮平衡状态,内环境严重紊乱。

(6)容易发生漏诊和误诊:多发伤受伤部位多,如果未能按抢救常规进行伤情判断和分类很容易造成漏诊。多发伤病人常是闭合伤与开放伤同时存在,易将注意力集中在开放性外伤或易于察觉的伤情上,而将隐蔽和深在的创伤漏诊;有些因耐受力强、意识障碍或早期症状不明显而被忽视,从而发生漏诊或误诊,漏诊率可达12%~15%。

(7)多器官功能障碍发生率高:多发伤时各部位损伤严重,存在大量的坏死组织,可造成机体严重而持续的炎症反应,加之休克、应激、免疫功能紊乱及全身因素的作用,极易引起急性肾衰竭、ARDS、心力衰竭、多脏器功能衰竭等多种严重并发症。衰竭的脏器数目越多,死亡率越高。

(8)伤情复杂,处理矛盾多,治疗困难:有时两个部位的创伤都很严重,均需要立即处理,就会出现确定救治顺序的困难;如处理不当,会造成病情加重甚至死亡。

(9)并发症发生率高:应激性溃疡、凝血功能障碍和脂肪栓塞综合征等并发症发生率也明显增高。

2. 病情评估与判断　对严重多发伤的早期病情评估与判断首先要注意伤员的神志、面色、呼吸、脉搏、血压、出血等,以判明有无如上呼吸道阻塞、张力性气胸、出血性休克、脑疝、心脏压塞等致命伤。

(1)初级评估:初级评估是指快速有序地检查伤员,确认是否存在致命性问题并加以处理,明确潜在的伤害,判定照料伤员的优先次序,并根据以上评估而实施恰当的救护程序,以降低死亡率及伤残率,改善预后。分首阶段和次阶段评估执行。整个评估过程可用ABCDEFGHI口诀以助记忆。

1)首阶段评估指快速有序地进行体检,确认有无致命的危重情况,并及时实施干预(如复苏)的最早期评估。一般要求在2min内快速有序地完成检查。

A(airway)——气道:检查气道是否通畅,保持伤者气道的通畅,同时保护颈椎,如发现颈椎损伤即置颈托或检查已有的颈托是否妥帖,对疑有脊椎损伤者应立即予以制动,以免造成瘫痪。

B(breathing)——呼吸:确保有效呼吸。①暴露胸部,观察有无自主呼吸、呼吸频率、有无发绀和鼻翼翕动,胸壁完整性、胸廓运动、呼吸音强弱等;②有效的呼吸支持,纠正和改善呼吸功能障碍:若发现无效呼吸,马上用简易呼吸器控制呼吸并准备气管插管或切开、机械通气,特别是注意有无张力性或开放性气胸、连枷胸及血胸,如有立即协助处理。

C(circulation)——循环:了解外出血情况,通过检查大动脉搏动、血压、皮肤颜色、毛细血管再充盈时间来判断循环状态。①若监测结果正常,建立有效静脉通路,首选温暖的等渗溶液进行输液;②若已有休克,立即建立两条静脉通道,输入等渗溶液,必要时输血或血浆代用品,维持一定的收缩压;③若无脉搏,考虑心搏骤停,即予心肺复苏术。

D(disability)——能力丧失:主要评价伤者的神经系统情况,如意识状态、瞳孔大小和对光反射、

有无偏瘫或截瘫等。若伤员清醒程度欠佳或有肢体瘫痪，应考虑在次阶段检查中施行较详细的检查，并及早安排颅脑 CT /MRI 检查等，并通知脑外科做好准备。

E（exposure）——暴露：将伤者完全暴露，以便于全面体检，无遗漏地查清伤情，特别是主要伤情。

2）次阶段评估是在首阶段评估及其重要的干预措施完成后，尝试找出全部伤情并采取相对应治疗与护理措施的评估。

F（follow）——跟进：监测生命体征及其变化；密切配合医生进行诊断性操作，如心电图、指尖测氧仪、呼出二氧化碳测量仪、抽血化验、配血等。

G（give comfort）——关怀措施：护士主动对伤员进行语言安慰，以减轻其焦虑和恐惧情绪，并恰当处理疼痛。

H（history）——病史：对清醒病人或目击者追问病史，包括受伤史、既往史、过敏史、正在服用的药物、最后饮食的时间和事故经过等，注意与发病或创伤有关的细节。追问病史时应特别注意：①伤前情况：注意伤员是否饮酒，有助准确判断意识状态；②受伤情况：首先应了解致伤原因，可明确创伤类型、性质和程度。如坠落伤不仅造成软组织伤，还可导致一处或多处骨折，甚至内脏损伤；刺伤虽伤口较小，但可伤及深部血管、神经或内脏器官等。还应了解受伤的时间、地点和体位；③有无既往疾病及诊治情况；④开放性损伤：对失血较多者，应询问大致的失血量、失血速度等情况；⑤伤后的处理情况：包括现场急救、所用药物及采取的措施等。

I（inspect）——检查：最后为伤员作详细而全面的体格检查，以防漏诊。即对病人的头、颈、胸、腹、骨盆、脊柱及四肢进行全身系统或有针对性重点检查伤病情，并要重点观察伤员受伤与病变主要部位的情况。全身评估要点是首先观察整体情况如异常体位、身体僵直等，然后以视、触、叩、听诊仔细检查身体各部位。

值得注意的是，如遇病情恶化，需重复按 ABCDEFGHI 进行创伤再评估，以查找原因并施以干预。每次检查和进行护理后，必须做好监护记录。

评估创伤病人前，需确保救护人员遵守并采取标准的预防措施，如穿防护衣，戴手套、眼镜、面罩等。

（2）重点评估：完成初级评估及相对应干预措施后，可基本掌握病人的伤情，但要明确决定是否需紧急手术或留观，并且在采取其他确定性治疗措施前进行重点评估，更详细地检查已受伤的身体部位或系统，以决定后续治疗方案及先后次序。在进行重点评估时，若病情和条件允许，应全面积极考虑使用各种各样的辅助检查或措施以达致较准确的诊断。根据具体情况，可选择动脉血气分析、血电解质、凝血功能、妊娠试验、血酒精和毒理等血液检查，可疑损伤部位的 X 线检查、超声、CT、MRI 及内镜检查等。

（3）确立诊断：凡因同一病因而致下列两条以上伤情者即定为多发伤。①颅脑损伤：颅骨骨折、伴有昏迷的颅内血肿、脑挫伤、颌面部骨折；②颈部损伤：颈部外伤伴有大血管损伤、血肿、颈椎损伤；③胸部损伤：多发性肋骨骨折，血气胸，肺挫伤，纵隔、心、大血管和气管损伤；④腹部损伤：腹内出血、内脏损伤、腹膜后大血肿；⑤泌尿生殖系统损伤：肾、膀胱破裂，尿道断裂，阴道、子宫破裂；⑥骨盆骨折伴有休克；⑦脊椎骨折伴有神经系统损伤；⑧上肢肩胛骨、长骨干骨折；⑨下肢长骨干骨折；⑩四肢广泛撕脱伤。

（4）持续评估：评价病人对所作治疗的反应和初步治疗后的病情变化，对此进行持续性评估。通过严密监测与病情相关的各项生化指标或体征、病人的情绪和心理状态，协助了解病人实时的动态，并采取或调整相对应的治疗与护理对策。如遇病情恶化，需重复进行创伤评估，找出原因和采取处理措施，并做详细记录。

微课：
多发伤病人的护理

3. 急救与护理

（1）急救原则和程序：多发伤病情一般都比较危重，其处理是否及时正确直接关系到伤员的生命安全和功能恢复。创伤救护十分重要，特别是早期急救和护理，其目的是挽救生命，应优先解除危及伤员生命的情况，使伤情得到初步控制，然后再进行后续处理。

多发伤抢救的基本程序：先按初级评估之首阶段评估 ABCDE 步骤进行伤情评估与判断，同时或然后按 VIPCO 程序进行抢救，再按次阶段 FGHI 步骤评估判断后，决后续确定性治疗。VIPCO 抢救程

序如下：

V（ventilation）保持呼吸道通畅、通气和充分给氧。

I（infusion）迅速建立 2~3 条静脉通道，保证输液、输血通畅及抗休克治疗。

P（pulsation）通过心电和血压监测，及早发现和处理心跳、呼吸骤停和休克。

C（control bleeding）控制出血，对于体表的活动性出血，最有效而暂时的止血方法是敷料加压包扎；对大血管损伤经压迫止血后应迅速进行手术止血；一旦明确胸或腹腔内存在活动性出血，应尽早手术探查止血。

O（operation）急诊手术治疗，手术处理是严重多发伤治疗中的决定性措施，而且手术控制出血是最有效的复苏措施。危重伤员是不允许做过多的检查，应抢在伤后的黄金时间（伤后 1h）内尽早进行手术治疗。

(2) 急救护理措施：对多发伤伤员的抢救应遵循"先救命，后治伤"的原则，必须做到迅速、准确、有效。只有做到尽快准确评估与判断伤情、迅速有效现场救护、安全快速转送与途中急救、正确的急诊室救治、复苏与手术合理安排，才能挽救更多危重伤者的生命。

经现场急救被送到急诊室后，应尽快对其伤情进行再次判断、分类，以便把需做紧急手术和心肺监护的伤员与一般伤员区分开来，然后采取有针对性的措施进行正确救治。手术原则是应在抢救生命、保存脏器和肢体的前提下尽可能地保护功能。

伤情常可简单地分为三类：①第一类是致命性创伤，如危及生命的大出血、窒息、开放性或张力性气胸。应经短时的紧急复苏后，即行手术抢救；②第二类是生命体征尚属平稳的伤员，如尚未危及生命的锐器伤、火器伤或胸腹部伤，可密切观察或复苏 1~2h 后手术，应争取时间做好备血、必要的检查及术前准备；③第三类是潜在性创伤，性质尚未明确，是否需要手术要待严密观察和进一步检查明确诊断后决定。急救室救护包括常规救护措施、密切观察伤情变化和配合医生对各脏器损伤分别采取确定性治疗。其常规救护措施如下：

1）呼吸支持：保持呼吸道通畅，视病人病情给予或维持气管插管、人工呼吸、确保足够有效的氧供。

2）循环支持：主要是抗休克，复苏通气后，早期及时有效的体液复苏是组织能否得到有效灌注的基础。对已经建立静脉通道者，应继续保持输液通畅，一般情况下保证能在 5~10min 内输入液 1000~1500ml，输血 200~400ml，使病人的血压能迅速上升。如不通畅或补液速度不能满足需求，尽快用 16~18G 留置针迅速再建立 1~2 条静脉通道，并留置导尿观察每小时尿量。快速补充有效循环血量，按医嘱输晶体液和胶体液，可加压输入平衡盐、右旋糖酐、血浆、全血等。高张盐液是创伤后现场、途中及急诊室救护中的一种较理想的复苏液体。

3）控制出血：可在原包扎的外面再用敷料加压包扎，并抬高出血肢体。对活动性较大的出血应迅速清创止血，对内脏大出血应立即手术处理。

4）镇静止痛：在不影响病情观察的情况下选用药物镇静止痛，以免剧烈疼痛诱发或加重休克。

5）防治感染：遵循无菌技术操作原则，按医嘱合理使用抗菌药物。开放性创伤需加用破伤风抗毒素。

6）密切观察伤情：严密观察伤情变化，特别是对严重创伤怀疑有潜在性损伤的病人，必须监测和进一步的检查生命体征。发现病情变化，应及时报告医生处理。

7）支持治疗：主要是维持体液平衡，维护重要脏器功能和营养支持。

8）必要的心理危机干预有利于康复。

（三）复合伤病人的急诊室救护

复合伤（combined injury）是指两种及两种以上的致伤因素同时或相继作用于人体所造成的损伤。可发生于战时或平时，如原子弹爆炸产生物理、化学、高温、放射等因子所引起的创伤。复合伤基本特点是常以一伤为主，复合伤中主要致伤因素在疾病的发生、发展中起着主导作用；伤情可被掩盖；机体所发生的损伤效应不是单一损伤的简单相加而多有复合效应使整体伤情变得更为复杂。

1. 分类与伤情特点　复合伤通常分为放射复合伤和非放射复合伤（烧伤复合伤、化学复合伤）两

大类。

(1) 放射复合伤(radiation combined injuries):是指人体遭受放射损伤的同时或相继又受到一种或几种非放射性损伤(如创伤、烧伤、冲击伤等)。放射复合伤以放射损伤为主,多发生在核爆炸或核辐射时。其伤情特点为:①伤情轻重主要取决于辐射剂量。受照射剂量越大,伤情越严重、死亡率越高、存活时间越短。②病程具有初期(休克期)、假愈期(假缓期)、极期和恢复期分期的明显放射病特征。③具有放射损伤与烧伤、冲击伤的复合效应。整体损伤加重,表现为相互加重的复合效应,伤情恢复慢,死亡率高;休克和感染出现早、程度重,发生率增加;出血明显,胃肠道损伤和造血功能障碍明显且重。④创面伤口愈合延迟,易并发感染,出血、组织坏死更严重,甚至发生创面溃烂。

(2) 烧伤复合伤(burn-blast combined injuries):是指人体在遭受热能(如热辐射、热蒸汽、火焰等)损伤的同时或相继遭受到其他创伤所致的复合损伤。常见于各种意外爆炸(如瓦斯、火药或锅炉爆炸等)、电击和交通事故时,较常见的是烧伤合并冲击伤。其伤情特点为:①整体损伤加重。严重烧伤合并冲击伤时引起多种内脏损伤,两伤合并出现相互加重效应,使休克、感染发生率高、出现早、程度重,持续时间长。②心肺功能障碍明显。③肝、肾功能损伤乃至衰竭。④造血功能障碍。⑤合并其他器官功能障碍,如复合听力损伤、肺冲击伤、颅脑损伤等。

(3) 化学复合伤(chemistry combined injuries):是指机体遭受暴力作用的同时,又合并化学毒剂中毒或伤口直接染毒者。多见于战时使用化学毒剂;非战时见于化学毒剂的意外泄漏或排放时,最多见的是农药、强酸强碱、工业有害气体和溶剂。其伤情特点为:①伤情取决于创伤的严重程度、化学毒剂的毒性和对靶器官的损害;②毒剂经伤口进入机体,吸收会更快,中毒程度也明显加重,往往有复合效应;③毒剂种类不同,临床表现也各不相同。

2. 救护措施

(1) 全面、迅速、准确地确定复合伤的类型、程度,仔细观察伤者的伤情,立即移至安全地带,迅速建立静脉通路,快速、正确地采取各种抢救措施。

(2) 首先检查可危及伤者生命的一些情况,优先处理危及生命重要器官的损害。

(3) 保持呼吸道通畅,对因吸入性损伤而致呼吸困难、窒息者,立即插入口咽通气导管或气管切开,给予人工呼吸。

(4) 密切监测伤者的呼吸、心律、心率的变化,严防心衰、肺水肿的发生。

(5) 各种复合伤的特殊救护

1) 放射复合伤:①迅速去除致伤因素。彻底清除粉尘和异物,保持呼吸道通畅。②早期抗辐射处理。对伤员进行清洗消毒;胃肠道污染者可采取催吐、洗胃、缓泻等方法进行抗辐射处理。③创面、伤口的处理。首先去除病人体表的污染,包括衣服、体表和孔道的粉尘和剃光头发,如清水或漂白粉液清洗无破损的皮肤。有伤口者最好先进行放射性测定,去除毛发,用漂白粉液(禁用乙醇)或等渗盐水彻底清洗;然后进行清创,伤口通常延期缝合。手术时机:尽早在初期、假愈期进行,极期严禁手术,可延缓的手术应该在恢复期实施。

2) 烧伤复合伤:①对症处理。烧伤合并开放性损伤易并发感染,应及早作创面清创,早期应用抗生素和破伤风抗毒素预防各种感染。②积极防治肺损伤。

3) 化学性复合伤:①严密观察生命体征、意识、瞳孔及皮肤色泽的变化。②首先处理危及生命的创伤,再处理毒物中毒。明确毒物种类后立即应用有效拮抗剂实施对症处理。③清除毒物。

二、意识障碍病人的急诊救护

意识障碍(disturbance of consciousness)系多种原因引起的机体对自身和外界环境的反应能力减弱或丧失,包括意识水平受损及意识内容的改变,是大脑功能紊乱所产生的严重症状之一。意识障碍是脑功能活动发生障碍的结果,可以是单纯的颅脑损伤,也可以是全身性疾病引起脑细胞缺血、缺氧或中毒,从而引起脑代谢障碍。

(一) 评估和判断

1. 健康史　评估中要特别注意起病的急缓,是一过性还是持续性,发病前是否有明显的刺激源,有无其他慢性疾病史,发病时有无伴随症状,入院前是否治疗用药及其效果等。

2. 身体状况　重点检查与意识有关的症状和体征，如生命体征、瞳孔、意识障碍的程度、皮肤变化、肢体活动及外伤情况等。

(1) 意识障碍的程度：根据格拉斯哥昏迷评分(GCS)，以睁眼动作、言语反应、运动反应综合评估(表3–7–2)。13~14分为轻度意识障碍；9~12分为中度意识障碍；3~8分为重度意识障碍。

表 3–7–2　格拉斯哥昏迷评定量表

睁眼反应	评分	言语反应	评分	运动反应	计分
自动睁眼	4	定向正常	5	能按指令动作	6
呼之睁眼	3	应答错误	4	对刺痛能定位	5
疼痛睁眼	2	言语错乱	3	对刺痛能躲避	4
不睁眼	1	言语难辨	2	刺痛肢体屈曲	3
		不语	1	刺痛肢体过伸	2
				无动作	1

(2) 生命体征变化：意识障碍同时伴有生命体征的改变，如体温增高提示有感染性或炎症性疾患；体温过高可能为中暑、脑干损害；体温过低提示休克、甲状腺功能低下、低血糖、冻伤或镇静药过量。心律不齐可能伴有心脏疾患，脉搏微弱无力提示休克或内出血等；心率过快可能为休克、心力衰竭、高热或甲状腺功能亢进危象；心率过缓提示颅内压增高或阿 – 斯综合征。深而快的规律性呼吸常见于糖尿病酸中毒；浅而快的规律性呼吸见于休克、心肺疾患或安眠药中毒引起的呼吸衰竭，大脑半球广泛损害常引起潮式呼吸，脑桥上部损害引起长吸式呼吸等。血压过高提示颅内压增高、高血压脑病或脑出血。血压过低可能为烧伤、脱水、休克、晕厥、安眠药中毒或深昏迷状态等。

(3) 瞳孔的改变：双侧瞳孔缩小常见于有机磷农药中毒、巴比妥类和阿片类药物中毒、脑桥出血等；双侧瞳孔散大见于颠茄类、酒精、氰化物、一氧化碳中毒等；双侧瞳孔不等大或者忽大忽小，是脑疝的早期征象；双侧瞳孔散大固定为脑的不可逆性损伤；瞳孔对光反射不敏感提示昏迷。

(4) 皮肤改变：皮肤巩膜黄染、蜘蛛痣可见于肝性脑病；发绀见于窒息、肺性脑病等；皮肤苍白见于休克、贫血、尿毒症、低血糖性昏迷等；潮红见于颠茄类及酒精中毒；皮肤湿冷见于低血糖昏迷、吗啡类药物中毒等。

(5) 肢体活动：意识障碍伴颈项强直可能有中枢神经病变，如脑膜炎、蛛网膜下腔出血等；一侧偏瘫常见于脑血管意外；四肢无肌张力提示昏迷；伴四肢抽搐见于癫痫、脑出血、颅内肿瘤等。

3. 实验室及其他辅助检查

(1) 实验室检查：血、尿、大便常规及血糖、电解质、血氨、血清酶、肝肾功能、血气分析等。

(2) 特殊检查：心电图、脑电图、CT、MRI、B超、X线等。

(3) 脑脊液检查：意识障碍的诊断及鉴别诊断均可提供有益的证据，尤其是对了解颅内压力改变、有无颅内感染及出血非常重要。

4. 心理、社会状况　严重的疾病打击会使病人及其家属忧虑、恐惧等。

(二) 急诊救护

1. 分诊护理　根据上述评估结果判断给予分诊，呼叫相应专科会诊。若病人存在生命危险的应迅速送往急诊抢救室进行抢救。

2. 急救护理

(1) 保持呼吸道通畅：昏迷病人安置平卧位，头偏一侧；及时清理呼吸道分泌物；防止舌根后坠导致呼吸道堵塞；禁食，减少不必要的刺激；建立人工气道的病人做好气道管理等。持续给予氧气吸入。

(2)迅速建立静脉通道，根据医嘱合理用药，并注意输液速度和输液量。

(3)严密观察病情变化：每 15~30min 监测生命体征变化，同时观察神志、瞳孔、肢体活动和颅内压等变化。

(4)对症护理：维持水、电解质和酸碱平衡；控制体温；保持肢体功能位，维持正常排泄功能，注意安全，防止坠床；预防肺部感染等。

(5)心理护理：与家属积极沟通，帮助病人及家属建立战胜疾病的信心。

三、呼吸困难病人的急诊救护

呼吸困难(dyspnea)又称为呼吸窘迫，指病人主观上感觉“空气不足”，客观上表现为呼吸频率、深度和节律的异常，严重时出现鼻翼翕动、发绀、端坐呼吸等。呼吸困难是急诊科常见急症之一，常见于呼吸系统和循环系统疾病，如肺栓塞、哮喘、气胸、急性呼吸窘迫综合征、心力衰竭等，其他系统疾病亦可累及呼吸功能而引起呼吸困难。严重呼吸困难如不进行紧急救治，会危及病人生命。

(一) 评估和判断

1. 健康史　呼吸困难病人就诊时有明显的憋气或者持续的哮喘，可伴有鼻翼翕动、三凹征、发绀等临床表现，病人出现焦虑、烦躁以及恐惧感。因此，护理人员首先应该快速评估病人的病史以及诱发因素：急性左心衰竭常见于因忽然发作的夜间呼吸困难或体力劳动、大量快速补液，甚至神经刺激而诱发者；阻塞性肺疾病常见于因感染、运动或者体力活动后引起呼吸困难加重；支气管哮喘常因接触某种过敏物质或者感染诱发呼吸困难；自发性气胸常因屏气用力、剧烈咳嗽、重体力活动等诱发进行性呼吸困难等。

2. 身体状况

(1)呼吸困难程度及性质：呼吸困难的程度分为轻度、中度和重度。轻度呼吸困难是指中重度体力活动引起的呼吸困难；轻度体力活动引起的呼吸困难为中度；休息时出现的呼吸困难为重度。呼吸困难的性质包括吸气性呼吸困难、呼气性呼吸困难和混合性呼吸困难。吸气性呼吸困难表现为吸气明显困难，几乎全部呼吸肌参与运动，可见三凹征，常伴有烦躁不安、干咳或者高调的吸气性喉鸣音。多见于喉头水肿、急性喉炎、气管异物、炎症、水肿、肿瘤、梗阻等。呼气性呼吸困难主要由于小支气管痉挛及肺组织弹性减弱所致，特点是呼气延长、费力，常伴有哮鸣音。多见于急性细支气管炎、支气管哮喘、慢性阻塞性肺疾病、肺气肿、肺心病等。混合性呼吸困难主要由于广泛性肺部病变，使呼吸面积减少，影响换气功能所致。特点是吸气和呼气均感困难，呼吸频率也有增加。多见于大量胸腔积液、重症肺炎、自发性气胸、大片肺不张及广泛性肺纤维化等。

(2)呼吸频率、节律的改变：每分钟超过 24 次为呼吸频率加快，见于发热、贫血等；每分钟少于 10 次为呼吸频率减慢，是呼吸中枢抑制的表现。呼吸加深，出现深而慢的呼吸，常见于糖尿病及尿毒症酸中毒。呼吸节律异常是中枢兴奋性降低的表现，反映病情严重。

(3)伴随症状：伴有高热，见于急性肺部感染、急性胸膜炎、肺脓肿、急性心包炎等；伴有胸痛，见于自发性气胸、大叶性肺炎、肺栓塞、急性心肌梗死、主动脉夹层等；发作性呼吸困难伴有窒息感，见于支气管哮喘、心源性哮喘、癔症等；产妇或者手术后忽然出现呼吸困难伴发绀、休克等，见于肺羊水栓塞或肺栓塞；伴咯血，见于支气管扩张、空洞性肺结核等；伴大量粉红色泡沫痰，见于急性左心衰竭；伴昏迷，见于急性中毒、肺性脑病、代谢性酸中毒等。

3. 实验室及其他辅助检查

(1)血常规检查、血生化、血气分析检查有利于明确病因、呼吸困难的类型等。

(2)X 线或 CT 检查有助于心脏、肺脏、纵隔、颅内疾病的诊断。

(3)超声、心电图检查有利于心脏疾病、心律失常、瓣膜病等的诊断。

(4)肺功能检查可了解呼吸疾病对肺功能损害的性质及程度，明确肺功能障碍的机制和类型，对某些如慢性阻塞性疾病具有早期诊断价值。

4. 心理 - 社会状况　易怒，急躁，焦虑，精神极度紧张，伴有恐惧感。

(二) 急诊救护

1. 分诊护理　对于呼吸困难者，急诊护士应首先采取措施，缓解呼吸困难。同时根据上述评估诊

断给予分诊，呼叫相应专科医生。

2. 急救护理

(1)保持呼吸道通畅：及时清理气道内分泌物，病人一般可采取半坐位或坐位，身体前倾，减少不必要的活动和交谈。

(2)合理氧疗：根据病人呼吸困难类型，选择合理的氧疗方法、浓度以及氧流量。严重缺氧而无二氧化碳潴留病人可采用高流量、高浓度氧疗；缺氧伴二氧化碳潴留的病人采用低流量、低浓度氧疗。

(3)遵医嘱做好呼吸支持的护理。

(4)病情观察：监测生命体征和呼吸功能，观察氧疗效果，同时观察药物疗效和不良反应。

(5)对症处理：建立静脉通道，遵医嘱正确用药，做好相应的治疗配合和护理。

(6)心理护理：呼吸困难的病人因为发病紧急，主观上感觉呼吸费力和憋气，普遍存在恐惧心理，应观察病人的心理变化，给予恰当的心理支持。

四、腹痛病人的急诊救护

腹痛(abdominal pain)是急诊常见的症状之一。多数由腹部脏器疾病引起，也可由腹腔外疾病及全身疾病引起。腹痛病因复杂、发病急、变化快、病情重，因此急诊护士必须谨慎认真，准确处置。

(一)评估判断

1. 健康史　病人的年龄、性别、婚育史、女性月经史等；腹痛的部位、性质、程度、伴随症状以及是否伴有放射痛等，急诊时的体位、神情、面色以及有无早期休克征象，同时了解病人既往有无腹痛病史、有无消化性溃疡、胆囊炎、胆石症、胰腺炎，有无糖尿病、心血管疾病、手术创伤史、药物过敏史及食物过敏史等。腹痛发作前有无明显的诱发因素：胆囊炎和胆石症发作前常有进食油腻食物史；急性胰腺炎发作前常有酗酒、暴饮暴食史；部分急性型肠梗阻与腹部手术有关；腹部受暴力作用引起的剧痛并有休克者，可能是肝、脾破裂所致。

2. 身体评估

(1)腹痛部位：腹痛最先出现或最显著的部位多为病变部位。如胃、十二指肠疾病、急性胰腺炎疼痛多在中上腹部；胆囊炎、胆石症、肝脓肿等疼痛多在右上腹；急性阑尾炎表现为右下腹的转移性腹痛；小肠疾病疼痛多在脐部或脐周；结肠疾病疼痛多在下腹部；膀胱炎、盆腔炎及异位妊娠疼痛亦在下腹部；卵巢滤泡破裂或黄体破裂的腹痛开始于右侧或左侧下腹部并伴有下坠感；弥散性或者位置不确定的疼痛见于急性弥散性腹膜炎、铅中毒、过敏性紫癜等。

(2)腹痛性质：腹痛性质大致可分为3种。①持续性钝痛或隐痛：多为炎症性病变和出血性病变的持续性刺激所致，如阑尾炎、胰腺炎、肝脾破裂出血等，麻痹性肠梗阻以持续性胀痛为特征。②阵发性绞痛：多为空腔脏器发生痉挛或阻塞性病变，如机械性肠梗阻、输尿管结石等。胆道蛔虫病常表现为间歇性剑突下"钻顶样"剧痛。③持续性腹痛伴阵发性加重：多为炎症和梗阻并存，如肠梗阻发生绞窄、胆结石合并胆道感染。腹痛程度可反映腹内病变的轻重，但疼痛的个体敏感和耐受程度不同，有一定的个体差异。

(3)发作时间与体位的关系：炎症病变引起的腹痛进行性加重。突发腹痛、迅速恶化，多见于实质脏器破裂，空腔脏器穿孔、梗阻、绞窄或脏器扭转等。餐后痛多见于胆胰疾病、胃部肿瘤或消化不良；饥饿痛，发作呈周期性、节律性，见于胃窦、十二指肠溃疡；子宫内膜异位症病人腹痛与月经来潮有关；卵泡破裂者腹痛发生在月经中期。如果某些体位可使疼痛减轻或加剧，也是诊断的线索。如急性胰腺炎病人常喜蜷曲侧卧，不敢活动；胃黏膜脱垂病人左侧卧位可使疼痛减轻；反流性食管炎病人烧灼痛在躯体前倾时明显，直立位时减轻。

(4)伴随症状：腹痛伴发热、寒战者提示有炎症存在；伴黄疸者可能与胆系疾病或胰腺疾病有关；剧烈持续性腹痛伴有恶心、呕吐的女性，考虑卵巢囊肿扭转；伴休克，同时有贫血者可能是腹腔实质性脏器破裂，无贫血者可能是空腔脏器破裂、肠扭转等；伴血便可能是绞窄性肠梗阻、急性出血性坏死性肠炎及肠套叠。另外，一些腹腔外疾病，如急性心肌梗死、肺炎等也可有腹痛与休克的表现，应

提高警惕。

(5)腹部检查：通过视、触、叩、听的方法观察病人有无腹部膨隆或凹陷；有无腹膜刺激征，腹部压痛、肌紧张、反跳痛的部位、范围和程度；是否有移动性浊音；有无肠鸣音的改变等。肠梗阻病人可见全腹膨胀，胃十二指肠、胆道穿孔时腹壁可呈“板状腹”，腹腔积液或积血时叩诊有移动性浊音。

3. 实验室及其他辅助检查

(1)实验室检查：白细胞计数检查可提示有无炎症和中毒。红细胞、血红蛋白、血细胞比容的连续观察可用以判断有无腹腔内出血。尿胆红素阳性提示存在梗阻性黄疸。疑有急性胰腺炎时，血、尿或腹腔穿刺液淀粉酶明显增高。

(2)X线检查：消化道穿孔或破裂可出现膈下游离气体。钡剂灌肠时，乙状结肠扭转梗阻部位可出现“鸟嘴形”征象；肠套叠空气灌肠后显示结肠“杯口”征。

(3)B超、CT检查：可用于肝、胆、胰、脾、肾、输尿管、阑尾及盆腔内病变的检查。对腹腔内出血和积液，可在B超引导下做腹腔穿刺抽液。

(4)内镜检查：消化道急性出血的判断，内镜是常用的方法。

(5)诊断性腹腔穿刺：包括腹腔穿刺和阴道后穹隆穿刺。对于闭合性腹部损伤采用此法协助诊断。当疑有盆腔内积脓、积血等病变，女性病人可经阴道后穹隆穿刺检查。

4. 心理－社会状况　急性腹痛因发病突然，疼痛剧烈，病人缺乏思想准备，担心治疗效果或预后不良，情绪急躁、焦虑。

(二)急救护理

1. 分诊护理　急性腹痛可由内科、外科、妇科多系统疾病引起，如不及时处理，可导致严重后果。如病人病情危重，一时难以确诊，应先救命，后分诊。

2. 急救护理

(1)即刻护理：首先处理威胁生命的紧急问题。如腹痛伴有休克，应及时补液纠正休克。如伴有呕吐，应头偏向一侧，避免呕吐物的误吸。对于病因明确的剧痛，可给予镇痛护理。

(2)控制饮食与胃肠减压：对病情较轻的病人，可给流质饮食或半流质饮食，但需严格控制进食量。对病情严重者，禁食、禁水，以备手术所需。疑有空腔脏器穿孔、破裂，腹胀明显者放置胃肠减压。

(3)纠正水、电解质紊乱和酸碱失衡：根据急腹症病人的全身情况，对病情严重者，应多输胶体液，以补充腹腔大量渗液所致的低蛋白血症。

(4)合理应用抗生素：急腹症若为腹腔内炎症和脏器的穿孔所引起，多有感染，抗生素治疗。在尚未获得细菌培养和药敏试验结果的情况下，宜采用广谱抗生素，主张联合用药。等明确病原菌及其对抗生素的敏感情况，尽早实行针对性用药。对合并严重感染者，可加用肾上腺皮质激素。

(5)密切观察病情：对未明确诊断的急腹症病人，进行严密观察，除观察体温、脉搏、呼吸、血压外，还应包括神态、面色、脱水程度、有无反应迟钝、皮肤苍白、出冷汗、烦躁不安等休克前兆症状的观察。观察病人有无出凝血时间延长，有无血压下降、出血、少尿、呼吸困难、发绀等，判断是否有并发弥散性血管内凝血(DIC)的前兆。

(6)心理护理：稳定病人情绪，解除疼痛带来的恐惧、焦虑。尤其是剧烈疼痛的病人常有濒死感，护士在接诊时，应关怀、安慰病人。

(7)休息：病人应卧床休息，无休克的急腹症病人可选择半坐卧位，使炎症局限，同时松弛腹肌、减轻疼痛以及改善呼吸。

(8)做好术前准备：根据病情完成各种标本的送检，包括血常规、出凝血时间、尿糖、血清电解质、肝肾功能等，以及皮肤准备、各种药物过敏试验、交叉配血试验和常规术前检查、术前用药等。

(9)未确诊的急腹症病人遵循“五禁四抗”原则：“五禁”即禁食、水，禁用止痛剂，禁用热敷，禁灌肠及使用泻剂，禁止活动；“四抗”即抗休克，抗感染，抗水、电解质和酸碱失衡，抗腹胀。在急腹症未明确诊断前，尤其应遵循以上原则。

五、胸痛病人的急诊救护

急性胸痛(acute chest pain)是指某种疾病引起的突发性胸部疼痛。急性胸痛是一些致命性疾病的主要临床表现，如急性冠状动脉综合征(acute coronary syndromes，ACS)、主动脉夹层、急性肺栓塞等。目前，“胸痛中心”是一种新型的医疗模式。急诊医护人员应具备对胸痛病人做出快速诊断和及时实施有效救治的基本素质，从而降低病死率。

(一) 评估判断

1. 健康史　青壮年胸痛应注意结核性胸膜炎、自发性气胸、心肌炎、风湿性心脏病；40岁以上病人要注意心绞痛。了解与胸痛发生有关的情况，如有无外伤史、有无剧烈咳嗽、有无屏气的动作，有无过度疲劳，有无吞咽异物；了解以往有无胸痛发作的经历、发作情况，有无冠心病、肺、纵隔疾病史，有无食管炎、食管裂孔疝、溃疡病等消化系统疾病，有无肿瘤病史等。另外，胸痛发生常常与有些诱发因素有关，如心绞痛常因饱食、劳累、精神紧张、情绪激动而诱发；胸壁疾病所致的疼痛常于局部压迫或胸廓运动时加剧；主动脉夹层常见于长期高血压控制不佳，且伴或不伴动脉粥样硬化、心导管手术史者；主动脉瘤见于本人及家族成员中有马方综合征病史、梅毒病史者等。

“胸痛中心”起源发展

全球第一家“胸痛中心”1981年在美国巴尔地摩St.ANGLE医院建立，至今全球多个国家的医院都设立“胸痛中心”。“胸痛中心”可显著减少胸痛确诊时间，缩短ST段抬高型心肌梗死再灌注治疗时间及住院时间，降低再就诊和再住院次数，减少不必要的检查费用，改善病人生活质量。

2010年，在著名心脏病学专家胡大一教授推动下，《“胸痛中心”建设中国专家共识》正式发表，标志着我国“胸痛中心”建设正式起步。2011年3月，广州军区广州总医院宣布中国首个区域军民协同远程胸痛急救网正式投入运营。2012年8月，上海胸科医院和广州军区广州总医院的“胸痛中心”首批通过美国胸痛中心协会国际认证。2013年9月，《中国胸痛中心认证标准》发布，成为继美国、德国之后第三个有“胸痛中心”建设标准的国家。截至2015年12月，我国已有180家“胸痛中心”，其中50家通过认证。

2. 身体状况

(1)胸痛的部位及反射痛：位于胸骨后的胸痛，常提示是急性心肌梗死、主动脉夹层、食管疾病以及纵隔疾病等；以心前区为主要疼痛部位的胸痛则见于急性心包炎、肋间神经炎；胸部侧面的疼痛则往往发生于急性胸膜炎、急性肺栓塞、肋间肌炎；肝脏或膈下病变也可以表现为右侧胸痛；局限于心尖区或左乳头下方的胸痛多为神经症等引起的功能性胸痛等。与胸痛部位一样，放射疼痛部位也是重要的诊断线索。放射到颈部、下颌、左臂尺侧的胸痛往往是心脏缺血性胸痛的典型症状。放射到背部的胸痛可见于主动脉夹层、急性心肌梗死。放射到右肩的右胸痛常提示可能为肝胆或膈下的病变。

(2)疼痛性质：疼痛性质也具有一定的特征性，比如心脏缺血性胸痛，常表现为胸部压迫性、压榨性、重物压迫感。而刀割样锐痛常出现在心包炎、胸膜炎和肺栓塞等病人。主动脉夹层发生时多表现为突发的撕裂样剧痛。

(3)胸痛的时间：阵发性胸痛见于平滑肌痉挛或血管狭窄缺血，如心绞痛，胸痛呈阵发性，持续时间为3~5min；持续性胸痛见于炎症、肿瘤、血管栓塞、组织梗死等，如心肌梗死，胸痛持续时间从几十分钟到数小时，甚至数天以上。

(4)伴随症状：胸痛伴恶心、呕吐、大汗淋漓、晕厥等见于心肌梗死；有心脏杂音见于主动脉狭窄、心脏瓣膜病等；奇脉、颈静脉充盈、脉压减小、心包摩擦音见于心包炎；呼吸音消失、叩诊鼓音注意气胸；出现双上肢血压差值超过30mmHg见于主动脉夹层；面色苍白、血压下降或休克表现，应考虑急性心肌梗死、动脉瘤破裂和大面积肺梗死等。

3. 实验室及其他辅助检查

(1)实验室检查:肌钙蛋白是心肌损伤最敏感的指标。肌酸激酶同工酶的测定对早期(小于4h)的急性心肌梗死有重要意义。

(2)心电图检查:大多数胸痛病人的心电图会有ST段压低或抬高,T波低平、倒置或高尖,少数可无心电图异常表现。

(3)CT主动脉造影:目前最常用的主动脉夹层与肺栓塞的确诊手段。

4. 心理－社会状况　因突然发病、症状重及手术风险、费用问题均会引起病人紧张、恐惧、烦躁、甚至绝望等情绪。

（二）急诊救护

1. 分诊处理　对突发胸痛的危急状态,急诊护理应立即置病人于安静环境,卧床休息,迅速给予吸氧、心电监护和建立静脉通道,并立即通知专科医生。

2. 急救护理

(1)针对原发病的治疗:①对于ACS的病人,减少急性心肌梗死后心肌的坏死程度和范围,防止左心衰竭的发生,并积极配合溶栓治疗;②对主动脉夹层的病人,应采取镇静和镇痛治疗,控制血压,给予负性心肌收缩力的药物,必要时外科手术治疗;③对急性肺栓塞的病人,在循环支持基础上,以抗凝治疗为主,若为大面积肺栓塞病人,溶栓或行外科手术取栓治疗。

(2)活动与饮食:卧床休息,减少活动。若为心源性胸痛,应绝对卧床休息。饮食宜食清淡、易消化饮食,少食多餐,减少盐分的摄入,禁烟酒。

(3)减轻疼痛:观察胸痛的部位、性质、严重程度、持续时间和缓解因素。若病人出现胸痛伴有大汗淋漓、面色苍白、痛苦表情,甚至引起血流动力学障碍,可根据医嘱给予镇痛药物。

(4)密切监测心电、血压、呼吸和血氧饱和度,一旦脉搏、呼吸、血压发生变化,出现呼吸困难、循环衰竭症状,要立即采取抢救措施,以挽救病人生命。

(5)心理支持。

六、高热病人的急诊救护

由于多种不同原因致人体产热大于散热,使体温超过正常范围称为发热。当腋下体温超过39.1℃时称为高热。持续高热对脑组织有严重损伤,可引起脑细胞不可逆性损坏,是临床常见急症之一。由于引起高热的原因复杂,病情变化快,护士需仔细分析,全面评估。

（一）评估判断

1. 健康史　询问病人近期有无风寒,有无传染病接触史;有无手术、分娩、服药史;有无急慢性疾病;有无出血征象,有无各种创伤等;重点了解病人发病的时间、季节、发热的持续时间、发热的特点以及伴随症状等。

2. 身体状况

(1)发热程度判断:腋下温度39.1~41℃为高热,腋下温度超过41℃为超高热或高热危象,重者可出现呼吸、循环衰竭。

(2)发热过程及热型的判断:发热过程包括体温上升期和高热持续期,在体温上升期病人多感疲倦、全身不适、肌肉酸痛、怕冷或寒战,临床上有两种形式。①骤升型:体温迅速上升,常在1~2h内达39~40℃,甚至更高,常伴寒战。多见于大叶性肺炎、急性肾盂肾炎、疟疾等。②缓升型:体温逐渐上升,经数小时可达高峰,常见于伤寒、结核病等。高热持续期病人常自觉灼热,皮肤由苍白转为潮红,呼吸加快,临床常见的发热热型有稽留热、弛张热、间歇热和不规则热。

(3)发热病程的判断:急性发热起病急,病程在两周内,常见于上呼吸道感染、流行性感冒、扁桃体发炎、化脓性感染、非典型性肺炎、大叶性肺炎、流脑、乙脑、菌痢等。慢性发热疾病缓慢,持续两周以上的发热,常见于伤寒、败血症、胆道感染等。

(4)伴随症状:发热伴有呕吐、腹痛、腹泻可能为急性胃肠炎;伴黄疸可能是急性胆道感染;伴尿频、尿急、尿痛可能是尿路感染;伴皮疹可见于麻疹、猩红热、伤寒、风疹等;伴昏迷见于中枢神经系统感染;伴呼吸困难、咳嗽见于肺炎、胸膜炎等。

3. 实验室及其他辅助检查

(1)血常规:白细胞升高,中性粒细胞增加常提示细菌感染。厌氧菌或病毒感染大多白细胞下降,同时淋巴细胞升高。

(2)尿、便常规检查:可了解泌尿系统及消化系统的某些感染性疾病。

(3)X 线胸片:用于肺部、纵隔的某些疾病的诊断。

(4)B 超检查:用于肝、胆、胰、子宫、附件、泌尿系统感染或者肿瘤等实质性脏器病变的诊断。

(5)根据病情选择血清免疫学检查、细菌培养、腰穿等检查。

4. 心理 - 社会状况　高热原因不明,病人及家属焦虑不安。

(二) 急诊救护

1. 分诊护理　根据上述评估给予分诊处理。分诊过程中若怀疑为传染性疾病,应做好隔离防护,同时注意地区、发病季节、接触史、预防接种史和当地的流行情况,必要时转入发热门诊。若发热伴有意识障碍、休克、惊厥(小儿)、心肌梗死等可能危及生命的病人,应予优先救治。

2. 急救护理

(1)卧床休息:遵医嘱进行退热、补液治疗,体温上升时注意保暖,下降时防止虚脱。

(2)营养支持:给予高热量、高蛋白的流质或半流质饮食,鼓励病人多饮水,或者静脉补充营养和水分。

(3)病情观察:监测体温变化、生命体征和意识,注意水、电解质和酸碱平衡,记录出入量。注意有无抽搐、休克、脱水情况发生。

(4)加强基础护理,预防并发症:对惊厥病人应采取必要措施防止其坠床等。

(5)遵医嘱指导病人留取所需标本,配合医生积极寻找病因,进行病因治疗。

(6)心理护理:安抚病人,满足合理需求。

(廖毅　庄丽娜)

思考题

1. 急诊科护理工作主要包括哪些?

2. 影响血氧饱和度监测结果的因素有哪些?

3. 在临床上使用球囊 - 面罩通气,怎么保证通气的有效性?

4. 呼吸机在使用过程中出现气道高压报警,请问有哪些原因?

5. 非同步体外除颤的适应证有哪些?

6. 对低血压休克病人补液时是否补得越快越多越好?

7. 某女性病人,45 岁,曾与丈夫吵架,服药,"意识模糊"一个半小时入院。病人呕吐物有大蒜味,出汗多。既往体健。查体:T 37.0℃,P 62 次 /min,R 32 次 /min,BP 90/54mmHg,神志不清,皮肤湿冷,肌肉颤动,瞳孔针尖样,对光反射弱,流涎、流涕,双肺散在湿啰音。腹软,查体欠合作。脑膜刺激征(-),病理征(-)。血胆碱酯酶活力为参考值的 28%。

(1)请判断病人可能为何种中毒?

(2)如果无法确定哪种毒物中毒,应如何洗胃?

(3)请说出病人的救治原则。

8. 某女性病人,33 岁,3h 前,因与家人生气,口服约 35ml 百草枯后,口腔及食管有烧灼感,出现恶心、呕吐。家人陪同前来就诊,既往身体健康。查体:T 36.6℃,P 100 次 /min,R 23 次 /min,BP 120/81mmHg,SpO_2 97%,病人意识清楚,双肺听诊呼吸音清,未闻及干湿啰音,心律齐,腹软,无压痛、反跳痛,肝脾未触及。

(1)发生百草枯中毒,应该如何处理?

(2)如果你是该病人的责任护士,应采取哪些护理措施?

9. 某女性病人，50岁，因意识模糊1h被丈夫送入医院，追问病史，病人睡眠差，长期服用“安眠药”，2h前，病人与其婆婆发生矛盾，情绪激动，之后进入卧室休息，1h前丈夫发现其呼之不应，身边有“安眠药”空药盒，医生经详细诊疗后，初步诊断“镇静催眠药中毒”。

(1)提示病人病情危重的指标有哪些？

(2)应遵循的救治原则有哪些？

(3)护士采取的护理措施有哪些？

10. 有一位高处摔落的多发性损伤病人，现场发现该病人同时存在头面部外伤、窒息、胸部外伤、腹腔内脏脱出、股骨开放性骨折等，病人神志不清、呼吸急促、血压低、脉细速。经现场初步包扎后由救护车送入急诊室。请思考你作为接诊护士，将如何配合医生进行救护？

(1)到达急诊科后，需要如何对伤情进行重点评估？

(2)该病人的救治顺序应如何安排？

(3)按照伤情分类该病人属于哪一类伤情？

思路解析

扫一扫，测一测

第四章 ICU 病人的监护

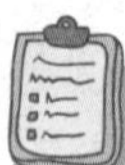

学习目标

1. 掌握各系统功能监测的方法、指标值的临床意义与护理监测重点。
2. 熟悉心血管、呼吸、神经、肾脏、消化、内分泌系统功能监测的目的与临床意义。
3. 了解各系统功能监测的基本原理及监测配合要点。
4. 具有运用系统功能监测指标综合分析评估病人的脏器功能的能力。

ICU（intensive care unit）即重症监护病房，始于20世纪50年代初，在我国也有30多年的历史了，现已成为二级以上医院中危重病人的抢救中心。ICU的设立不仅是现代临床医学发展的需要，也是体现现代医院医护水平的重要标志，其规模应满足医院功能任务和实际收治危重症病人的需要。ICU又被称为重症加强护理病房或深切治疗部，它是随着医疗和护理专业的发展、新型医疗设备的诞生和医院管理体制的改进而出现的一种集现代化医疗护理技术、生物医学工程技术为一体的医护管理模式，是对危重病病人进行集中而全面的动态监测、强化治疗和护理的特殊医疗场所。ICU的基本任务是由经过专业培训的医护人员应用现代医学理论和知识，利用先进的医疗设备和各类器械，对危重病病人的生命器官进行反映其功能实质的各项参数的系统和动态监测，及时判断病情变化，迅速采用针对性的强化医疗和护理措施，必要时给予生命支持，防治多器官功能障碍综合征的发生，以度过生命不稳定状态，重建新的平衡，最大限度地挽救危重症病人生命。ICU的工作实质就是脏器功能支持和原发病控制。

第一节 概　　述

一、ICU 的分类及模式

目前，国内大型综合医院的ICU已具有相当的规模和现代化程度，不仅拥有综合ICU，而且不断向专科ICU方向发展。ICU的分类和运转模式主要根据医院的规模、条件和临床实际需求所决定的。目前ICU大致可分为：

1. 综合ICU　综合ICU是一个独立的临床业务科室，受医务部直接管辖，收治来自各科室的危重病人。其优势在于克服了各专科分割以及专业知识、技术局限的缺陷，能充分体现现代医学整体序贯诊疗理论，有利于ICU学科建设和专业发展，便于充分发挥设备的综合效益。

2. 专科 ICU　专门为收治某个专科的危重病人而设立。一般是临床二级科室所设立 ICU，如心内科监护病房（cardiac care unit，CCU）、心脏外科重症监护病房（CICU）、呼吸内科监护病房（respiratory care unit，RCU）、神经外科监护病房（neurosurgical intensive care unit，NICU）、急诊重症监护病房（emergency intensive care unit，EICU）、新生儿监护病房（neonatal intensive care unit，NICU）等。一般隶属某个专业科室管理，对抢救本专业的急危重病人有较丰富的经验。收治病种单一，但不能接受其他专科危重病病人是其不足。

3. 部分综合 ICU　介于专科 ICU 与综合 ICU 之间，即由医院内较大的一级临床科室为基础组建的 ICU。如外科 ICU、内科 ICU、麻醉科 ICU、儿科 ICU 等，主要收治各专科或手术后危重病人。

二、ICU 的布局与设置

（一）ICU 的布局

ICU 的布局应根据各医院等级高低、规模大小和功能不同等情况而定，可以有多种形式，其总体布局原则上应坐落于通道宽敞、电梯便利等方便病人院内、院外转运的区域；邻近主要服务对象的病区、急诊科、手术室、影像科、检验科、血库等，以便于病人紧急检查、治疗和手术等；周围环境相对安静，室内空间足够大，便于抢救治疗并减少病人之间的相互干扰；具备良好的通风、采光、消毒条件，以利于感染的控制；各区域的建筑装饰应遵循不产尘、不积尘、耐腐蚀、防潮防霉、防静电、防火、易清洁等原则。可设立医疗、医疗辅助、污物处理和医务人员生活辅助等相对独立区域，以减少彼此之间的相互干扰和有利于感染的控制。

1. 医疗区域　主要是病室，可分为开放式、半封闭或全封闭式。国内 ICU 目前以开敞式为主，隔离单间为辅，通常采用开敞式大间布置方式，病床之间的距离不小于 1.5m。因 ICU 病室危重病人多，易发生交叉感染，加上遇有严重感染、具有传染性和服用免疫抑制剂等低抵抗力病人应与其他危重病人相对隔离，因此，ICU 病室应尽量多设单间或分隔式病房。至少配置 1~2 个单间病房，用于隔离病人，收治严重感染、传染病或病情危重病人；并设正、负压病室各 1 个。对于有开展器官移植手术的医院应设置百级空气洁净度的大单间。单间隔离 ICU、百级洁净 ICU、普通 ICU 病床之间应设吊帘分隔，选用玻璃隔断分隔或应用闭路电视监护以方便观察病人。

2. 医疗辅助区域　ICU 医疗辅助用房需结合病房区的布置形式、医疗流程、洁净等级进行合理布置，平面流程应严格按照规范要求进行设计，病人须经换床后方可进入 ICU 监护病房；医护人员进入工作区，应采取强制性卫生通过。做到洁污分流，医患分流。医疗辅助区域包括中央工作站、通道、治疗室、配药室、仪器室、医护人员办公室、值班室、示教室、家属接待室、实验室、营养准备室和库房等。

（1）中央工作站：设在医疗区域的中央区域，以能够直接观察到所有病人为佳。病室以中央工作站为中心呈圆形、扇形或 T 形等排列，即 ICU 病室布置方式按床位与护士站的相互关系可分为单面式、双面式、三面式和环绕式 4 种。中心工作站内放置监护及记录仪，电子计算机及其他设备；也可以存放病历夹、医嘱本、治疗本、病情报告本及各种记录表格，是各种监测记录的场所。现代 ICU 普遍建立多参数中央监护系统，通过网络将各个床位病人的床旁监护仪所得到的各项监护波形和生理参数，同时集中显示在中央监护的大屏幕监视器上，使医务人员能对病人实施有效的实时监护。

（2）治疗室：至少设置两个。一个用于需要无菌技术操作的治疗和护理，进入前需戴好口罩和帽子；另一个用于只需要达到清洁要求的治疗和护理。

（3）出入通道：ICU 要有合理的人员流动和物流在内的医疗流向，最好通过不同的进出通道将人员流动和物流分开，以减少各种干扰和交叉感染；并提供工作人员尽快接触病人的通道。有条件的医院可增设病人家属探视通道，家属可通过探视通道玻璃隔断直接向内探望，可降低 ICU 病房的感染率；无条件设探视通道的也可设闭路电视探视系统，每床均设视频装置，病人家属可通过视频电话与病人进行交流。

（4）仪器室：因 ICU 配置的仪器设备较多，有条件的 ICU 最好设置仪器室，供仪器设备放置和维护使用。

3. 污物处理区域　包括清洁室、污废物处理室和盥洗室等，设置在医疗区域的一端以避免污染医

疗区域。

4. 医务人员生活区域 包括休息室、更衣室、进餐室等，与医疗区域相对隔开，避免交叉感染。

有条件的ICU应根据需要设置示教室、家属接待室和实验室等其他辅助用房。医疗辅助区域与医疗区域面积之比应在1.5∶1以上。

(二) ICU 的设置

1. 病室设置

(1)床单位设置：ICU床位设置要根据医院规模、总床位数来确定。国内三级甲等综合性医院综合ICU床位数量应占全院总床位的2%~8%，全年床位使用率以75%为宜，超过85%时应适当增加床位数。每张床单位使用面积不少于9.5m²，建议15~18m²，床间距大于1m。单间病室使用面积建议为18~25m²。应使用多功能床并配备防压疮床垫，每张床位配备完善的功能设备带或功能架，配置氧气、压缩空气和负压吸引插口各2~3个；电源插孔不应少于20个，并配有电源自动转换装置，每床的电源应是独立的反馈电路供应（ICU应有备用的不间断电力系统（UPS）和漏电保护装置）；配备床头灯和应急照明灯；床上天花板设置输液天轨及2~3个移动输液吊架；开放式的床两边设置用于隔离的挂帘。

(2)手卫生设施：为减少交叉感染，必须设置洗手设施，开放式的每2床之间设置一套，单间每床1套。每套设备至少包括非接触式洗手池、洗手液和擦手纸，自来水开关最好具有自动感应功能，并备自动吹干机。每床旁应放置快速手消毒装置1套。

(3)室温、通风与噪声要求：病室空气调节系统要求独立控制，室温保持在(24 ± 1.5)℃左右，湿度以55%~65%为宜。应有良好的通风和采光，有条件的ICU最好装配气流方向从上到下的空气净化系统。ICU地面、墙壁和天花板应尽量采用高吸音建筑材料，尽可能在不影响工作的情况下，降低各种监护仪器的声音，将其白天的噪音控制在45dB以下，夜晚在20dB以下。

2. 仪器设备设置 每个ICU单元必须常规配置应有仪器设备和完善的通讯系统、网络与临床信息管理系统，以保证其正常运行。因加强监护对象不同，病人病情分类的不同，不同的ICU应配备相应的常规仪器设备也有所不同。一般来说，ICU的仪器设备应包括监测设备和治疗设备两种。

(1)监测设备：每床配备床旁监护系统，进行心电、血压、脉搏、血氧饱和度、体温、有创压力监测等基本生命体征监护。常用的监测设备有多功能生命体征监测仪、呼吸功能监测装置、血气分析仪、血流动力学监测设备、血氧饱和度监测仪及心电图机等。为便于安全转运病人，每个ICU至少配备1台便携式监护仪。当然，专科ICU还需配置针对专科病情变化和功能的监测设备，如心脏ICU需配置床旁心率失常监测与分析仪、床旁ST段监测与分析仪、持续性心排血量监测仪等。针对特殊病人或功能监测的特殊监测仪器，如颅内压监测仪、脑电双频指数监护仪、小型快速生化分析仪、乳酸分析仪、胃黏膜二氧化碳张力与pHi测定仪等。ICU还应配备提供床旁超声、X线、生化和细菌学等辅助检查设备。

(2)治疗设备：有各种注射泵（输液泵、微量注射泵、肠内营养输注泵）、呼吸气囊、面罩、各种呼吸机（三甲医院原则上每床配备1台呼吸机）、心脏除颤仪、心肺复苏抢救装备车（车上备有喉镜、气管导管、各种管道接头、急救药物以及其他抢救用具等）、纤维支气管镜、临时心脏起搏器、主动脉内球囊反搏和左心辅助循环装置、体外膜肺、血液净化装置、升降温设备、防止下肢深静脉血栓发生的反搏处理仪器等，以及小型手术设备和器械：手术灯、消毒用品、开胸 / 气管切开手术器械包、手术器械台等。

3. 人员编制 ICU必须配备足够数量的受过专门培训，掌握重症医学的基本理念、基础知识和基本操作技术，具备独立工作能力的医护人员。医生人数与床位数之比应为0.8∶1以上，护士人数与床位数之比应为2.5∶1以上。此外，还需要配备适当数量的医疗辅助人员，有条件的医院还可配备相关的设备技术与维修人员。ICU医护人员必须具有良好的职业素质、稳定的心理素质、敏锐的观察力和快速的应变能力；身体健康，具有较强的团队协助意识，能吃苦耐劳和胜任ICU高强度的医疗工作；更要具备以下基本业务水平。

(1)ICU医生业务要求：①理论知识：掌握重要脏器和系统的相关生理、病理及病理生理学知识、ICU相关的临床药理学知识和伦理学概念，掌握重要器官、系统功能监测和支持的理论等，考核合格；②专业技术：具有独立完成心肺复苏术、人工气道建立与管理、机械通气技术、深静脉及动脉置管技术、血流动力学监测技术、持续血液净化、颅内压监测技术和纤维支气管镜等技术。

(2)ICU护士业务要求：①理论知识：掌握重要脏器和系统疾病的护理理论，熟悉重要脏器和系统

的相关生理、病理及病理生理学知识、ICU 相关的临床药理学知识和伦理学概念等，考核合格；②专业技术：掌握各种监护仪器的使用、管理、监测参数和图像分析及其临床意义，熟悉重症监护的专业技术和危重症病人抢救配合技术，包括输液泵的临床应用和护理，各类导管和外科引流管的护理，给氧治疗、气道管理和人工呼吸机监护技术，循环血流动力学监测，心电监测及除颤技术，体液平衡监测技术，胸部物理治疗、营养支持和血液净化技术等。

三、ICU 病人的收治及转出

（一）收治原则

ICU 既要收治有救治价值的病人，同时又要避免浪费 ICU 资源。ICU 病人收治一般应遵循以下原则：①急性、可逆、已经危及生命的器官或者系统功能障碍 / 衰竭，经过严密监护和强化治疗短期内可能得到恢复的病人；②存在各种高危因素，随时有生命危险，经过加强监护和治疗可能降低死亡风险的病人；③慢性器官或系统功能不全出现急性加重且危及生命，经过严密监护和治疗可能恢复到原来或接近原来状态的病人；④慢性消耗性疾病及肿瘤的终末期病人、明确不可逆性疾病以及不能从加强监测治疗中获得益处的病人，一般不属于其收治范围。

（二）收治对象

ICU 收治范围包括临床各科的危重病人，主要包括：①严重创伤、休克、感染和烧伤等引起的多系统器官功能障碍 / 衰竭病人；②心肺脑复苏术后需对其功能进行较长时间支持者；③严重的多发伤、复合伤病人；④物理、化学因素导致危急病症，如中毒、溺水、触电、虫蛇咬伤和中暑病人；⑤有严重并发症的心肌梗死、严重的心律失常、急性心力衰竭、不稳定型心绞痛病人；⑥各种术后危重症病人，高龄或合并较严重心肺脑等重要器官疾病，术后易发生意外的高危病人；⑦严重水电解质、渗透压和酸碱失衡病人；⑧各种原因导致的大出血、昏迷、抽搐、呼吸衰竭等各系统器官功能障碍需要支持者；⑨严重的代谢障碍性疾病，如甲状腺、肾上腺和垂体等内分泌危象病人；⑩大器官移植术后及其他需要加强监护治疗者。

（三）转出指征

ICU 病人经过严密监测、治疗和护理，达到以下条件时可转出 ICU：①急性器官或系统功能障碍 / 衰竭已基本纠正，需要其他专科进一步诊断治疗；②病情已经稳定，不再需要继续持续加强监测治疗者；③病情转入慢性状态；④病人不能从继续加强监护治疗中获益。

四、ICU 的管理要求

（一）组织领导

综合 ICU 实行院长领导下的科主任负责制，而专科 ICU 实行专科主任领导下的 ICU 病室负责制。

1. 综合 ICU 主任 / 专科 ICU 负责人全面负责科内各项工作，包括主持定期查房、组织会诊和抢救任务等业务工作；建立独立的医疗团队，加强医务人员的业务培训，医生的配备采取固定与轮转相结合的形式。并设立一整套强化治疗手段。

2. 综合 ICU 应更多地听取专科医生的意见，把更多的原发病处理如创口换药等留给专科医生解决，专科疾病用药和处理及时与专科医生协作处理，针对疑难复杂病人多开展多学科讨论，以获得更符合实际病情的诊疗方案。并与专科医生共同做好医患沟通。

3. 护士长负责监护室的管理工作，包括安排护士工作，检查护理质量、监督医嘱执行情况及护理文书书写等工作，以及护士业务培训。护士是 ICU 的主体，负责对病人进行 24h 监测、护理和治疗，能够最直接及时得到病人第一手临床资料。当病人病情突然改变时，要能准确及时地进行处理，并尽快报告医生。所以，ICU 护士应训练有素，熟练掌握各种抢救技术；更要有敏锐的病情观察能力，不怕苦、不怕累的奉献精神，要善于学习；要与医生密切配合，形成良好的医护关系，不断提高医护水平。

（二）管理制度

ICU 工作有序正常运行必须要有一系列管理制度来保障，ICU 应实行制度化管理。为了保证工作质量和提高工作效率，ICU 除设立一般病房的医疗、护理常规和工作制度外，还应设置包括 ICU 转入转出制度、医疗护理质量控制制度，各种危重疾病监护常规，临床诊疗及医疗、护理操作常规，抢救设

备操作、管理制度，抗生素使用制度，血液与血液制品使用制度，院内感染预防和控制制度，基数药品、毒麻药品和贵重、特殊药品等管理制度，医疗、护理不良事件防范与报告制度，医患沟通制度与探视制度，突发事件的应急预案和人员紧急召集制度；以及医护人员教学、培训和考核制度，临床医疗、护理科研开展与管理制度等。此外，ICU 是精密仪器比较集中的地方，每种设备都应建立档案，详细记录其使用、维修及保养情况，以保证各种抢救设施处于完好的备用状态。

五、ICU 的感染管理与控制

（一）ICU 感染概述

由于 ICU 是危重病人集中的场所，病人病情重、机体免疫功能低下，加之各种侵入性操作和治疗措施多，多重耐药菌在 ICU 常驻，严重创伤病人局部组织损伤严重，长时间抗菌药物以及激素使用等因素使病人容易产生耐药菌，并引起肠内菌群失衡，而且，住院时间长，病情容易反复发展，从而极易发生医院感染。因而，ICU 感染一直是院内感染的高发区，做好 ICU 的感染管理与控制工作是临床抢救与治疗成功的关键。

1. 感染的分类

（1）内源性感染：又称自身感染，指引起感染的病原体来源于病人本身，是病人体表或体内的正常菌群或条件致病菌在机体抵抗力下降或受外界因素影响时，成为致病菌而引起机体感染。

（2）外源性感染：又称交叉感染，通常是指病原体来源于病人体外，如其他病人或医院中工作人员、医院环境中存在的细菌以及未彻底消毒灭菌或受污染的医疗器械、医疗用品、血液制品及生物制品等。

2. 常见的病原菌　引起 ICU 医院感染的病原微生物包括细菌、真菌、支原体、衣原体和病毒等，以条件致病菌为主，且多为多重耐药菌株。革兰阳性菌是引起医院感染常见的病原菌之一，其中最常见的是葡萄球菌、肠球菌与链球菌，手术和创伤部位感染多属于此类细菌。革兰阴性菌是危重症病人发生泌尿系统感染的主要细菌，这些病原菌主要为直肠与尿道的常驻菌，包括大肠埃希菌、铜绿假单胞菌及变形杆菌等；呼吸系统感染中还可见克雷伯杆菌、流感嗜血杆菌等。近年来真菌感染比例明显升高，以念珠菌属最为常见，少数为曲霉菌属。目前，有研究指出 ICU 住院病人医院感染病原菌的分布以革兰阴性菌和真菌为主，革兰阳性菌有所减少，由于新型及广谱抗生素的广泛应用，病原菌对临床常用抗菌药物均有不同程度的耐药性，多药耐药呈增加趋势。因而，如何降低 ICU 医院感染发生率，减少 ICU 医院感染病原菌的增加，合理使用抗菌药物是医院感染工作的重要内容。

3. 常见感染部位　ICU 病人常见感染部位依次是下呼吸道、泌尿道、血液、消化道和伤口感染。不同的 ICU 病人感染部位有所不同，如外科 ICU 感染以泌尿道、手术部位、呼吸道、血液感染居多，而内科 ICU 以呼吸道、泌尿道、血液感染最常见。

4. 感染的主要原因

（1）机体抵抗力减弱：ICU 收治大多为严重创伤、大手术、休克、器官移植以及严重的心、肺、脑、肾疾病等危重症病人，病情重，除原发性损伤或疾病外，营养不良、大量蛋白质丢失、长期应用免疫抑制剂、皮质激素等因素，均可导致病人机体免疫功能低下，极易发生院内感染。此外，老年人、婴幼儿、长期卧床以及有吸烟、酗酒等不良生活习惯的病人其免疫功能也会下降。

（2）机体解剖屏障受损：严重创伤、空腔脏器梗阻、组织坏死、穿孔等可导致机体皮肤和黏膜的解剖屏障严重受损，防御屏障机制减弱；低血压休克、胃肠缺血再灌注及长时间的禁食或肠外营养支持等情况下，胃肠黏膜保护屏障功能受损；还有长时间卧床引起压力性溃疡，导致皮肤破损，均易继发感染。

（3）侵入性操作多：ICU 重症病人各种有创监测、治疗多而频繁，如气管插管、各种动静脉置管、留置尿管、各种引流管等侵入性操作，造成皮肤黏膜损伤，为病原菌提供了繁殖基地，容易引起菌血症等各种感染。

（4）ICU 有不同部位、不同种类感染的危重病人聚集，极易发生交叉感染。

（5）抗生素应用不合理：合理地应用抗生素是预防医院感染的重要因素。大量应用抗生素可造成菌群失调与耐药菌株生长与繁殖，从而导致严重的二重感染，给治疗造成极大困难。

（6）病原体的医源性传播：主要通过医护人员的手接触性传播，若医护人员无菌观念淡薄、无菌操作不严格，未严格执行手卫生规范，均可使 ICU 感染因素和传播媒介增加，致交叉感染率升高。此外，

如果医疗设备消毒与灭菌不彻底，空气、物体表面、血液制品、药品被污染，以及因ICU空间狭小、污染区和清洁区划分不明确、无缓冲间等造成的环境污染，也可成为重要的感染源。

（二）ICU控制感染的管理措施

危重症病人是医院感染的高发人群，而医院感染也是危重症病人最常见、最严重的并发症之一。预防与控制医院感染是保障危重症病人安全的重要措施。

1. 工作人员管理

(1) 限制人员出入：ICU内空气污染最严重的区域多为入口处和走道，特别是医生查房和护士交班以及家属探视时间更为严重，因此，应将进出ICU的医护和探视人员减少到最低限度。

(2) 严格更衣、换鞋制度：医护人员进入ICU要更换专用工作服、换鞋、戴口罩、洗手，外出时必须更衣或穿外出衣。接触耐甲氧西林金黄色葡萄球菌（MRSA）感染或携带者等特殊病人，或处置可能有血液、体液、分泌物、排泄物喷溅的病人时，应穿隔离衣或防护围裙。接触疑似为高传染性的感染如禽流感、非典型肺炎（SARS）等病人，应戴N95口罩。

(3) 正确使用手套：医护人员接触病人黏膜和非完整皮肤，或进行无菌操作时，须戴无菌手套；接触血液、体液、分泌物、排泄物，或处理被它们污染的物品时，戴清洁手套。护理病人后要摘手套，护理不同病人或医护操作在同一病人的污染部位移位到清洁部位时要更换手套。特殊情况下如手部有伤口、给HIV/AIDS病人进行高危操作时，均应戴双层手套。

(4) 严格执行手卫生规范：接触病人前后进行清洁，侵入性操作前、接触病人体液或分泌物后、接触病人使用过的物品后都应进行手卫生。当手上有血迹或分泌物等明显污染时，必须洗手。摘掉手套之后、医护操作在同一病人的污染部位移位到清洁部位时，也必须进行手卫生。

(5) 每年必须接受医院感染控制知识培训。

2. 病人管理

(1) 妥善安置病人：应将感染病人与非感染病人分开安置，对同类感染病人相对集中，对疑似有传染性的特殊感染或重症感染，应隔离于单独房间，以避免交叉感染。对于空气传播的感染，如开放性肺结核，应隔离于负压病房；接受器官移植等免疫功能明显受损病人，应安置于正压病房；对于重症感染、多重耐药菌感染或携带者和其他特殊感染病人，建议分组护理，固定人员。医务人员不可同时照顾正、负压隔离室病人。

(2) 预防控制感染措施：重视病人的口腔卫生。对于引流液、伤口分泌物及呼吸机使用者的痰液应定期做培养，有创导管拔除后疑有感染时应做细菌培养及药敏试验，以便及早发现感染并及时治疗。限制预防性应用抗生素，感染性疾病根据细菌培养与药敏试验结果合理应用抗生素。创伤性治疗与监测如病情好转后应尽早终止。

3. 探视管理　探视人员应按医院规定的时间探视，尽量减少不必要的探视。有疑似或证实呼吸道感染症状者、学龄前儿童禁止进入ICU探视。探视者进入ICU前穿隔离衣、戴口罩、穿鞋套；进入病室前后应洗手或用快速手消毒液消毒双手；探视期间尽量避免触摸病人及周围物体表面。对于疑似有高传染性的感染病人应避免探视。

4. 环境管理　定期对病室进行彻底清洁和消毒，开窗通风、机械通风是保持ICU室内空气流通、降低空气微生物密度的最好方法。ICU的墙面和门窗应保持清洁和无尘，室内应采用湿式清扫。每天用清水或清洁剂湿式拖擦地面，拖把做标记分开使用。多重耐药菌流行或有院内感染暴发的ICU，必须每日用消毒剂消毒地面一次。禁止在病室、走廊清点更换衣被。治疗室、处置室清洁整齐，每日进行空气消毒，每月有空气培养记录。

5. 物品管理　诊疗、护理病人过程中所使用的监护仪等非一次性物品均按照使用规范和院内感染管理要求进行清洁、消毒或灭菌处理，尤其是频繁接触的物体表面，如仪器的按钮、操作面板，应每天用75%酒精仔细消毒擦拭。规范一次性物品的使用，尽量采用一次性呼吸机管路，每日更换氧气湿化瓶。各种仪器在更换使用者时应进行表面消毒，病床、台面及病人的生活用品等定期擦拭消毒。病人转出ICU后，床单位进行终末消毒处理，特殊感染病人用品应分开处理。

6. 医疗操作流程管理　进行各项医疗护理操作时，必须严格遵循无菌技术原则。保持引流管通畅，引流应保持密闭性，减少因频繁更换引流管而导致污染的机会。每日对留置的导管情况进行评估，

尽早拔管。做好口腔护理、声门下分泌物吸引和呼吸机管道护理，预防呼吸机相关性肺炎的发生。

7. 废物与排泄物管理 处理废物与排泄物时医护人员应做好自我防护，防止体液接触暴露和锐器伤。医疗废物按照《医疗废物分类目录》要求分类放置、规范化处理。

8. 监测与监督 应常规监测 ICU 医院内感染发病率、感染类型、常见病原体和耐药状况等，尤其是中心静脉导管、气管插管和留置导尿管的相关感染。加强医院内感染耐药菌监测，发现疑似感染病人，及时进行微生物检验和药敏试验。医院内感染管理人员应定期监督各项感染控制措施的落实，早期识别院内感染暴发和实施有效的干预措施。

（廖毅）

第二节 心血管系统功能监护

男性，65 岁，既往有冠心病病史 10 年。因心前区剧烈疼痛 6h 入院。入院后诊断为急性心肌梗死，医嘱严密观察病情变化，给予血流动力学监测。

请思考：

1. 无创监测与有创监测项目有哪些？
2. 有创动脉血压的监测方法有哪几种？
3. 中心静脉压正常值及监测方法是什么？
4. 如何做好有创压力监测的管道护理？

微课：心血管系统功能监测指标和意义

循环系统功能监测主要反映心血管系统的功能状况，包括心脏、血管、血液、组织氧的供应与消耗及心脏电生理等方面的功能指标，为临床危重症病人的病情观察、临床救治与护理工作提供重要依据。心血管系统功能监测一般可分为无创血流动力学监测和有创血流动力学监测两类。

一、无创血流动力学监测

无创血流动力学监测是应用对组织器官没有机械性损伤的方法，经皮肤或黏膜等途径间接测出各项心血管功能的各项指标，使用安全方便，病人易于接受。

（一）心率监测

心率（heart rate，HR）可通过心电监护仪器上的心率视听装置和脉搏搏动获得数据，显示为监护仪屏幕上的心率数值。正常成人安静时心律率在 60~100 次 /min，随着年龄增长而变化。

1. 心率监测的意义

（1）判断心排血量：心率对心排血量影响很大，通过心率监测可判断心排血量，心排血量等于每搏输出量与心率的乘积。

（2）计算休克指数：失血性休克时，心率的改变最为敏感，早期监测心率的动态改变对发现失血极为重要。休克指数 = HR/SBP。血容量正常时，休克指数是 0.5；休克指数是 1 时，提示失血量占血容量的 20%~30%；休克指数大于 1 时，提示失血量占血容量的 30%~50%。

（3）估计心肌耗氧量：心率与心肌耗氧量的关系极为密切。心肌耗氧量与心率的快慢成正相关，心肌耗氧量 = 心率 × 收缩压，正常值应小于 12 000，若大于 12 000 提示心肌耗氧量增加。

2. 心率监测仪器的种类 有床边、中心心电监护仪和遥控心电监护仪。

（二）心电图监测

心电图（electrocardiography，ECG）监测是通过显示屏连续观察监测心脏电生理活动情况的一种无创监测方法，可实时观察病情，提供可靠有价值的心电活动指标，对处理各种心率异常与心律失常具有重要的临床指导意义。

笔记

1. 临床意义

(1)持续监测心率、心律变化,及时发现各种心律失常。

(2)观察心电波形变化,诊断心肌损害、心肌缺血及电解质紊乱。

(3)指导临床抗心律失常与其他影响心电活动治疗用药的依据。

(4)急诊、ICU、手术室等急危重症病人的心电监护。

(5)观察起搏器的功能。

2. 心电图监测分类

(1)12 导联或 18 导联心电图:利用心电图机进行描记而获得的心电图,12 导联心电图有 3 个标准肢体导联是Ⅰ、Ⅱ及Ⅲ导联;3 个加压肢体导联是 aVR、aVL 和 aVF 导联;6 个胸导联是 V_1、V_2、V_3、V_4、V_5、V_6 导联。18 导联心电图是在 12 导联心电图基础上增加了 6 个胸导联,是 V_{3R}、V_{4R}、V_{5R}、V_7、V_8、V_9 导联。

(2)动态心电图:连续进行 24~48h 的动态心电图监测,常用于心肌缺血的诊断、评估和心律失常监测。其心电异常只能通过回顾性分析,不能反映出即时的心电图变化,临床上不能用于危重症病人连续、实时的心电图监测。

(3)心电示波监测:ICU 最常用的心电图监测方法,通过心电监护仪连续、动态监测心电图的变化,对即时发现心电图异常起着非常重要的作用。由中心监护仪与多台床旁心电监护仪、计算机、打印机及心电图分析仪等构成心电监护系统。

3. 标准心电导联电极放置点

(1)标准肢体导联:Ⅰ导联为左上肢(+),右上肢(-);Ⅱ导联为左上肢(+),右上肢(-);Ⅲ导联为左下肢(+),左上肢(-)。属于双电极导联。

(2)加压肢体导联:aVR、aVL 与 aVF 导联探查电极分别置于右腕部、左腕部及左足部。属于单极导联。

(3)胸前导联:导联 V_1 电极置于胸骨右缘第 4 肋间,V_2 置于胸骨左缘第 4 肋间,V_4 置于左侧锁骨中线与第 5 肋间相交处,V_3 导联电极位于 V_2 与 V_4 的中点,V_5 位于左侧腋前线与 V_4 同一水平,V_6 位于左腋中线与 V_4、V_5 同一水平,V_7 位于左腋后线与第 5 肋间相交处,V_8 位于左肩胛线与第 5 肋间相交处,V_9 位于第 5 肋间同水平脊柱左缘,V_{4R} 位于右锁骨中线与第 5 肋间相交处,V_{3R} 在 V_1 与 V_{4R} 的中点,V_{5R} 位于右腋后线与第 5 肋间相交处。属于单极导联。

4. 监护仪导联电极放置位置 相对于标准心电图导联而言,监护导联是一种模拟的、综合的导联形式。常用的心电监护仪有 3 个电极、4 个电极、5 个电极 3 种类型。每种电极都标有电极放置示意图,可具体参照执行。

(三)血压监测

血压是血管内血液对于单位面积血管壁产生的侧压力,可以反映心排血量和外周血管阻力,是衡量循环系统功能的重要指标。成人安静时血压的正常值 90~120/60~90mmHg,白天的血压比夜间高。

1. 临床意义

(1)实时反映心排血量、外周血管阻力、血容量的变化。

(2)指导急诊情况下创伤、出血休克等疾病的判断。

(3)观察血压的动态变化,指导临床用药,为治疗及护理提供临床依据。

(4)急诊、ICU、手术室等急危重症病人的床边血压监护。

2. 血压监测仪器的种类 无创性动脉血压测量方法根据袖带充气方式的不同,可分为手动测量法和电子自动测量法。

(1)手动测量法:包括水银汞柱式血压计及气压表式血压计测量法。

(2)自动测量法:包括臂式血压计、腕式血压计、手指式血压计及床边心电监测仪式血压计 4 种测量方法。

3. 影响因素 包括心排血量、循环血容量、周围血管阻力、血管壁的弹性和血液黏滞度 5 个方面,血压袖带缠得过松或过紧、袖带过长或过短,手臂高度与心脏是否平行也会影响血压。

(四)心排血量监测

心排出量(cardio output,CO)是指一侧心室每分钟射出的血液总量。CO 是反映心脏泵血功能的

重要指标，对评价心功能、补液与药物治疗均具有重要意义。正常人左右心室的射血量基本相等。

1. 胸腔电生物阻抗法（thoracic electrical bioimpedance，TEB）是采用生物电阻抗技术测量每个心动周期胸腔电阻抗值的变化，其改变主要与心脏、大血管血流的容积密切相关。通过公式计算可以得出 CO 的数值。可与计算机相连动态地监测 CO 的变化，该方法操作简单，使用安全，可长时间连续监测，已成为一种实用的无创心功能监测方法。

2. 多普勒心排血量监测　是通过多普勒超声技术测量红细胞的移动速度来计算主动脉血流，计算出 CO，实现连续性的 CO 监测。根据超声探头放置位置不同，可分为经食管和经气管两种途径。

（五）血氧饱和度（SpO_2）监测（详见本章第三节“呼吸系统功能的监护”）

微课：
有创血压监测

二、有创血流动力学监测

有创血流动力学监测是指经体表插入各种导管或监测探头进入动脉、静脉或心脏内，然后将导管与压力换能器相接，将压力转换成电信号，利用监护仪或监测装置直接测定心血管系统的各项功能指标。

（一）动脉血压监测

有创动脉血压（arterial blood pressure，ABP）监测是将动脉导管置入动脉内，通过压力监测仪器进行实时连续的动脉内测压的方法。可反映每一心动周期的收缩压、舒张压和平均动脉压，通过动脉压波形与压力升高速率初步评估心脏功能。

1. 适应证　用于休克、重症疾病、严重的周围血管收缩、大手术或有生命危险手术病人的术中和术后监护、其他存在高危情况的危重症病人监护。

2. 影响血压的因素　影响动脉压的因素包括心排血量、循环血容量、周围血管阻力、血管壁的弹性和血液黏滞度等 5 个方面。血压能够反映心室后负荷、心肌耗氧量及周围血管阻力。

3. 动脉内置入导管的部位　常选用桡动脉、股动脉、腋动脉、肱动脉、足背动脉，首选桡动脉，其次为股动脉。

4. 动脉血压监测方法

（1）用物准备：床边多功能监测仪器、动脉测压装置、换能器、动脉套管针、生理盐水、加压袋、管道固定装置等。

（2）病人准备：向病人解释操作目的和意义，以取得其配合；检查尺动脉侧支循环情况，Allen 试验阴性者，可行桡动脉置管；前臂与手部常规备皮，范围约 2cm × 10cm，应以桡动脉穿刺处为中心。

（3）动脉穿刺置管与测压：动脉置管成功后即可开始测压，将准备好的充满液体并排尽气体的压力传感器与动脉穿刺置管针连接，压力传感器的位置应与桡动脉测压点在同一水平线上（图 4-2-1）。

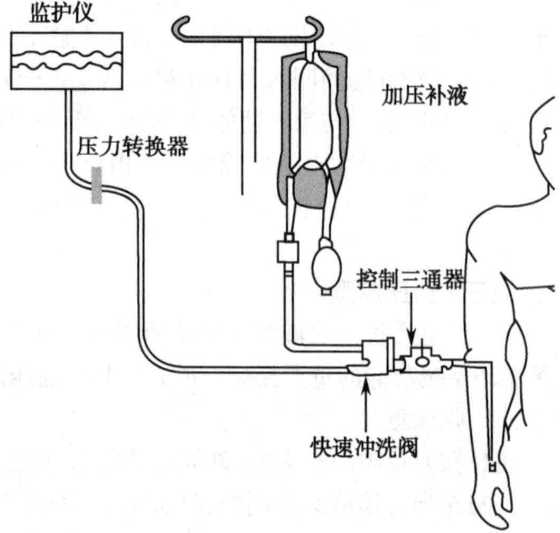

图 4-2-1　动脉血压测压系统示意图

（4）校正零点：按下监护仪上零点校正键，转动三通开关使压力传感器与大气相通，当监护仪上压力线在“0”处时，再转动三通开关使传感器与大气隔绝而与动脉相通，此时屏幕上即连续显示出所测收缩压、舒张压和平均压的数值与波形。病人体位和传感器的位置不变时，每 4~6h 调试零点一次，体位变换或测得数值与病情不相符时，应相应调整传感器的位置并及时校正零点。

5. 血压监测的临床意义

（1）收缩压（systolic blood pressure，SBP）：主要由心肌收缩力和心排血量决定，正常值为 90~120mmHg。收缩压的重要性在于克服各脏器临界关闭压，保护脏器的供血。人体重要脏器的临界关闭压为 60~70mmHg，当收缩压低于此值时，脏器功能将受到影响。

（2）舒张压（diastolic blood pressure，DBP）：为心舒末期的动脉压的最低值，正常值为 60~80mmHg。舒张压的重要性在于维持冠状动脉灌注压。

(3)脉压:即收缩压和舒张压的差值,正常值为 30~40mmHg。

(4)平均动脉压(mean arterial blood pressure,MAP):为一个心动周期中动脉血压的平均值,是反映脏器组织灌注的指标之一,MAP = DBP + 1/3 脉压或(2DBP + SBP)× 1/3。正常值为 60~100mmHg。

6. 预防并发症

(1)局部出血血肿:穿刺失败及拔管后要有效地进行压迫止血,必要时局部用绷带加压包扎止血。

(2)远端肢体缺血:引起远端肢体缺血的主要原因是血栓形成,密切观察术侧远端手指的颜色与温度,发现肤色苍白、发凉及有疼痛感等异常变化时,应及时拔管。

(3)动脉内血栓形成:动脉置管时间长短与血栓形成呈正相关,在病人循环功能稳定后,应及早拔出。

微课:
中心静脉压
监测

(二) 中心静脉压

中心静脉压(central venous pressure,CVP)是指右心房或胸腔内上、下腔静脉的压力。主要反映体内血容量、静脉回心血量、右心室充盈压力或右心功能的变化。

1. 适应证　①危重病人大手术前、后的监护;②各种类型的休克;③各种严重创伤、急性循环衰竭等危重症病人的监测;④指导临床输血、输液、血管活性药物等。

2. 影响中心静脉压的因素　中心静脉压受右心功能、循环血容量、静脉张力、胸腔内压力及心包腔内压力的影响,受病人疾病的病理因素、神经因素、药物因素等影响。

3. 中心静脉导管置入部位　锁骨下静脉,颈内、颈外静脉,股静脉;首选锁骨下静脉。

4. 中心静脉压监测方法　包括简易 CVP 测压法和压力测量法。

(1)简易监测中心静脉压方法(图 4-2-2)

1)装置:利用三通接头连接好测压装置,三通接头的前端与中心静脉导管相连,尾端连接测压管,并将测压管垂直固定在有刻度的标尺上,三通接头的另一端与连接好输液的输液器相连,不测压时可作输液用。

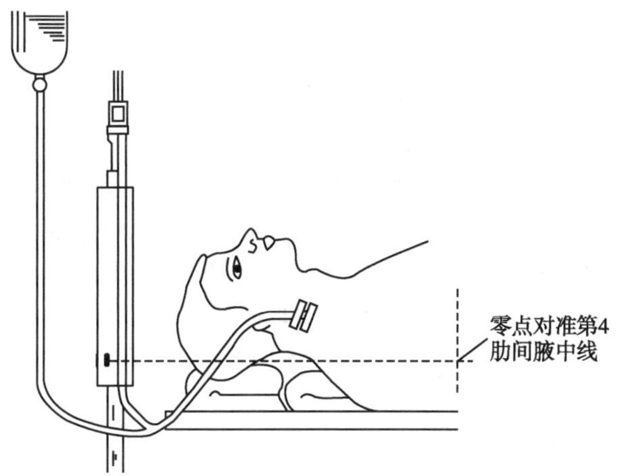

图 4-2-2　简易的 CVP 测压方法

2)零点调节:将测压管刻度上的"0"调到与右心房相平行(第 4 肋间腋中线水平)水平处,或者用水平仪标定右心房水平在测压管上的读数,该读数就是零点。

3)测压:转动三通,使输液管与测压管相通,液面在测压管内上升,液面要高于病人实际的 CVP 值,同时不能从上端管口流出;调节三通,关闭输液通路,使测压管与静脉导管相通,测压管内液面下降,当液面不再降时读数;调节三通,关闭测压管,开放输液通路或连接生理盐水冲管。

(2)压力换能器监测中心静脉压方法

1)装置:将一次性换能器套件连接生理盐水,排净管道内气体后,将压力传感器另一端连接中心静脉导管。

2)零点调节:压力换能器的零点应与右心房相平行(第 4 肋间腋中线水平)水平处,关闭换能器三通病人端,开放大气端。按监护仪上调零钮,仪器自动调定零点。监护仪显示"0",表示调零结束。

3)测压:关闭换能器大气端,开放病人端。监测仪屏幕连续显示中心静脉压曲线变化和中心静脉压值。

5. 正常值及临床意义　CVP 正常值为 5~12cmH_2O(1cmH_2O = 98Pa),它的变化与血容量、静脉张力、静脉回流量、胸腔内压力和右心功能有关。单一 CVP 的数值意义不大,必须结合血压、脉搏、尿量、临床体征等进行综合分析(表 4-2-1)。

(1)中心静脉压升高:提示补液量过多或过快、右心衰竭、血管收缩、心脏压塞、急性或慢性肺动脉高血压、机械通气和高呼气末正压。

(2)中心静脉降低:提示血容量不足(如失血、缺水)、血管扩张、血管收缩扩张功能失常(如败血症)。

笔记

6. 预防并发症

(1)感染:穿刺时注意无菌操作,置管期间加强观察与护理,以减少感染。

(2)出血:穿刺前应熟悉局部解剖,掌握穿刺要点。穿刺时若误入动脉应局部压迫止血,防止发生出血和血肿。

(3)其他:包括气胸、血胸、气栓、血栓神经损伤等,预防措施关键在于熟悉解剖结构及严格遵守操作规程。

表 4-2-1　血压与中心静脉压关系的临床意义

中心静脉压	血压	原因	处理原则
低	低	血容量严重不足	充分补液
低	正常	血容量不足	适当补液
高	低	心功能不全或血容量相对过多	给强心药,纠正酸中毒,舒张血管
高	正常	容量血管过度收缩	舒张血管
正常	低	心功能不全或血容量不足	补液试验 *

* 补液试验:取等渗盐水 250ml,于 5~10min 内经静脉滴注,若血压升高 CVP 不变,提示血容量不足;若血压不变,CVP 升高 3~5cmH_2O,则提示心功能不全。

(三) 肺动脉压监测

肺动脉压监测(pulmonary arterial pressure monitoring)又称 Swan-Ganz 漂浮导管监测,是指将 Swan-Ganz 导管经外周静脉插入右心系统和肺动脉,进行心脏和肺血管压力以及心排血量等参数测定的方法,它是一种能够提供较多生理参数的循环系统监测方法。

1. 适应证与禁忌证

(1)适应证:①诊断适应证,可以协助心脏功能不全、瓣膜损害、心室间隔缺损、心肌病变、心脏压塞、休克、低心排血量综合征、肺水肿、肺动脉高压和肺栓塞等鉴别诊断。②监护适应证:判断对改善血流动力学治疗(如应用强心药,调整左室的前后负荷和血容量等)的疗效;通过监测血氧饱和度来改善机体的携氧能力;监护心脏病情的变化如心肌缺血;严重心脏病病人术前、术中和术后的监测。

(2)禁忌证:血流动力学监测没有绝对禁忌证,但对存在严重的凝血疾病、严重的血小板减少症、右心人工瓣膜、穿刺局部的组织感染或穿刺局部的血管病变严重、室性心律和肺动脉高压的病人应慎重使用。

2. Swan-Ganz 漂浮导管的基本结构与原理

(1) Swan-Ganz 漂浮导管:亦称 Swan-Ganz 热稀释球囊漂浮导管,有两腔,三腔、四腔和五腔热稀释漂浮导管,可根据需要选择。目前临床常用的为四腔和五腔漂浮导管。

(2)五腔漂浮导管结构:五腔漂浮导管全长 100~120cm,每 10cm 有一刻度;其结构:①第一腔主腔在导管顶端有一腔开口,可做肺动脉压力监测;②第二腔气囊腔距导管顶端约 1cm,可用空气或二氧化碳充胀,导管尾部经一开关连接注射器,用以气囊充气或放气;③第三腔是在距导管顶部约 30cm 处,有另一腔开口,可做右心房压力监测;④第四腔热敏电阻腔在距顶部 4cm 处加一热敏电阻探头,可进行心排血量的测定;⑤第五腔 CVP 或输液腔有开口于距导管顶端 25cm 处,用于监测 CVP 或输液。

(3)基本原理:在心室舒张期末,主动脉瓣和肺动脉瓣均关闭,二尖瓣开放时,在肺动脉瓣和主动脉瓣间可视为一个密闭的液体腔。如血管阻力正常,则左心室舒张末压(LVEDP)≈左心房压(LAP)≈肺动脉舒张压(PADP)≈肺动脉楔压(PAWP)≈肺毛细血管楔压(PCWP),LVEDP 代表左心室收缩前负荷,但直接测量较为困难,监测肺 PAWP 可间接监测左心功能。除测量 PAWP 外,通过导管还可测量右心房压(RAP)、右室压(RVP)和肺动脉压(PAP)等参数指标,并可利用附有的热敏电阻采用热稀释法测 CO。

3. Swan-Ganz 漂浮导管的操作方法

(1)置管前准备工作:①仪器的准备。准备好各种缆线、监护仪屏幕面对操作者。②用物与药物的准备。Swan-Ganz 漂浮导管、导管鞘、无菌手套、静脉切开包、压力换能器、换能器支架、加压输液袋、肝素盐水 1 支、生理盐水、三通接头 2 个、注射器。③病人的准备。清醒病人做好沟通解释工作,插管前测量生命体征,身高、体重。平卧位、头偏向一侧。④导管置入部位。可选锁骨下静脉,颈内、颈外静脉,股

微课：漂浮导管监测

静脉。首选颈内、颈外静脉。

(2) 置管和测压：静脉穿刺置入漂浮导管成功后，缓缓推进导管 45cm，将主腔与压力换能器相连接以监测压力波形，通过尾端气囊口向气囊内注入气体，在压力波形监护下继续缓缓插入导管。借助气囊漂浮作用，导管顺血流向前推进，可达肺动脉，直接楔入肺小动脉和毛细血管。通过压力传感器系统分别监测右心系统各部位的压力及肺动脉楔压曲线和数值，也可测定心排血量。

4. 主要监测指标值

(1) 右房压（RAP）：RAP 正常值为 1~6mmHg。

(2) 右室压（RVP）：测定右心室压力时存在导管尖激惹右室导致室性心律失常的危险，故一般危重病人不测右室压。RVP 正常值为 0~8mmHg。

(3) 肺动脉压（PAP）：肺动脉压的正常值为收缩期 15~28mmHg、舒张期 5~14mmHg，平均动脉压 20mmHg。

(4) 肺动脉楔压（PAWP）：其压力波形类似右房压，正常值为 8~12mmHg。

(5) 心排血量（CO）：心排血量常采用热稀法测定，正常值为 4~6L/min。

5. 并发症的防治

(1) 心律失常：漂浮导管进入到右心室，导管顶端裸露部分触及心内膜，易引起室性心律失常。为防止或减少心律失常的发生，当导管进入到右心房时，应将气囊充气，覆盖导管尖端，插入中遇到阻力时，不可猛力插入。若心律失常频繁发生应暂停操作，积极处理。

(2) 气囊破裂：导管重复多次使用，气囊弹性消失，易发生气囊破裂，多见于肺动脉高压的病人。应注意保护气囊。充气量应小于 1.5ml，并注意小心缓慢充气。如怀疑气囊破裂，应将注入的气体抽出，同时拔除导管，由右向左分流的病人应使用 CO_2 气体。

(3) 血栓形成和栓塞：导管周围的血栓形成可堵塞插入导管的静脉，出现上肢水肿、颈部疼痛和静脉扩张。对有栓塞史和高凝状态病人需用抗凝治疗。

(4) 肺栓塞：导管尖端栓子脱落可导致肺动脉栓塞，导管插入过深，气囊过度膨胀和长期嵌顿，可压迫血管形成血栓。为减少并发症，充气量应小于 1.5ml，应间断缓慢充气，严密监测导管尖端位置及气囊充气的情况。

(5) 导管扭曲、打结和导管折断：导管插入过深，可引起导管扭曲和打结。遇到有扭曲时应该退出和调换导管。退出有困难时，由于导管的韧性较好，能将其打结抽紧，然后轻轻拔出。导管折断较罕见，但导管放置不宜太久，因为塑料老化或多次使用有可能折断，因此置管前应注意检查导管质量。

(6) 肺出血和肺动脉破裂：肺动脉高压病人，气囊导管尖端易进入肺动脉小分支，由于气囊过度充气和血管壁变性，可致肺动脉出血，甚至穿通血管壁。因此，气囊不宜过度充气，测量 PAWP 的时间应尽量缩短，每次测完应及时放气囊。

(7) 感染：可发生在穿刺点或切口处，也可引起细菌性心内膜炎。所以，操作过程中必须严格遵守无菌规则，并加强护理，定期更换敷料。

6. 有创压力监测护理重点

(1) 严密观察：观察各种压力变化并准确记录各种监测数据。观察导管及传感器内是否有回血、气泡、是否通畅等，并及时处理。注意检查压力传感器位置是否在零点，每次体位改变应调零校正。

(2) 伤口护理：严密观察穿刺部位伤口，注意有无局部渗血，及时更换被污染伤口敷料。

(3) 预防堵管：保持监测导管通畅，使用肝素盐水间断推注或生理盐水连续滴注冲洗监测管道。间断推注法每隔 1~2h，用肝素生理盐水（500ml 盐水内加入肝素钠 50mg）冲洗导管，以防血栓形成。连续冲洗使用加压输液袋内装生理盐水，袋内压力为 300~400mmHg，从而可以保证在监测过程中 2~3ml/h 的速度连续冲洗导管，防止血凝块形成。

(4) 妥善固定监测管道，预防脱管。

(5) 预防感染：注意无菌技术操作，及时更换监测套管及换能器等。

（万紫旭）

第三节 呼吸系统功能的监护

在重症监护病房,今天护士小李值班,晚上 6 时,收住一位从呼吸科转来的病人,病人入科时,意识模糊,呼吸困难,口唇甲床发绀,呼吸 35 次 /min。

请思考:

1. 针对病人目前情况,李护士需为病人做好哪些监测?

2. 做血气分析时,护士应该注意什么?

微课:
呼吸系统功能监测的指标和意义

一、常用监测指标和意义

(一) 呼吸运动监测

1. 呼吸频率(respiratory rate,RR) 呼吸频率是指每分钟的呼吸次数,反映病人通气功能及呼吸中枢的兴奋性,是呼吸功能监测中最简单、最基本的监测项目。可用简单的目测计数,也可以用仪器测定。正常成年人 RR 为 16~20 次 /min,小儿 RR 随年龄减小而加快,8 岁儿童约为 18 次 /min,1 岁为 25 次 /min,新生儿为 40 次 /min。如果成人 RR<6 次 /min 或 >35 次 /min 均提示呼吸功能障碍。

2. 呼吸节律 呼吸节律是指呼吸的规律性,正常呼吸节律自然而均匀。观察呼吸节律的变化,能够及时发现异常呼吸类型,提示病变部位,如伴有喘鸣和呼气延长的呼吸状态多由慢性阻塞性肺疾病所致;呼吸频率快、潮气量小、无气道狭窄和阻塞却有呼吸急促表现的,可见于肺、胸廓限制性通气障碍、急性呼吸窘迫综合征、心脏疾病和其他心肺以外疾病。

3. 呼吸幅度 呼吸幅度是指呼吸运动时病人胸腹部的起伏大小,可以大致反映通气量(潮气量)的大小。胸式呼吸是指胸廓活动为主的呼吸,腹式呼吸是指膈肌运动为主的呼吸。一般可通过目测法,主要观察胸腹式呼吸是否同步、双侧是否对称、有无异常呼吸体征等。正常胸式呼吸时两侧胸廓同时起伏,幅度一致。胸式呼吸不对称时常提示一侧胸腔积液、气胸、血胸或肺不张等;胸式呼吸增强常因腹部病变或疼痛限制膈肌运动而引起;胸式呼吸减弱或消失可见于两侧胸部均有损伤或病变,亦可见于高位截瘫或肌松剂作用所致;胸式呼吸与腹式呼吸不能同步常提示有肋间肌麻痹;吸气三凹征提示上呼吸道梗阻,呼气性呼吸困难提示下呼吸道梗阻。

4. 呼吸周期的吸呼比率 即吸呼比,是指一个呼吸周期中吸气时间与呼气时间之比。正常吸呼比为 1∶(1.5~2),吸呼比的变化反映肺的通气与换气功能。可通过直接目测或使用人工呼吸机(非控制呼吸时)呼吸活瓣的运动情况进行评估,精确测量时需通过呼吸功能检测。

(二) 通气功能监测

1. 潮气量(tidal volume,VT) 潮气量是指在平静呼吸时,一次吸入或呼出的气体量,是呼吸容量中最常用的测定项目之一。正常值 8~12ml/kg,平均约为 10ml/kg,男性略大于女性。VT 反映人体静息状态下的通气功能,在使用人工呼吸机时还可以通过测定吸气与呼气 VT 的差值反映出呼吸管道的漏气情况。

2. 每分钟通气量(minute ventilation,MV) 每分钟通气量是指在静息状态下每分钟呼出或吸入的气体量。MV=VT×RR。正常值为 6~8L/min,是肺通气功能最常用的监测指标之一,成人 MV>10~12L/min 常提示通气过度,MV<3~4L/min 则提示通气不足。

3. 生理无效容积(volume of physiological dead space,VD) 生理无效容积是指解剖无效腔与肺泡无效腔的容积之和。解剖无效腔指从口鼻气管到细支气管之间的呼吸道所占的空间,肺泡无效腔指肺泡中未参与气体交换的空间。健康人平卧时解剖无效腔与生理无效腔容积近似相等,疾病时生理无效腔容积可增大。VD/VT 的比值反映通气的效率,主要用于评价无效腔对病人通气功能的影响,有助于寻找无效腔增加的原因。VD/VT 正常值为 0.2~0.35。

笔记

4. 肺泡通气量(alveolar ventilation,VA) 肺泡通气量指在静息状态下每分钟吸入气量中达到肺泡进行气体交换的有效通气量。VA =（VT - VD）× RR。正常值 4.2L/min，可反映真正的气体交换量。

5. 呼气末二氧化碳（end-tidal carbon dioxide，$ETCO_2$） $ETCO_2$ 监测包括呼气末二氧化碳分压（pressure end-tidal carbon dioxide，$PETCO_2$）或呼出二氧化碳浓度、呼出二氧化碳波形及其趋势图监测，可反映肺通气功能状态和计算二氧化碳的生产量，同时也可反映循环功能、肺血流情况等。呼出气二氧化碳波形及趋势图是呼吸周期中测得的呼气末二氧化碳分压的变换曲线图，是临床常用的监测方法，可监测气管插管的位置是否正确、自主呼吸是否恢复、机械通气参数设定是否合理及心肺复苏是否有效等。

（1）$PETCO_2$ 监测原理：可根据红外线光谱原理、质谱原理或分光原理测定呼气末部分气体中的 CO_2 分压，其中红外线光谱法应用得最为广泛，主要利用 CO_2 能吸收波长为 4.3μm 的红外线，使红外线光数量衰减，其衰减程度与 CO_2 浓度成正比。

（2）$PETCO_2$ 监测的临床意义：①判断通气功能。$PETCO_2$ 的正常值是 35~55mmHg，在无明显心肺疾病的病人，$PETCO_2$ 的高低常与 $PaCO_2$ 的监测结果一起用来判断病人的通气功能状况，并可据此调节通气量，以避免通气过度或不足。②反映循环功能。$PETCO_2$ 在一定程度上也反映循环系统功能。低血压、低血容量、休克及心力衰竭时，随肺血容量减少 $PETCO_2$ 也降低，呼吸心跳停止时 $PETCO_2$ 迅速降为零。③判断人工气道的位置与通畅情况。通过 $PETCO_2$ 监测有助于判断气管插管是否在气管内及判断气管 - 食管导管的正确位置。气管插管移位误入食管时，$PETCO_2$ 会突然降低接近于零；气管 - 食管导管的导管双腔中随呼吸有明显 $PETCO_2$ 变化的腔应为气管插管开口。另外，通过 $PETCO_2$ 监测可了解气管与气管内导管的通畅情况，当发生阻塞时，$PETCO_2$ 气道压均升高。

（三）脉搏血氧饱和度

脉搏血氧饱和度（pulse oxygen saturation，SpO_2）是通过动脉脉搏分析来测定血液在一定氧分压下氧合血红蛋白占全部血红蛋白的百分比。

1. SpO_2 监测方法　临床上 SpO_2 通常是用脉搏血氧饱和度测定仪来监测获得的，脉搏血氧饱和度测定仪是一种对周围组织中动脉血的氧饱和度进行持续非创伤性监测的仪器。成人多用指夹法，如果病人指甲较厚或末梢循环较差时选用耳朵法；小儿监测时多采用耳朵法。

2. SpO_2 监测原理　血红蛋白具有光吸引的特征，但氧合血红蛋白与游离血红蛋白吸收不同波长的光线，利用光线分度计比色的原理，可以监测得到随动脉搏动血液中氧合血红蛋白对不同波长的吸收光量，而间接了解病人血氧分压的高低，判断氧供情况。

3. SpO_2 监测的临床意义　SpO_2 的正常值 96%~100%。临床上 SpO_2 与 SaO_2 有显著的相关性，在临床重症监护方面应用广泛，常用于监测呼吸暂停、发绀和缺氧的严重程度。SpO_2<90% 时常提示有低氧血症。但一氧化碳中毒时由于碳氧血红蛋白与氧合血红蛋白的吸收光谱非常近似，可能会因正常监测结果而掩盖严重的低氧血症。因此，一氧化碳中毒时不能以 SpO_2 监测结果来判断是否存在低氧血症。

（四）呼吸力学监测

1. 呼吸压力

（1）气道压：指气道开口处的压力。常用峰压、平台压与平均气道压等指标来描述起到压力变化，是机械通气时最常用的监测指标。

1）气道峰压：整个呼吸周期中气道内压力的最高值，在呼吸运动的动态变化过程中，用于克服肺和胸廓的弹性组织和黏滞阻力，与吸气流速、潮气量、气道阻力、胸肺顺应性和呼气末压力有关。机械通气时应保持气道峰压 <40cmH_2O，过高会增加气压伤的风险。

2）平台压：吸气后屏气时的压力，用于克服肺和胸廓的弹性阻力。与潮气量、肺顺应性和呼气末压力有关。机械通气时，平台压 >30~35cmH_2O，气压伤的风险增加，同时会使循环受到影响。

3）平均气道压：指连续数个呼吸周期中气道内压力的平均值。它反映了对循环功能的影响程度，平均气道压越高，对循环的抑制就越重。一般平均气道压小于 7cmH_2O 时对循环功能无影响。

（2）呼气末正压（PEEP）：正常情况下呼气末肺容量处于功能残气量时，肺和胸壁的弹性回缩力大小相等，力的方向相反。因此，呼吸系统的弹性回缩压为零，肺泡压也为零。但病理情况下，呼气末肺容量可高于功能残气量，使呼吸系统的静态弹性回缩压与肺泡压均升高，会产生内源性 PEEP，机械通气时还可以人为设置外源性 PEEP。

（3）经肺压：指气道开口压与胸膜腔压之间的差值，反映了在相应的肺容量时需要克服肺的阻力大

小，也是产生相应的肺容量变化消耗于肺的驱动压力。胸膜腔压力一般通过食管气囊导管法测量食管中下 1/3 交界处的压力。

(4) 最大吸气压力：是反映呼吸肌吸气力量的指标，正常男性 <-75cmH_2O，女性 <-50cmH_2O。

(5) 最大呼气压力：是反映呼吸肌呼气力量的指标，正常男性 >100cmH_2O，女性 >80cmH_2O。

2. 气道阻力（airway resistance，RAW）　气道阻力是指气流通过气道时进出肺泡所耗费的压力，用单位流量所需的压力差来表示，通常分为两种。①吸气阻力：正常值为 5~10cmH_2O/（L·s），计算公式：吸气阻力 =（峰压 – 平台压）/ 吸气末流量。②呼气阻力：正常值为 3~12cmH_2O/（L·s），计算公式：吸气阻力 =（平台压 – 呼气早期压）/ 呼气早期流量。

3. 肺顺应性（lung compliance，CL）　顺应性是单位压力改变所产生的肺容量变化，是反映弹性回缩力大小的指标，根据测量方法不同可分为两种。①静态顺应性（static compliance，Cst）：是指在呼吸周期中阻断气流的条件下测得的顺应性，正常值 100ml/cmH_2O，计算公式 Cst= 潮气量 /（平台压 –P_{peep}）。②动态顺应性（dynamic compliance，Cdyn）：是指在呼吸周期中不阻断气流的条件下通过寻找吸气末与呼气末的零流量点而测得的顺应性，正常值 50~800ml/cmH_2O，该结果与呼吸系统的弹性有关，且受到阻力的影响，计算公式 Cdyn= 潮气量 /（峰压 –P_{peep}）。

微课：
血气标本的采集和分析

（五）动脉血气分析监测

维持呼吸功能稳定、氧疗及应用呼吸机是急危重症病人的常用治疗手段，对呼吸状态的全面判断，并结合动脉血气分析，已经成为危重病人监测治疗必不可少的项目，通过血气分析可以监测病人的氧合状况以及酸碱平衡情况，可为危重病人的诊断与治疗提供可靠依据。目前临床上常用的血气分析为有创动脉血气分析。

1. 常用监测项目和指标

(1) 氧合作用指标的监测：①动脉血氧分压（PaO_2）的监测。动脉血氧分压是决定氧运输量的重要因素，指溶解在动脉血浆内的氧所产生的张力，反映了血浆中物理溶解的氧量，影响血氧饱和度与血红蛋白结合的氧量。PaO_2 测定值依靠动脉血气分析获得。PaO_2 的正常值为 80~100mmHg，60~80mmHg 为轻度低氧血症，40~60mmHg 为中度低氧血症，低于 40mmHg 为重度低氧血症。②动脉血二氧化碳分压（$PaCO_2$）监测：$PaCO_2$ 指溶解在血浆中的二氧化碳所产生的压力，由于 $PaCO_2$ 的肺通气功能与二氧化碳产生量平衡的结果，因此它是反映通气功能的常用指标，临床常用于评价病人通气量是否足够，指导机械通气。正常值为 35~45mmHg。$PaCO_2$ 降低表示肺泡通气过度；$PaCO_2$ 增高表示肺泡通气不足，出现高碳酸血症，是诊断Ⅱ型呼吸衰竭必备的条件。③动脉血氧饱和度（SaO_2）的监测：SaO_2 是指氧合血红蛋白占血红蛋白的百分比，即动脉血液中血红蛋白在一定氧分压和氧结合的百分比。正常值为 96%~100%，SaO_2 与血红蛋白的多少没有关系，而与血红蛋白和氧的结合能力有关，其数值表示血液内氧和血红蛋白结合的比例，虽然多数情况下也作为缺氧和低氧血症的客观指标，但与 PaO_2 不同的是它在某些情况下并不能完全反映机体缺氧的情况，特别是当合并贫血或血红蛋白减低时，SaO_2 可能正常，但实际上病人可能存在一定程度的缺氧。血氧饱和度与血氧分压及血红蛋白离解曲线有直接关系。氧和血红蛋白的结合与氧分压有关，受温度、CO_2 分压、H^+ 浓度等影响，也与血红蛋白的功能状态有关，如碳氧血红蛋白、变性血红蛋白就不再具有携氧能力。④动脉血氧含量（CTO_2）：是指每 100ml 动脉血中的含氧量，以毫升为单位，即除了溶解于动脉血液中的氧量以外，还包括与血红蛋白结合的氧量。1g 血红蛋白完全与氧结合，可结合氧 1.34ml。CTO_2 正常值为 16~20ml/dl。CTO_2 与氧分压之间存在一定关系，但是当氧分压超过 100mmHg 时，随氧分压的增高血红蛋白的携氧量将不再继续增加，而呈平行的比例关系。⑤二氧化碳总量（T–CO_2）：是指存在于血浆中一切形式 CO_2 的总和。正常值为 28~35mmol/L。一般在 $PaCO_2$ 增高时 T–CO_2 增高；而血中 HCO_3^- 增高时 T–CO_2 亦增高。

(2) 氧交换效率的监测：动脉血氧分压 / 吸氧浓度（PaO_2/FiO_2）的监测　是反映氧合作用及气体交换效率的最简化指标。对快速估计病人气体交换状态，是否需要使用其他指标作进一步监测。随着吸入氧浓度（FiO_2）的增加，正常人的 PaO_2 也上升，PaO_2/FiO_2 正常值为 400~500mmHg。肺通气 / 血流比例失调、弥散功能障碍及动静脉瘘等可使 PaO_2/FiO_2 比值下降。急性呼吸衰竭时比值可小于 300mmHg，当比值小于 150mmHg 时提示病人气体交换及氧合作用极差，为气管插管及机械通气指征。

(3) 酸碱平衡指标：详见本章第七节“体液平衡监护”。

2. 血气分析标本的留取　血样为动脉或是动静脉混合血，一般选择较易触到或较易暴露部位的动脉进行穿刺采取血样。在抽取动脉血气标本时必须先用肝素钠稀释液湿润注射器或使用特殊血气分析注射器，在抽取动脉血样前推净注射器内的液体和气泡。选择在动脉搏动最明显处进针采血2ml。采血后注意立即拔出针并将针头插入准备好的胶塞内密封与空气隔绝。这时将注射器轻摇，使血液和肝素充分混匀，防止凝血。

3. 影响血气分析结果的因素

(1)心理因素：病人在抽血样时恐惧、烦躁不安、精神紧张而诱发快速呼吸，则可导致 $PaCO_2$ 降低；若病人因害怕而导致疼痛屏气，则可发生通气不足导致 $PaCO_2$ 升高。对烦躁、精神紧张病人需休息30min，必要时使用镇痛剂。

(2)采血量及肝素浓度：肝素浓度是准确血气分析结果的核心保证，肝素用量过多可造成稀释性误差，使pH、$PaCO_2$ 值偏低、$PaCO_2$ 值偏高，出现假性低碳酸血症。但是肝素量过少，便起不到抗凝的作用。国际生化联合会(IFCC)推荐血气标本中肝素的最终浓度为50U/ml。

(3)采血部位与进针角度：动脉采血部位应选择侧支循环丰富，外周浅表易触及，大小合适，进针时疼痛少的动脉。桡动脉为最合适的穿刺部位。桡动脉无法穿刺时可选择足背动脉(足背动脉通过处即足背内外踝中点，为胫前动脉的直接延续)、肱动脉、股动脉。

(4)血标本有气泡：因为气泡会影响血气的pH、$PaCO_2$、PaO_2 的检测结果，特别是 PaO_2 值。理想的血气标本，其空气气泡应低于5%。

(5)采血时机：采血时机要适合。病人在吸氧情况下会明显影响动脉血气分析结果。要正确了解病人是否出现呼吸衰竭，病情许可的情况下可停止吸氧30min，机械通气设置参数30min后采血进行血气分析。

(6)标本送检时间：应及时送检。$PaCO_2$、PaO_2 和乳酸的检测必须在15min内完成，其余项目如pH、电解质、BUN、血红蛋白、血细胞比容和血糖的检测，要求在60min内完成。对于检测乳酸的标本，检测前必须在冰箱(冰水)中保存。其他检测项目标本可在室温或冰水中保存不超过1h。

二、人工气道的管理

人工气道(artificial airway)指运用各种辅助设备和特殊技术在生理气道与空气或其他气源之间建立的有效连接，以保证气道通畅，维持有效通气。然而，人工气道的建立也会在一定程度上损伤和破坏机体正常的生理解剖功能，给病人带来危害。人工气道包括口咽通气管、鼻咽通气管、喉罩、气管插管导管、气管切开套管等，与机械通气相关的人工气道主要包括气管插管、气管切开置管，人工气道的管理会影响病人的预后，其管理如下：

(一) 人工气道的固定

妥善固定人工气道，严密观察人工气道固定情况，每班记录导管插入深度，以便及时发现导管移位。在固定人工气道前，应保持病人面部清洁、干净，并剔净胡须，洗净口鼻腔分泌物。人工气道可用胶布、边带，或者专用固定带等固定。固定松紧度以通过一根手指为宜。

固定人工气道的固定带，应定期更换或潮湿后随时更换，注意保护面部和颈部皮肤，防止皮肤损伤。

(二) 气管内吸引

1. 气道分泌物吸引指征　包括以下几个方面：气管导管内可见明显分泌物；病人频繁或持续呛咳；听诊气管或胸部有明显痰鸣音；分泌物引起的 SpO_2 突然降低；呼吸机流速 - 时间曲线呼气相出现震动；呼吸机出现高压或低潮气量报警；病人突发呼吸困难、口唇和黏膜发绀等。

2. 负压吸引压力　负压吸引，压力要适宜，负压过大容易损伤气道黏膜引起出血等，负压过小不易清除气道分泌物。

3. 吸引方式　包括开放式和密闭式吸引方式。以往多采用开放式吸痰装置，但由于在操作过程中需要分离病人与呼吸机间的管道连接，开放式吸引容易出现气道分泌物和呼吸机管道冷凝水外喷污染环境，同时断开呼吸机回路后PEEP消失，肺容量降低，不利于保持气道压力和密闭性，容易出现肺内负压增加和低氧血症等。20世纪80年代后期引入密闭式吸痰装置，因其不影响病人与呼吸机

管路的连接，对呼吸和循环影响较小，可维持呼气末正压和减少对周围环境的污染，临床上应用日渐增多。

4. 吸痰注意事项　①吸痰前后予以纯氧，可避免出现低氧血症；②吸痰管选择不能太细或太粗，吸痰管直径不应超过导管内径的 1/2，以 1/3 为宜，吸痰管长度应比气管导管长 4~5cm 为宜；③每次吸引时间不超过 15s，以减少低氧血症的发生。

0407

微课：
人工气道的湿化

（三）人工气道湿化

正常呼吸道对吸入气体有加温、湿化和过滤作用，人工气道的建立使吸入气体绕过了上呼吸道，使上呼吸道原有的湿化、加温、过滤等功能消失，呼吸道防御功能减弱。如果机械通气病人人工气道湿化不足，将在人工气道或气管和支气管内形成痰痂，影响通气治疗的效果，甚至造成气道堵塞导致窒息，直接威胁病人生命。因此人工气道的加温和湿化是护理工作的重要内容。

主动湿化和被动湿化

主动湿化主要指在呼吸机管路内应用加热湿化器进行呼吸气体的加温加湿（包括不含加热导线，含吸气管路加热导线，含吸气呼气双管路加热导线）；被动湿化主要指应用人工鼻（热湿交换器型）吸收病人呼出气的热量和水分进行吸入气体的加温加湿。不论何种湿化，都要求进入气道内的气体温度达到 37℃，相对湿度 100%，以更好地维持黏膜细胞完整，纤毛正常运动及气道分泌物的排出，降低呼吸道感染的发生。

1. 湿化方法　常见的温化和湿化方法包括加热型湿化器、雾化湿化器和热湿交换器（人工鼻）。国内机械通气临床应用指南（2006）建议不管采取何种湿化方式，均要求气管近端的温度为 37℃，相对湿度为 100%，这是最理想的状态。机械通气时使用加热湿化器对吸入气体进行温化和湿化，湿化器内需加入无菌蒸馏水，不能加入生理盐水或其他药液。为保证温化、湿化效果，可使用吸气回路带加热导丝的加热湿化器。

AIRVO 2 呼吸湿化治疗仪

AIRVO 2 呼吸湿化治疗仪目前在临床应用较普遍，它是一款湿化器 / 风机系统合为一体的高流量呼吸湿化治疗仪器，这个设备通过内置加温加湿器可以输送 37℃、44mg/L 温湿度，气流系统可以提供 2~60L/min 流量，可提供精确可调氧浓度（21%~100%），内置一体式氧浓度监测，给临床提供了一种革命性的治疗新方案。它具有舒适、冲刷解剖学无效腔（气流）、纤毛清理、低水平压力（气流）、精准氧浓度（气流）的特点，用于有自主呼吸的病人，如低氧血症，严重创伤，呼吸衰竭，心功能不全，ARDS，COPD，外科术后等病人。通过提供高流量，精确氧浓度、可控制温度和湿度进行有效的呼吸治疗，并可减少鼻咽部无效腔，提供持续的低水平正压，提高舒适度并改善气道黏膜纤毛清理功能。

其原理是使用前为病人设定合适的气体流量，经鼻高流量内部的流量感受器及涡轮系统会根据外接氧流量大小自动调节空气流量，使两者之和保持在设定的流量值，同时按空氧比例形成一定氧浓度，在屏幕上可实时监测。与此同时加热底座及水罐也可对高流量气体加温湿化，内置加热线路的呼吸管可保证气体在输送到病人端过程中温湿度不会下降。同时 MR290 湿化罐能自动加水，其双浮子结构还将保持水罐中水量的恒定，无需人工打开呼吸管道向湿化罐内加水。因此，经过 MR850 湿化系统的加温、加湿作用，能够提供 37℃、相对湿度为 100% 及绝对湿度为 44mg/L 的气体，并保证其密闭性，不会因灭菌水多次开放倾倒造成人为污染，还能保证湿化罐内水位的恒定刻度，不会导致加水过度或缺水。

2. 湿化标准　湿化程度评定标准分为以下三类。①湿化满意：病人安静，分泌物稀薄，能顺利吸出或咳出，导管内没有结痂，呼吸道通畅，听诊无痰鸣音。②湿化不足：痰液黏稠不易咳出，导管内有痰痂、血痂，严重者可突然出现吸气性呼吸困难、烦躁、发绀及血氧饱和度下降，听诊有干啰音。③湿化过度：病人频繁咳嗽，烦躁不安，痰液过度稀薄需不断吸引，甚至可自行喷出；严重者可出现缺氧性发绀、血氧饱和度下降及心率、血压的变化，听诊肺部和气管内痰鸣音明显。

（四）气囊管理

微课：人工气道气囊的管理

1. 气囊压力管理　常规使用气囊压力监测仪来监测人工气道气囊压力，采用最小封闭压力法或最小漏气技术进行气囊注气，维持高容低压套囊压力在 25~30cmH_2O 之间，既可有效封闭气道，又不高于气管黏膜毛细血管灌注压，可预防气道黏膜缺血性损伤及气管食管瘘，拔管后气管狭窄等并发症。定时检查气囊压力，并及时调整。

2. 气囊上滞留物的清除　建立人工气道，特别是气管插管后，病人的吞咽受限，口腔分泌物及胃食管食管反流物受气囊阻隔滞留于气囊上方，造成局部细菌繁殖，分泌物可顺气道进入肺部，导致肺部感染。清除气囊上滞留物，目的是清除气管插管套囊与气管壁间隙的分泌物，防止分泌物积聚引起气管黏膜糜烂及感染。目前一般不主张常规定期气囊放气，因气囊放气时间短，且影响通气功能，而气囊压迫区的黏膜毛细血管血流难以恢复。临床上利于带有侧孔的气管插管或气管切开套管，进行持续声门下吸引或气道冲洗，以清除声门下至插管气囊之间的分泌物。因此采用声门下分泌物引流可有效预防肺部感染。持续声门下吸引是采用负压吸引装置对气管导管球囊上方分泌物进行持续性引流，且引流充分，但需要注意局部黏膜干燥、出血、影响局部血供等并发症。间断声门下吸引则间断进行分泌物的引流，如病人分泌物较多时则不能保证充分引流，增加感染几率。

《机械通气临床应用指南》（中华医学会重症医学分会，2006 年）推荐意见：应常规监测人工气道的气囊压力；有条件的情况下，建立人工气道的病人应进行持续声门下吸引。

（五）常见并发症及处理

1. 人工气道相关并发症

（1）脱管：与导管固定不佳和牵拉有关，表现为呼吸机低潮气量报警、喉部发声和窒息等。应紧急处理，保持气道通畅，应用简易呼吸球囊通气和供氧。

（2）气管堵塞：与痰栓、异物、导管扭曲、气囊脱出嵌顿导管口有关，表现为不同程度的呼吸困难，严重者可出现窒息。应针对原因及时处理，如调整人工气道位置、抽出气囊气体、试验性插入吸痰管等。如果经处理后气道梗阻仍不缓解，则应立即拔除气管导管，重新建立人工气道。

（3）气道损伤：与插管时机械性损伤，吸痰、导管压迫气道和气囊压迫气管黏膜等有关。

2. 机械通气引起的并发症

（1）呼吸机相关肺损伤（VILI）：指机械通气对正常肺组织造成的损伤或使已损伤的肺组织进一步加重，包括气压伤、容积伤、萎陷伤等，临床可表现为皮下气肿、纵隔气肿、气胸和肺水肿等。

（2）呼吸机相关性肺炎（VAP）：指机械通气 48h 后发生的院内获得性肺炎。预防 VAP 的发生应用集束化管理模式对机械通气病人进行管理，包括手卫生、病人体位、气道管理、呼吸机管道管理等预防措施。

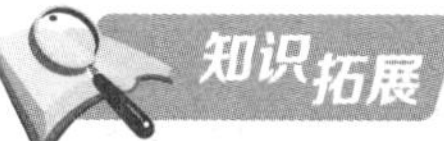

呼吸机相关性肺炎

呼吸机相关性肺炎（ventilator-associated pneumonia，VAP）是指开始机械通气 48h 后出现的肺实质感染。根据不同人群，VAP 的患病率为 6%~52% 不等，与其他住院病人相比，ICU 病人发生率更高，是重症医学科（ICU）内机械通气病人最常见的并发症和感染性疾病之一。VAP 可使机械通气病人住院时间和 ICU 留治时间延长，抗菌药物使用增加，并导致重症病人病死率增加，严重影响重症病人的预后。

根据 VAP 发生时间的不同，可分为早发性 VAP 和晚发性 VAP。早发性 VAP 是指机械通气后 48h 到 5d 内发生的 VAP，多由敏感菌引起，如肺炎链球菌、流感嗜血杆菌、甲氧西林敏感金黄色葡萄球菌（methicillin sensitive staphylococcus，MSSA）和敏感的肠道革兰阴性杆菌（如大肠杆菌、肺炎克雷伯杆菌、变形杆菌和黏质沙雷杆菌）等。晚发性 VAP 是指机械通气时间 ≥ 5d 发生的 VAP，很可能是多重耐药（MDR）细菌所致，包括铜绿假单胞菌、肺炎克雷伯杆菌、鲍曼不动杆菌、耐药肠道细菌属及 MRSA 等，免疫抑制病人还需要考虑嗜肺军团菌感染的可能。

随着我国重症医学的发展，机械通气技术在 ICU 应用的日益普及，如何正确诊断、有效预防与治疗 VAP 成为重症医学领域最关注的问题之一。同学们可参考由中华医学会重症医学分会制定的《呼吸机相关性肺炎诊断、预防和治疗指南（2013）》以及由美国感染性疾病学会（SHEA）和美国健康护理流行病学会（IDSA）联合制定的相关指南《呼吸机相关性肺炎预防策略（2014 SHEA/IDSA 更新）》。

（闵小彦）

第四节　神经系统功能的监护

病人，男性，42 岁，因“高处坠落致意识障碍 5h”收住 ICU。入院后病人呼唤睁眼，对答部分切题，刺痛下能定位，两瞳孔等圆，均为 3.0cm，对光反应迟钝，颅内压监测压力为 2.7kPa，BP 140/90mmHg，HR 60 次 /min，R 17 次 /min，SpO_2 在 95%。

请思考：

1. 如何评估病人神志，GCS 评分有几分？
2. 病人是否有颅内高压，分析导致该病人产生颅内压升高的原因可能有哪些？

一、常用监测指标和意义

（一）神经系统体征的监测

微课：神经系统功能监测指标和意义

1. 意识状态监测　意识是指机体对自身和周围环境的刺激做出应答反应的能力。意识状态是神经系统功能监测中最常用、最简单、最直观的观察。意识的内容为高级神经活动，包括定向力、感知力、注意力、记忆力、思维、情感和行为等，正常的意识状态通常描述为意识清醒。意识障碍是指个体对外界环境刺激缺乏正常反应的一种精神状态，表现为对自身及外界环境的认识及记忆、思维、定向力、知觉、情感等精神活动的不同程度异常改变。意识障碍可表现为觉醒度下降和意识内容变化，临床常通过病人的言语反应、针对针刺的痛觉反应、瞳孔对光反应、吞咽反射、角膜反射等来判断意识障碍的程度。

（1）以觉醒度改变为主的意识障碍：包括嗜睡、昏睡、浅昏迷和深昏迷。

（2）以意识内容改变为主的意识障碍：①意识模糊表现为情感反应淡漠，定向力障碍，活动减少，语言缺乏连贯性，对外界刺激可有反应，但低于正常水平。②谵妄表现为认知、注意力、定向与记忆功能受损，思维推理迟钝，语言功能障碍，错觉、幻觉，睡眠觉醒周期紊乱等，可表现为紧张、恐惧和兴奋不安，甚至可有冲动和攻击行为，多数情况下呈昼轻夜重的规律。③痴呆：一般仅指智力的丧失，痴呆早期多表现为记忆力减退，进展后逐渐丧失与外界环境交流的能力。

（3）特殊类型的意识障碍：①去皮质综合征的病人对外界刺激无反应，无自发性言语及有目的动作，瞳孔对光反射以及睡眠觉醒周期存在，病人常可长期存活，常见于各种急性缺氧性脑病、脑炎、中毒和严重颅脑外伤后等。②无动性缄默征：又称睁眼昏迷，为脑干上部和丘脑的网状激活系统损害所

致，而大脑半球及其传导通路无损害。病人貌似觉醒，但缄默不语，不能活动。四肢肌张力低，腱反射消失，肌肉松弛，大小便失禁，无病理征。对任何刺激无意识反应，睡眠觉醒周期存在，见于脑干梗死。③植物状态：病人对自身和外界的认知功能完全丧失，呼之不应，有自发或反射性睁眼，存在吮吸、咀嚼和吞咽等原始反射，有觉醒睡眠周期，大小便失禁。

2. 格拉斯哥昏迷评分量表（GCS）　该评估方法是对病人的意识障碍及其严重程度进行观察和测定，按检查时病人睁眼反应、语言反应和运动反应的情况给予记分，总分最高分为 15 分，最低为 3 分。总分越低，表明意识障碍越重。

3. 谵妄的评估　ICU 常用的谵妄评估量表为 ICU 意识模糊评估法（confusion assessment method for the ICU，CAM-ICU），是 ICU 成年病人谵妄监测最有效和可靠的评估工具。

4. 镇静的评估　ICU 常用的镇静工具有 Ramsay 评分、Richmond 烦躁 - 镇静评估（Richmond agitation sedation scale，RASS），其他如 Riker 镇静 - 躁动评分（SAS）、肌肉活动评分法（MAAS）等。其中，Ramsay 评分法是目前临床上使用最为广泛的镇静评估工具，它的评分范围从 -5 至 +4 分，最佳镇静目标为 -2 至 0 分，即浅镇静。

5. 瞳孔的观察

（1）瞳孔的大小、形状和对称性：正常情况下瞳孔呈圆形，位置居中，两侧等大等圆，直径为 2~5mm。①瞳孔缩小：指瞳孔直径小于 2mm，如果直径小于 1mm 称为针尖样瞳孔。单侧瞳孔缩小见于同侧小脑幕裂孔疝早期；双侧瞳孔缩小见于有机磷、吗啡、氯丙嗪等中毒。②瞳孔散大：指瞳孔直径大于 5mm。一侧瞳孔扩大、固定，常提示同侧颅内血肿或脑肿瘤等颅内病变所致的小脑幕裂孔疝的发生。双侧瞳孔散大，见于颅内压增高、颅脑损伤或濒死状态。

（2）对光反应：正常情况下，瞳孔对光反应灵敏，在光亮处瞳孔收缩，昏暗处瞳孔扩大。如果瞳孔大小不随光线刺激的变化而变化时，称对光反应消失，一般见于危重或深昏迷病人。

6. 眼球和角膜反射

（1）眼球的位置：观察眼球的运动，可提示神经系统疾病或损伤的情况。脑桥受损时，病人两眼迅速向下运动，然后缓慢回到正常位置；浅昏迷时，表现为双眼自发性缓慢水平活动，深昏迷时双眼球固定于中央位；大脑半球额叶损害时，双眼球水平性同向凝视正常肢体一侧；双眼凝视瘫痪肢体一侧，常见于脑桥损害；双眼下视麻痹或上视麻痹均提示脑干病变；眼球震颤提示脑干病变或小脑损害；双眼球分离，一侧眼球向上而另一侧眼球向下偏斜常为脑干损害征象；眼球向上或左右不停活动，提示癔症可能。

（2）角膜反射：浅昏迷时角膜反射存在，中度昏迷时角膜反射常减弱，深度昏迷时角膜反射消失。一侧角膜反射消失提示对侧大脑半球病变或同侧脑桥病变。

7. 运动系统

（1）肌力评估：肌力是肌肉收缩的力量，肌力分级法是评估肌力的一种重要方法，在临床上应用广泛，但肌力评价比较主观，受检查者的经验和病人的配合程度等因素影响。MRC（the UK medical research council）分级操作简单、可靠，临床应用较广。改良的 MRC 分级在对周围神经损伤后功能恢复进行评定时显示出明显的优越性。进行肌力评估时，需要检查每个肢体的肌力。

（2）肌张力：肌张力是指肌肉组织在静息状态下一种不随意的、持续的、微小的收缩，即肌肉在静息松弛状态下的紧张度。肌张力的评定能够提供治疗前的基线评定结果；提供制订治疗方案和选择治疗方法的依据；评价各种治疗的疗效。

痉挛是常见的肌张力异常，是一种由牵张发射兴奋性增高的表现，常由上运动神经元损伤后所致。ICU 常用改良的 Ashworth 量表（Modified Ashworth Scale，MAS），进行评估。

（3）共济运动：最常用测试小脑功能的试验包括罗姆伯格试验、手指指鼻和迅速轮替试验。

8. 神经反射　神经系统早期损害时可出现反射变化。反射检查时应注意对比，两侧反射的不对称较反射强弱的变化更具有诊断意义。反射分为深腱反射和皮肤反射或浅反射(腹壁反射、提睾反射)。深腱反射通常分为 0~4 级，其中第 2 级是正常的反应。浅反射分为正常、病理性和缺如。临床常见的病理反射有霍夫曼征（Hoffmann sign）、巴宾斯基征（Babinski sign）、奥本海姆征（Oppenheim sign）、戈登征（Gordon sign）等。

9. 感觉系统　感觉包括浅感觉(痛觉、温度觉和触觉)和深感觉或本位感觉(位置觉、震动觉和皮质感觉)。检查应从感觉缺失或减退区开始,逐渐移向过敏区及正常区。发现感觉障碍时,应评估障碍的程度(如减退、缺失、过敏)、性质及其范围。

10. 其他　颅内压增高的典型体征包括收缩压升高伴脉压增大、缓脉和呼吸不规则;熊猫眼征(眶周的青紫与水肿)提示前颅底骨折;脑脊液漏提示颅底骨折;脑膜刺激征表现为颈项强直,凯尔尼格征(Kernig sign)阳性,布鲁津斯基征(Brudzinski sign)阳性。

(二)颅内压监测

颅内压(intracranial pressure,ICP)是颅腔内容物(脑组织、脑脊液和血液)对颅腔壁产生的压力,由脑室或脊髓蛛网膜下腔导出的脑脊液(CSF)压表示,正常成人平卧时颅内压为 10~15mmHg(1.33~2kPa)。

1. 监测方法

(1)脑室内测压:目前临床上最常用的方法,此法操作简单,精确度高。经颅骨钻孔后,将硅胶导管插入侧脑室,然后连接压力换能器,再接上监护仪即可测试颅内压。其优点是简便、直接客观、测压准确,便于检测零点漂移。同时可以引流脑脊液,可经导管取少量脑脊液进行检查或注入药物;ICP 增高时可经导管放出适量的脑脊液以降低颅内压。缺点是其穿刺难度较大,当 ICP 增高、脑肿胀导致脑室受压变窄、移位甚至消失时,脑室穿刺及置管较困难;且置管超过 5d 感染概率大大增加,有颅内感染的危险,故置管时间避免超过一周。在监护时应避免非颅内因素导致的 ICP 增高。例如呼吸道阻塞、烦躁、体位偏差、高热等。

(2)硬脑膜下测压:经颅骨钻孔,打开硬膜,拧入中空螺栓与蛛网膜紧贴,螺栓内注入液体,外接监护仪进行颅内压监测。可多处选择测压点,不穿透脑组织。但硬膜开放容易引起感染。测压受多因素影响,准确性较差。

(3)硬膜外测压:将压力换能器放置于硬膜与颅骨之间进行监测,避免压迫过紧或过松。此方法保持了硬膜的完整性,感染机会较少,可长期监测。通常此法测得 ICP 较脑室内测压略高 2~3mmHg。现在多采用光导纤维颅内压监测,颅骨钻孔后,将传感器探头以水平位插入 2cm,放入硬脑膜外,此法操作简单,可持续监测,活动时对压力影响不大。

(4)腰部蛛网膜下腔测压:方法简便易行,操作方便,但是可能发生神经损伤、出血、感染等并发症。当病情严重或怀疑 ICP 极高有形成脑疝的危险时,被视为禁忌。当颅内炎症使蛛网膜黏连或椎管狭窄导致脑脊液循环梗阻时,腰椎穿刺所测得的压力不一定能够真实地反映 ICP 的变化。

2. ICP 分级　ICP 超过 15mmHg 称为颅内压增高,15~20mmHg 为轻度增高,21~40mmHg 为中度增高,>40mmHg 为重度增高。

3. 适应证

(1)颅内压进行性升高的病人:主要见于脑水肿、颅脑外伤、颅内感染、脑血管意外、颅内肿瘤、脑脊液循环通路受阻、脑脊液分泌增多或呼吸障碍、动脉压的急剧增高等。

(2)颅脑手术后的病人:根据监测压力的变化,判断病情变化、治疗效果及病人预后。

(3)机械通气使用呼气末正压(PEEP)的病人:包括重症颅脑损伤或其他原因,可根据颅内压改变进行调整。

4. 影响因素

(1) $PaCO_2$:脑血管对 CO_2 的反应很敏感,这并非 CO_2 的直接影响,而是通过改变脑血管周围细胞外液 pH 而引起的。$PaCO_2$ 下降时,pH 上升,脑血流和脑血容量减少,ICP 下降;$PaCO_2$ 增高时,pH 下降,脑血流和脑血容量增加,ICP 升高。

(2) PaO_2:PaO_2 在 60~300mmHg 范围内变动时,脑血流量和颅内压基本不变。当 PaO_2 低于 50mmHg 时,脑血流量明显增加,ICP 增高。低氧血症持续过长,脑水肿已形成,即使 PaO_2 改善,颅内压也未必恢复。如缺氧合并 $PaCO_2$ 升高,则直接损害血脑屏障,更易导致脑水肿,颅内压往往持续增高,病情更加凶险。

(3)血压:平均动脉压在 50~150mmHg 波动时,依靠脑血管的自动调节机制,颅内压不改变,超出这

一限度，ICP 将随血压的升高或降低而呈平行改变。

(4) CVP：胸内压及中心静脉压（CVP）对颅内压有直接影响，CVP 升高，静脉回流障碍，颅内压升高。因此，呛咳、憋气、正压机械通气、腹内压升高等都可以使颅内压上升。反之，CVP 降低，ICP 降低。

(5)其他：使脑血流增加的药物可导致 ICP 升高。静脉麻醉药硫喷妥钠、依托咪酯、丙泊酚(异丙酚)、地西泮和麻醉性镇痛药都可使脑血流减少、脑代谢降低、颅内压下降。甘露醇等渗透性利尿剂使脑细胞脱水，成为降颅压的主要用药。体温每下降 1℃，颅内压降低 5.5%~6.7%。

二、脑复苏

脑复苏是心肺复苏的目的，是防治脑缺血缺氧、减轻脑水肿、保护脑细胞、恢复脑功能到心搏骤停前水平的综合措施。

（一）脑复苏适应证

微课：
脑复苏

1. 决定脑复苏适应证的因素　①初期复苏是否及时有效；②复苏过程中神经系统体征。心脏停搏距心肺复苏开始时间常难以准确估计，神经系统体征对于此段时间的推断更具有意义。

2. 适应证和开始复苏的时间　估计心肺复苏不够及时(大于 4min)，且已呈明显的脑缺氧体征时，应立即复苏。

3. 避免盲目脑复苏　体温升高及肌张力亢进、痉挛、抽搐及至惊厥，都是缺氧性损伤的体征，说明脑缺氧时间较长。复苏过程中应对这些体征进行检测和观察。体温的上升常先于肌张力的改变，但如不连续检测，则未必能及时发现。对肌张力的改变也应反复检查。对心脏停搏的时间很短(小于 4min)的病人盲目进行脑复苏，很可能使本来能自然恢复的病程复杂化，甚至丧失恢复机会。如果脑损伤的程度已使病人的肌张力完全丧失(即软瘫)时，病情往往已接近“脑死亡”的程度，目前的脑复苏措施还不能使其恢复。

（二）脑复苏的主要措施

脑复苏的原则在于防止或缓解脑组织肿胀和水肿。脱水、降温和肾上腺皮质激素是现今较为行之有效的防治急性脑水肿的措施。脑复苏主要目的，是促进脑循环再流通，加强氧和能量供给，降低脑细胞代谢率，纠正脑水肿，降低颅内压。具体措施如下：

1. 体位　脑复苏时应采取头部抬高 15° ~ 30° 的体位，以利于静脉回流，增加脑血供，减轻脑水肿。

2. 维持合适的血压　在缺氧状态下，脑血流的自主调节功能丧失，主要靠脑灌注压来维持脑血流。因此，对复苏后的病人应维持正常的或稍高于正常水平的血压，降低增高的颅内压，以保证良好的脑灌注，但同时应防止血压过高而加重脑水肿。

3. 机械通气　脑复苏病例都应该实施机械通气，其目的不仅在于保持病人氧合良好，还在于借轻度的过度通气($PaCO_2$ 25~35mmHg)造成呼吸性碱中毒引起脑血管收缩以减轻脑水肿的发展。

4. 低温治疗　低温是脑复苏综合治疗的主要组成部分，低温可使脑细胞的需氧量降低，从而维持脑氧供平衡，起到脑保护作用。体温每降 1℃，可使代谢下降 5%~6%。为保护大脑和其他脏器，对复苏后病人，应采取低温措施。

微课：
亚低温治疗

(1) 低温治疗的适应证：循环停止时间较久或病人呈现体温升高或痉挛性麻痹者，应予降温。心搏停止未超过 4min 或病人已呈现软瘫状态时，不是低温治疗适应证。

(2) 低温治疗降温时间要“早”，速度要“快”，低温程度要“够”，持续时间要“长”。一般要求在 3~6h 将体温降至 32~35℃。如超过 6h 开始降温或体温超过 35℃，通常无效。

(3) 降温方式：全身降温，重点头部，力争在 3~6h 内使鼻咽部、食管或直肠温度降至 32~35℃，全身可用冰毯或用冰袋置于颈、腋、腹股沟等大血管经过的部位，头部可用冰帽重点降温。

(4) 低温治疗的药物：为了防治全身降温所引起的寒战反应。降温前首先必须使用药物抑制寒战反应。这类药物有丙嗪类、地西泮、巴比妥类药物。

(5) 低温治疗持续时间：低温治疗持续时间要视病人中枢神经系统功能恢复程度而定。当病人神志开始恢复或好转时即可终止低温治疗。此后，即可停用冰帽、冰袋，任其自行复温至 36~37℃。镇静

药物的使用应持续至体温恢复正常后 1~2d 再行停药。低温治疗过程中病房温度应保持在 18~22℃为宜,复温时保持在 22~26℃为宜。

(6) 低温治疗的并发症:低温治疗的并发症主要与病人病情过重、降温过低(<28℃),持续时间过长有关。主要并发症有干扰造血功能,导致出血倾向及抗感染能力下降;影响心血管功能,导致心律失常及血压下降;影响胃肠道功能导致胃潴留,腹胀及上消化道出血;以及复温困难等。

5. 呼吸管理和高压氧治疗　在继续进行有效的人工通气、及时监测动脉血气分析结果和促进自主呼吸的同时,应注意加强气道管理,保持气道通畅,注意防治肺部并发症。应用机械通气时,应密切注意监测所选择的通气模式和通气参数、呼吸频率与节律、血氧饱和度等反映呼吸功能的指标。高压氧治疗通过增加血氧含量及其弥散功能,提高脑组织氧分压,改善脑缺氧,降低颅内压,有条件者可尽早使用。

6. 脑复苏药物的使用

(1) 脱水剂:应用渗透性利尿剂脱水,配合降温,以减轻脑组织水肿和降低颅压,促进大脑功能恢复。通常选用 20% 甘露醇快速静脉滴注,联合使用呋塞米、25% 白蛋白和地塞米松。在脱水治疗时,应注意防止过度脱水,以免造成血容量不足,难以维持血压的稳定。

(2) 激素:首选地塞米松。可降低颅内压、改善脑循环、稳定溶酶体膜、防止细胞自溶和死亡。

(3) 促进脑细胞代谢的药物:常用巴比妥类药物、钙离子通道阻滞剂、氧自由基清除剂和铁离子螯合剂等。

(三) 脑复苏的监测

护士应熟练进行各项抢救治疗的配合、药品器械的供应,同时应密切观察病人病情的变化。尤其在复苏成功后病情尚未稳定时,更需严密监测各脏器功能、妥善护理,预防各种并发症。

1. 脑电图(electroencephalography,EEG)　脑电图显示的是脑细胞群自发而有节律的生物电活动,是皮质锥体细胞群及其树突突触后电位的总和。通过 EEG 的频率、振幅、波形变化,了解大脑功能状态。正常人的脑电图波形根据振幅和频率的不同可分为 α 波、β 波、θ 波和 δ 波。①脑缺血缺氧的监测:EEG 对脑缺血缺氧十分敏感。缺血缺氧早期,出现短阵的 EEG 快波,当脑血流继续减少,EEG 波幅开始逐渐降低,频率逐渐减慢,最后呈电位线;②昏迷病人的监测:EEG 是昏迷病人脑功能监测的重要指标,可协助判断病情及预后。昏迷时 EEG 一般常呈现 δ 波,若恢复到 θ 波或 α 波,表明病情有所改善;反之,若病情恶化,δ 波将逐渐转为平坦波形。

2. 脑血流图监测　脑是机体代谢最旺盛的器官之一,脑的重量仅为体重的 2%,脑血流量却占心排血量的 15%,脑的耗氧量占全身耗氧量的 15%~20%。脑功能需要依赖足够的血供才能维持,一旦脑血氧供给障碍或血流中断,脑功能就难以维持而发生一系列病理生理变化,甚至发生脑死亡。通过脑血流监测,可以反映脑功能状态。①脑电阻(rheoencephalography,REG)检查:它主要反映脑血管的充盈度、动脉壁弹性和血流动力学变化,从而判断脑血管和脑功能状态,有一定临床意义,并广泛应用于临床;② Doppler 血流测定:Doppler 血流测定为非创伤性的简单监测方法,只需将探头置于所测部位,即可用声音反映或用荧光屏显示出局部的血流情况;③其他脑功能监测方法还有地形图、脑诱发电位及 CT、MRI 等。

3. 脑电双频谱指数(BIS)监测　通过普通心电电极在脑部任意位置采集分析即时的脑电信号,自动分级后在彩色触摸屏上显示病人麻醉 / 意识深度状态。适用于镇静水平的监测、各种原因导致的脑损伤后脑功能的监测。

4. 脑氧供需平衡监测　ICP、脑电图、脑血流的监测可间接反映脑的供氧情况。脑氧供需平衡监测能直接地反映脑的供氧情况,它主要是进行脑氧饱和度测定。监测方法包括:颈内静脉血氧饱和度监测,主要反映整个脑组织的氧供需平衡状况;近红外线脑氧饱和度仪监测,主要反映局部脑组织氧供需平衡状况。

(四) 脑复苏的结果

不同程度的脑缺血、缺氧,经复苏处理后可能有 4 种结果:①意识、自主活动完全恢复;②意识恢复,遗有智力减退、精神异常或肢体功能障碍等;③去大脑皮质综合征:病人无意识活动,但仍保留呼吸和脑干功能,亦称“植物人”状态;④脑死亡:包括脑干在内的全部脑组织的不可逆性损害。

尽管经过最积极的治疗和护理，一些心搏骤停后病人还是会出现脑死亡，这时可以考虑器官捐献，以挽救更多人的生命。

（闵小彦）

第五节　消化系统功能监护

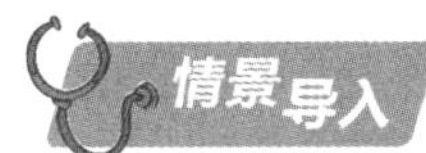

男性，45 岁，既往有乙肝病史 20 年。因呕血、黑便伴面色苍白 6h，晕厥 1 次急诊入院。入院后诊断为乙肝后肝硬化失代偿期，门静脉高压症，食管胃底静脉曲张破裂大出血，失血性休克。经禁食、扩容抗休克、输血及血浆、三腔二囊管压迫止血、抗生素、护肝等处理后，出血基本控制，但出现神志淡漠，肝性脑病，大量腹水、气促而转入 ICU，医嘱要肝功能监测。

请思考：

1. 肝功能监测项目有哪些？
2. 如何进行腹腔内压监测？

一、常用消化系统功能监测指标

危重症病人特别是消化系统本身疾病，往往对消化系统脏器造成极大损害，极大地影响营养物质、水电解质和酸碱物质吸收和代谢，从而导致营养不良、体液平衡失调和消化系统器官功能障碍；而消化系统功能障碍也会造成机体内环境和全身功能状态的改变。因此，消化系统功能监测与维护对改善危重症病人的预后至关重要。一般来说，消化系统功能包括肝胆胰等消化腺功能和从口咽、食管、胃、十二指肠、小肠、结肠到直肠的消化道功能，对于 ICU 危重病人来说，最主要的消化系统功能监测是肝功能、胃肠功能和腹内压监测，最重要的消化系统功能维护是肝功能和胃肠功能的维护。

微课：消化系统功能监测指标与意义

（一）肝功能监测与评估

1. 肝功能监测　肝脏是人体最重要的代谢器官和最大的消化腺器官，具有分泌胆汁（每日分泌胆汁 600~1000ml）助脂肪消化和脂溶性维生素吸收，强大的参与糖、蛋白质、脂肪、各种维生素和激素的代谢功能，通过氧化、还原、分解、结合等作用实现解毒功能，储存维生素 K 和合成大多数凝血因子以维护凝血功能，吞噬或免疫作用，以及造血和调节血液循环等功能。另外，肝脏还有强大的再生能力。因而，肝功能监测是重症监护的基本内容之一。

（1）精神症状与意识状态监测：肝功能失代偿时易引发肝性脑病而出现精神症状及意识障碍的表现，故严密观察病人的精神症状与意识状态成为监测肝功能的一项简单而方便的监测内容。

（2）病原学监测：我国是乙肝大国，近年来丙肝病人也不断增加，而乙肝和丙肝不仅是肝炎后肝硬化的主要病因，也是肝功能衰竭的重要原因。因此，通过病原学监测病人的甲、乙、丙、丁、戊型肝炎病毒来判断病人有无肝炎及患何种肝炎显得尤为重要。

（3）血清酶学监测：当肝细胞受损时，会出现不同程度、不同种类的血清酶学改变，目前常用的血清酶学指标包括丙氨酸氨基转移酶（ALT）、门冬氨酸氨基转移酶（AST）、碱性磷酸酶（ALP）、乳酸脱氢酶（LDH）、5′－核苷酸酶和 γ 谷氨酰转移酶等。正常人血清 ALT 为 10~40U/L，血清 AST 为 10~40U/L，肝细胞受损时 ALT 和 AST 这两种转氨酶活性均随之升高；但当血清胆红素极度升高而转氨酶正常或降低时，往往提示肝细胞受损严重，提示预防很差。ALP 正常值为 40~110U/L，其增高常见于胆道梗阻和肝癌病人。LDH 正常值为 104~245U/L，缺氧和原发性肝损伤时其同工酶 LDH5 升高。5′－核苷酸酶正常值 27~283mmol/L，增高见于胆汁淤积。

（4）三大营养物质代谢的监测

1)糖代谢监测:肝脏在维持血糖的稳定性方面起重要作用。当肝脏受到实质性损害时,易引起肝糖代谢异常,血糖升高。

2)蛋白质代谢的监测:测定血清蛋白水平和分析其组化的变化,可以了解肝脏对蛋白的代谢功能。血清总蛋白(total protein,TP)是血清白蛋白(serum albumin,ALB)与血清球蛋白(serum globulin,GLB)的总称,血清总蛋白、白蛋白和球蛋白的正常值分别是 60~80g/L、40~50g/L 和 20~30g/L,白蛋白 / 球蛋白(A/G)比值为(1.5~2.5) : 1。肝功能受到较严重损害或机体营养不良时血清白蛋白水平降低,逐渐下降往往提示预后不佳,当血清白蛋白≤ 25g/L 时易发生腹水;A/G 倒置常见于慢性肝病及肝硬化。转铁蛋白正常值 1.8~2.5g/L,降低见于肝损伤,增高见于铁缺乏。

3)脂类的监测:脂类在肝脏中合成三酰甘油、磷脂等,组成极低密度脂蛋白,还合成高密度脂蛋白和卵磷脂 – 胆固醇转酰酶。肝脏还能将胆固醇异化为胆酸、磷脂及胆固醇进入胆汁。

(5)黄疸监测:黄疸是胆红素代谢异常及肝功能障碍的主要表现之一。血清总胆红素(serum total bilirubin,STB)正常值为 3.4~17.1μmol/L,为间接胆红素和直接胆红素之和。黄疸与血清总胆红素直接相关,为间接胆红素和直接胆红素之和。血清总胆红素的正常值为 3.4~17.1μmol/L。黄疸时 STB 升高;溶血性黄疸时 STB 虽增高,但常小于 85μmol/L,其中 85% 为间接胆红素,尿胆原增高;肝细胞性黄疸时 STB 增高一般也不超过 170μmol/L,其中直接胆红素增加占 30% 以上;梗阻性黄疸时 STB 明显升高,可达 500μmol/L 以上,其中以直接胆红素增加为主,一般占比达 50% 以上,而尿胆红素呈阴性。

(6)凝血功能的监测:肝功能衰竭导致凝血因子合成减少,使凝血酶原时间延长,凝血酶原活动度降低,发生凝血功能障碍。肝功能受损时凝血功能异常的常用指标有凝血酶原时间(PT)、活化部分凝血酶原时间(APTT)、凝血酶凝固时间及肝促凝血酶原激酶试验等。

(7)血氨监测:体内蛋白质代谢产生具有毒性的氨,肝脏能够将氨合成为尿素,经肾脏排泄。血氨正常值为 18~72μmol/L,肝功能严重受损时,血氨升高,易引发肝性脑病。

(8)生化监测:分为电解质和酸碱监测(详见本章第七节“体液平衡监护”)。

2. 肝功能的评估 目前评价肝脏储备功能的方法较多,主要分为静态检验和动态检验。如上所述,临床常用的肝功能指标包括肝脏合成功能(血清前白蛋白、AlbB、胆碱酯酶等)、肝脏排泄功能(血清胆红素等)和肝细胞炎性活动度(ALT 和 AST 等),均只是肝脏静态的某一功能的反映,不能真实地对肝脏储备功能做出动态、全面的评估,有一定的局限性。目前,临床实践中广泛应用的 Child 分级、CTP 分级、终末期肝病模型(model for end-stage liver disease,MELD)或 MELD-Na 评分也是在静态检验的基础上建立的,而吲哚菁绿(ICG)清除试验是目前国内外学者公认的动态反映肝脏储备功能的经典且较敏感的方法。

(1)肝功能 Child-Turcotte-Pugh(CTP)评分及分级:CTP 评分评价指标有血清胆红素、血浆白蛋白、凝血酶原延长时间、腹水和肝性脑病 5 种,各项指标按照检测值分级标准从正常到异常程度分别得 1、2、3 分,五项指标得分之和即为 CTP 评分得分,其肝功能分级按照所得总分分为 A、B 和 C 三级,即总分 5~6 分者为肝功能良好(A 级)、7~9 分者为肝功能中等(B 级)、10 分以上为肝功能差(C 级)。详见表 4-5-1。

表 4-5-1 Child-Turcotte-Pugh(CTP)评分

项 目	异常程度得分		
	1	2	3
血清胆红素 /($mmol·L^{-1}$)	<34.2	34.2~51.3	>51.3
血浆白蛋白 /($g·L^{-1}$)	>35	28~35	<28
凝血酶原延长时间 /s	1~3	4~6	>6
腹水	无	少量,易控制	中等量,难控制
肝性脑病	无	轻度	中度以上

(2) 吲哚菁绿(indocyanine green, ICG)清除试验：ICG 是一种具有红外吸收特性的无毒暗青绿色色素，静注后迅速与血浆蛋白结合，无其他因素影响；静注后 2~3min 即达到动态平衡，迅速被肝细胞摄取和清除，20min 后 97% 以游离形式排出。该试验可直接实时评估肝功能的单一性肝脏特异性指标，不受基础病变及病因等因素的影响，对了解病人的病情和判断预后，能较好地指导临床治疗和疗效评判。

1) 检测方式与结果判断：用脉搏光度法进行色素密度测定(即 PDD 法)对注入体内的 ICG 浓度进行实时分析，快速定量检测肝储备功能。目前一般采用 ICG 15min 滞留率(ICGR15)检测方法。ICGR15>10% 提示 ICG 排泄障碍。

2) 优点：该检测方法为无创、快捷、操作简便，可实现床边检测；实时动态记录 ICG 浓度变化曲线，量化测定当时肝储备功能，并优于 Child- Turcotte- Pugh 分级评分。

3) 适用范围：①协助确定肝切除范围和门脉高压外科手术方式；②评估各类肝病病人的病情程度和预后；③在 IUC 可早期警示肝功能不全或隐匿性肝脏疾病，评估病情轻重程度及早期判断病人预后，动态评估治疗效果、用药安全性及有效性，以及判断病人预后。

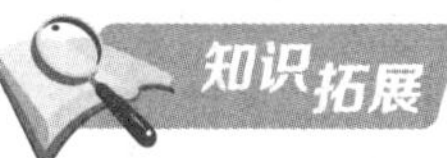

终末期肝病模型(MELD)评分

2001 年，Kamath 提出了终末期肝病模型 (model for end-stage liver disease, MELD)，该评分系统纳入了血清胆红素、肌酐和 INR 等客观变量指标，一个新的评价系统，即 MELD，具有简便可行、重复性好、客观性强、易于计算等特点，可以更好地反映终末期肝病病人病情的严重程度，可对终末期肝病短期、中期死亡率进行有效的预测而被在大于 12 岁肝病病人诊治中广为应用，是目前最有效的终末期肝病模型之一。

MELD 计算公式：0.957 × ln(血清肌酐 mg/dl)+ 0.378 × ln(血清胆红素 mg/dl) +11.20 × ln (凝血酶原时间国际标准化比值，INR)+0.643 × 病因 (酒精性及胆汁淤积性为 0，其余为 1)，所得结果乘以 10，取近似整数。然后将其输入相应参数值计算 MELD 评分。MELD 评分越高，肝病越严重，病人死亡风险越大。MELD<15 的病人可不考虑肝移植；MELD 在 20~30 的病人病死率大于 30%，MELD 在 30~40 的病人病死率在 50% 以上，MELD>40 的病人病死率在 70% 以上。

(二) 胃肠功能监测

胃肠道是消化系统的重要组成部分，是容纳、消化食物及吸收营养物质的主要器官，因而它是维持人体营养、生存的重要器官之一，亦是对严重创伤、休克、严重感染、大面积烧伤、严重颅脑损伤等反应比较强烈的部位。胃肠道黏膜又是全身代谢最活跃的器官之一，更是体内最大的细菌库，胃肠道黏膜是抵御细菌入侵的极其重要又极易受损伤的屏障，胃肠黏膜屏障功能是胃肠道所具有的特定功能，能阻止胃肠道内细菌及其分解产物经肠壁至机体内。现已认识到胃肠功能，特别是肠黏膜屏障功能障碍，胃肠内细菌及内毒素易位是导致全身炎性反应综合(SIRS)、MODS 甚至 MOF 的一个重要因素。因而胃肠功能，特别是胃肠道黏膜屏障功能，已成为判断危重病人预后的一个重要条件。本节仅介绍目前临床常用的胃肠道功能监测方法。

1. 胃液监测 胃液是胃黏膜不同腺体细胞分泌的混合液体，内含盐酸、有机酸、酶(如胃蛋白酶)、黏液、内因子、电解质和肽类激素(如胃泌素、生长抑素)，其中含水量占 91%~97%，其分泌量受食物影响最大，正常空腹胃液量为 30~50ml，清晰无色或因含有黏液而呈稍混浊的灰白色液体；pH 为 0.9~1.8。严重创伤、感染、休克等应激状态下可引起胃液分泌增加，易出现以胃黏膜糜烂、溃疡和出血为特征的急性胃黏膜病变。而胃内酸性环境可促进胃内细菌的生长繁殖，引起细菌移位，成为内源性院内感染的重要因素之一，因此对重症病人进行胃液 pH 监测具有重要意义。

胃液检查(examination of gastric juice)目的是了解胃的分泌功能和胃液中有无病理性成分，辅助诊断胃、十二指肠病和其他影响胃分泌功能的疾病，也可作为探索某些疾病的发病机制和病理生理的一种方法。

测量方法是病人在空腹状态下插入胃管，顶端置于胃腔的最低位。抽尽空腹胃液，然后收集60min的基础胃液。随即肌注五肽胃泌素（6μg/kg体重）或磷酸组胺（40μg/kg体重），每15min收集1份胃液，共4份。各份胃液标本作以下检查：①记录胃液量、颜色、气味、有无食物残渣。②测定胃液的酸碱度，定量检测胃液的总酸分泌量。③需要时在显微镜下观察空腹胃液有无红细胞、白细胞，以及结核杆菌（肺结核病人），以助诊断。

胃液检查的临床意义：①在未进食的情况下胃液量明显增多（≥100ml），提示胃分泌量过高及胃蠕动能力减低。②胃液呈黄或草绿色，提示胆汁反流；胃液呈咖啡色或血性液，提示上消化道出血。③正常人的基础胃酸排出量为0~5mmol/h，经五肽胃泌素或组胺刺激后的最大胃酸排出量为10~30mmol/h。十二指肠溃疡、佐林格－埃利森综合征等病人的胃酸分泌常增多；而萎缩性胃炎、胃癌、恶性贫血、胃大部切除或迷走神经切断术后等病人的胃酸分泌常减低。

2. 胃潴留监测　胃潴留是指因胃排空障碍使胃中的食物不能顺利排入十二指肠而潴留在胃内。其常见原因是消化不良、急性胃扩张、胃动力减弱、幽门或十二指肠梗阻等。主要症状为上腹饱胀痛或疼痛不适伴早饱，常由进食引起或餐后加重，同时有恶心甚至呕吐，食欲不佳等。具有下列表现之一的病人应考虑有胃潴留可能：①饭后4h仍有300ml液体储存于胃内。②口服硫酸钡4h后仍有60%以上在胃内潴留。③禁食过夜后仍有200ml以上胃内容物残留。

3. 胃肠黏膜内pH监测　胃肠道缺血引起的胃肠黏膜屏障受损，造成细菌和内毒素移位，常是MODS的重要启动因素。胃肠黏膜内pH（intramucosal pH，pHi）监测已成为判断危重病人复苏的一项重要指标。

（1）监测方法：有直接法和间接法两种。直接法是采用pH微电极直接进行监测，是一种有创性的精确监测方法，但操作过程复杂，因而在临床应用较少。间接法临床上有以下几种方法：①胃张力计导管法（又称生理盐水张力法），通过置入特殊的葡萄糖盐水导管至胃腔，向其前端半透膜囊内注入一定量的生理盐水，30~90min后抽出囊内生理盐水，弃去前1.5ml无效腔内液体，保留余下的2.5ml作血气分析，同时抽取动脉血进行血气分析，利用Henderson-Hasselbalch公式：$pHi=6.1+\log(HCO_3^-/PCO_2 \times 0.03 \times k)$，可以计算出pHi。公式中0.03为$CO_2$解离常数，k为不同平衡时间对应的校正系数。②胃张力测定仪法（又称空气张力法）：将胃黏膜CO_2张力计插入胃腔并连接至无创胃张力监测仪（tonometry），通过对张力仪气囊内空气进行自动采样，可直接测出PCO_2，同时抽取动脉血进行血气分析，利用Henderson-Hasselbalch公式计算出pHi。③胃管法：病人插入胃管，吸尽胃内容物后，向胃内注入30ml生理盐水，夹闭胃管，30~90min抽取胃液，弃去前10ml，留后2ml，所得标本立即用血气分析仪测定胃液二氧化碳分压（PCO_2），同时动脉采血测血$[HCO_3^-]$，$pHi=[HCO_3^-]/(PCO_2 \times 0.03)$。胃管法测定pHi不仅简单方便、经济实用，而且测定结果准确可靠。

（2）注意事项：操作过程应避免与空气接触；测量前1h应暂停胃管持续负压吸引、静脉输入碳酸氢钠或皮质激素；测定前90min停止进食，胃内出血未控制前也不宜测定；生理盐水和动脉血气必须同时检测；测定时病人应休息，取仰卧位；应用H_2受体阻滞剂降低胃酸分泌等。

（3）适应证与禁忌证：适应证有低心排综合征（心源性休克）、感染性休克、严重呼吸衰竭、重症急性胰腺炎、大面积烧伤复苏早期、重大手术的围术期等。

禁忌证包括鼻咽部阻塞、食管狭窄阻塞、食管新生物、面部创伤、食管静脉曲张、食管胃出血、严重凝血功能障碍等。

（4）pHi监测的临床意义：一般认为pHi的正常范围为7.35~7.45，最低限为7.32。pHi下降是组织酸中毒的综合表现，组织酸中毒可发生于低灌注或低氧血症。①判断复苏和循环治疗是否彻底和完全，预防MODS：一般来说，组织细胞缺氧程度越严重，pHi下降越明显，故pHi监测提供了部分器官组织氧合充分与否的判定依据。胃肠道是休克时缺血发生最早、最明显的脏器，同时也是复苏后逆转最晚的脏器，但单纯从临床表现与全身性的氧输送等指标在休克早期常难以发现局部或隐藏的器官低灌注状态，而通过pHi监测能够早期预警器官低灌注状态，指导休克治疗，纠正缺血缺氧状态，预防MODS。②早期评估危重病人的预后并指导治疗：在评估危重病人预后方面，pHi监测被认为较其他监测方法更为敏感和可靠，已成为临床早期预后评估的重要指标之一。全身监测指标已完全恢复正常，而pHi仍低的状态称为“隐性代偿性休克”，是导致胃肠黏膜屏障受损害、造成细菌和内毒素移位，进

而诱发严重的脓毒症和 MODS 的主要原因。pHi 低值病人较 pHi 正常者的死亡率明显高，可见，纠正低 pHi 可以改善复苏的预后。因此，对于复苏病人监测 pHi 的变化，并及时纠正低 pHi 状态具有重要意义。③预测脓毒血症和 MODS 等并发症的发生倾向。

（三）腹腔内压监测

任何因素引起腹内压持续增高均可导致腹腔高压症，继而进展为腹腔间隔室综合征（abdominal compartment syndrome，ACS），可危及病人生命。因而，腹腔内压力（intra-abdominal pressure，IAP）是临床诊断和治疗危重症病人重要的生理学参数之一，监测 IAP 可预测危重症病人病情变化，降低重症病人的死亡率。

1. 腹腔内压力正常值及分级　正常人腹腔内压力与大气压接近，但有明显的个体差异，其平均压力≤ $10cmH_2O$，任何引起腹腔内容物体积增加的情况均可使 IAP 升高。IAP 可分为 4 级：Ⅰ级 $10\sim14cmH_2O$、Ⅱ级 $15\sim24cmH_2O$、Ⅲ级 $25\sim34cmH_2O$ 和Ⅳ级 $>34cmH_2O$。其中Ⅰ、Ⅱ级对机体危害较小，IAP ≥ $20cmH_2O$ 确定为腹内高压。

2. 腹内压监测的适应证　IAP 监测适用于脓毒血症、全身炎症反应综合征、缺血再灌注损伤、内脏受压、外科手术、严重创伤、重症急性胰腺炎等易引起腹腔高压症及腹腔间隔室综合征的危重症病人。

3. 腹内压测量方法

（1）直接测量法：即通过腹腔引流管或穿刺针连接传感器进行测压，测量值准确，但此方法为有创操作，加之大多数病人腹腔情况复杂，故临床少用。

（2）间接测压法：通过测量膀胱或胃等腹内脏器的压力间接反映 IAP。临床上常采用的间接测压法有通过测定胃、膀胱及上腔静脉、下腔静脉的压力来估计 IAP，其中膀胱内压测量法最常用。①膀胱测量方法：病人取平卧位，留置三腔或双腔 Foley 尿管；测压前排空膀胱，保持管道通畅；将三通接头或 Y 型管与测压管或传感器连接；通过三通管向膀胱内注入 50~100ml 等渗盐水，连接测压板，以耻骨联合为零平面，通过测压管中水柱或传感器连接的监护仪读取压力，即腹腔内压力数值。②经股静脉置管测量方法：通过股静脉测量下腔静脉压间接反映 IAP 变化。股静脉导管尖端应达腹腔位置（30cm 左右为宜），测量方法同 CVP 监测。

4. 监测注意事项

（1）减少人为误差：掌握准确的测量方法，当测量结果与病情不相符时，应尽量排除影响因素，重复测量 2~3 次，然后取其平均值，以减少人为误差。

（2）排除影响因素：准确标记零点，利用测压管测量时，测压管必须与地面垂直；利用压力转换器测量时，压力传感器的位置平耻骨联合，高于耻骨联合水平可使测量值偏小，而低于耻骨联合水平可使测量值偏高。向膀胱内注入的生理盐水成人量为 50~100ml，温度为 37~40℃，过冷、过热或快速注入会引起膀胱肌肉收缩致膀胱压升高。

（3）严格执行无菌操作以预防感染。

二、危重症病人的营养支持

营养状态是影响危重症病人病程进展的重要因素之一。临床上有大量资料显示，营养不良严重者可增加病人的死亡率，而给予足够的营养支持是提高危重病人成活率的重要因素。可见营养支持作为有效的治疗手段，在保护脏器功能、修复创伤组织、控制感染、减少并发症和促进机体康复等方面起着重要作用。

ICU 的综合治疗中，最关键的是保护和改善全身与各器官的氧输送并使之与氧消耗相适应，即：灌注与氧合。灌注与氧合的目的是维持和改善全身与各器官组织的新陈代谢，而代谢的底物以及部分代谢过程的调理、营养是重要的手段。早期的临床营养支持多侧重于对热卡和多种基本营养素的补充，但现代临床营养支持已经超越了以往提供能量，恢复“正氮平衡”的范畴，而是通过代谢调理和免疫功能调节，从结构支持向功能支持转变，起着“药理学营养”的重要作用，成为现代危重病治疗的重要组成部分。

微课：
危重症病人的营养支持

（一）危重症病人的代谢特点

危重症病人机体处于应激状态，交感神经系统兴奋性增强，体内促分解代谢的激素分泌增加，胰岛素的分泌减少或正常。在物质代谢方面可能出现以下影响：

1. 糖原分解和糖异生活跃，形成高血糖　与饥饿时发生的代谢紊乱情况有所不同，危重症病人糖的产生成倍增加，但不被胰岛素抑制，出现胰岛素抵抗现象，即无论血浆胰岛素水平如何，原先对胰岛素敏感的组织变为不敏感，使细胞膜对葡萄糖的通透性降低，组织对葡萄糖的利用减少，进一步促成高血糖反应。

2. 蛋白质分解加速，肌肉组织中释放出氨基酸　其中支链氨基酸在肝外器官里被氧化而供能，血中支链氨基酸减少，芳香族氨基酸、含硫氨基酸等其他氨基酸在血中可增多，血清氨基酸谱紊乱。尿氮排出量增加，机体出现负氮平衡。与饥饿时不同的是，蛋白质的分解呈进行性。这种分解代谢的持续难以被一般外源性营养所纠正，因此也称为自身相食现象。

3. 脂肪动员、分解增强　脂肪分解氧化仍然是体内主要的供能方式，但与饥饿时的营养障碍有所不同，周围组织利用脂肪的能力受损，即脂肪分解产物不能得到充分利用，致使血中游离脂肪酸和甘油三酯都升高，蛋白质分解代谢加速。

4. 严重创伤或感染可导致水、电解质与酸碱平衡紊乱　应激反应时抗利尿激素和醛固酮分泌增多，有水钠潴留的倾向。

5. 胃肠道功能紊乱　危重症病人消化腺分泌功能受到抑制，易发生胃肠功能障碍、应激性溃疡、肠道屏障功能障碍和肠源性细菌移位。

（二）营养支持的目的

营养支持的目的，主要是供给细胞代谢所需要的能量与营养物质，维持组织器官正常的结构与功能；通过营养支持调理代谢紊乱，调节免疫功能，增强机体抗病能力，从而影响疾病的发展与转归。营养支持虽不能完全阻止和逆转危重病人的高分解代谢状态和人体组成的改变，但合理的营养支持可减少机体净蛋白的消耗，使蛋白质的合成增加，改善潜在或者已发生的营养不良状态，防止发生严重并发症。

（三）营养支持的原则

1. 消化道功能基本正常者，如无禁忌情况下应以经口摄食为主。必要时可经肠外（静脉途径）补充部分热量、水分和电解质。

2. 对不能摄食和拒绝摄食的病人如胃肠功能尚好，可经管饲代替口服。但要根据管饲预期时间的长短、病情需要等选择管饲方式，如鼻胃管、鼻肠管、胃造口或空肠造口等。

3. 凡不能或不宜口服、管饲及消化与吸收功能障碍者，可采用肠外营养。

（四）营养支持方式

微课：
肠内营养支持与护理

营养支持治疗可经肠内营养（enteral nutrition，EN）、肠外营养（parenteral nutrition，PN）或两种途径共用等方法进行。若病人的肠道结构和功能完整，应首选肠内营养。但危重病人多有胃肠功能减退，常首选肠外营养。为防止长期 PN 造成胃肠道功能减退，可逐步从 PN 过渡到 EN。

1. 肠内营养　肠内营养是采用口服或管饲等方式经胃肠道提供代谢需要的能量及营养基质的营养治疗方式。

（1）适应证：胃肠功能恢复、能耐受肠内营养且实施肠内营养不会加重病情者均应尽早创造条件实施肠内营养支持。

（2）禁忌证：肠梗阻、肠道缺血或腹腔间隔室综合征的病人；严重腹胀、腹泻经一般治疗无改善的病人。

（3）肠内营养液输入途径：肠内营养的输入途径有口服、鼻胃管、鼻十二指肠管、鼻空肠管、胃造口、空肠造口等多种，具体投给途径的选择则取决于病人疾病情况、喂养时间长短、精神状态及胃肠道功能等。

口服是最经济、最安全、最简便的投给方式，而且符合人体正常生理过程。口服时，合理足够的膳食能满足大多数病人对各种营养素的需求。不能主动经口摄食或经口摄食不足的病人则可通过其他方式进行肠内营养治疗。

鼻胃、鼻十二指肠、空肠插管喂养途径适用于营养治疗不超过 4 周的病人，最理想的肠内营养治疗途径是放置细的鼻胃管，此喂养途径简单易行，是临床上使用最多的方法，其优点在于胃的容量大，对营养液的渗透压不敏感，适合于各种完全性营养配方。缺点是有食物反流与吸入气管的危险，长期使用者可出现咽部红肿、不适，增加呼吸系统并发症等。

胃造口术常用于较长时间不能经口进食者，这种方法接近正常饮食，能供给人体所需要的营养物质，方法简便。常用方法有两种。①剖腹胃造口术：暂时性胃造瘘用于各种原因引起的严重的口腔、咽部或食管损伤，可经胃造瘘供给营养。永久性胃造瘘常用于晚期食管癌而又不能切除者。此外，长期昏迷、吞咽反射消失者亦适合由胃造瘘术供给营养。②经皮内镜辅助的胃造口术（percutaneous endoscopic gastrostomy，PEG）：是近年来发展起来的新型胃造口方法，具有不需剖腹与麻醉、操作简便、创伤小等优点，适用于需长期肠内营养的病人。PEG 置管完成 6~8h 后，才可开始经胃造瘘管进行喂养。每次应用前后，要用生理盐水冲洗管道。如要拔除胃造瘘，应在胃造瘘术 2 周以后，待窦道形成后才能拔除。

空肠造口术为临床上肠内营养治疗应用最广泛的途径之一，优点为：①因液体反流而引起的呕吐和误吸发生率低。②肠道营养与胃十二指肠减压可同时进行，对胃、十二指肠外瘘及胰腺疾病者尤为适宜。③喂养管可长期放置，适用于需长期营养治疗的病人。④病人可同时经口摄食。⑤病人无明显不适，机体和心理负担小，活动方便，生活质量好。空肠造口可在剖腹手术的同时完成，亦可单独施行。也可经皮内镜空肠造瘘术（percutaneous endoscopic jejunostomy，PEJ），操作结束后可通过摄 X 线片以证实喂养管的位置。

（4）肠内营养的输注方式可以采取：①间歇给予，即将肠内营养液分次喂养，每日 4~7 次，10~20min 内完成 200~400ml。②连续给予，即 24h 内利用重力或营养泵将肠内营养制剂持续输注到胃肠道内的方式。

（5）常见的并发症及其护理：EN 的并发症主要分为感染性并发症、机械性并发症、胃肠道并发症和代谢性并发症。

感染性并发症最常见的是吸入性肺炎。误吸是 EN 最常见和最严重的并发症。误吸可使营养液被吸入呼吸系统，一方面发生呼吸窘迫；另一方面，营养物质为病原微生物提供良好的培养基，可导致肺内感染。护理：一旦发生误吸应立即停止 EN，促进病人气道内的液体与食物微粒排出，必要时应通过纤维支气管镜吸出，遵医嘱应用糖皮质激素抵抗肺水肿及应用抗生素防治感染。

机械性并发症包括：①黏膜损伤，可因置管操作过程或喂养管对局部组织的压迫，而引起黏膜水肿、糜烂或坏死。护理：护士应选择直径适宜、质地柔软而有韧性的喂养管，熟练掌握操作技术，置管时动作轻柔。②喂养管堵塞：最常见的原因是膳食残渣或粉碎不全的药片黏附于管腔壁，或药物与膳食不相溶形成沉淀附着于管壁所致。护理：发生堵塞后可用温开水低压冲洗，必要时也可借助导丝疏通管腔。③喂养管脱出：喂养管固定不牢或病人躁动不安及严重呕吐均可导致喂养管脱出，不仅使 EN 不能顺利进行，而且经造瘘置管的病人还有引起腹膜炎的危险。护理：护士置管后应妥善固定导管，加强护理与观察，严防导管脱出，一旦喂养管脱出应及时重新置管。

胃肠道并发症主要有：①恶心、呕吐与腹胀。接受 EN 的病人有 10%~20% 可发生恶心、呕吐与腹胀，主要见于营养液输注速度过快、乳糖不耐受、膳食口味不耐受及膳食中脂肪含量过多等。护理：护士应根据情况减慢输注速度、加入调味剂或更改膳食品种等。②腹泻是 EN 最常见的并发症，主要见于：低蛋白血症和营养不良时小肠吸收力下降；乳糖酶缺乏症者，应用含乳糖的肠内营养膳食；肠腔内脂肪酶缺乏，脂肪吸收障碍；应用高渗性膳食；营养液温度过低及输注速度过快；同时应用某些治疗性药物等。护理：一旦发生腹泻应首先查明原因，针对原因进行处置，必要时可遵医嘱对症给予止泻剂。

图片：重症病人肠内营养喂养流程

最常见的代谢性并发症是高血糖和低血糖。高血糖常见于高代谢状态的病人、接受高碳水化合物喂养者及接受糖皮质激素治疗的病人；而低血糖多发生于长期应用肠内营养而突然停止时。护理：对于接受 EN 的病人应加强对其血糖的监测，出现血糖异常时应及时报告医生进行处理。此外，病人停止 EN 应逐渐进行，避免突然停止。

2. 肠外营养　PN 是经静脉途径供应病人所需要的营养要素，包括热量（碳水化合物、脂肪乳剂）、必需和非必需氨基酸、维生素、电解质及微量元素等，使不能正常进食的病人仍可以维持营养状况、体

重增加和创伤愈合。

(1)适应证:肠外营养支持的适应证有:①胃肠道梗阻;②胃肠道吸收功能障碍,短肠综合征,小肠严重疾病,严重腹泻、顽固性呕吐大于1周者;③重症胰腺炎肠麻痹未恢复时;④大面积烧伤、严重复合伤、感染等高分解代谢状态;⑤严重营养不良伴有胃肠功能障碍,无法耐受肠内营养;⑥大手术、严重创伤的围术期;⑦肠外瘘;⑧炎性肠道疾病病变活动期的治疗;⑨严重营养不良的肿瘤病人围术期治疗;⑩肝肾心肺等重要脏器功能不全时的支持治疗。

(2)禁忌证:①早期复苏阶段血流动力学不稳定或存在严重水、电解质与酸碱失衡的病人;②严重肝功能障碍的病人;③急性肾功能障碍病人;④严重高血糖未控制的病人。

(3)肠外营养的输入途径:肠外营养的输入途径包括周围静脉营养支持(peripheral parenteral nutrition,PPN)和中心静脉营养支持(central parenteral nutrition,CPN)。

PPN途径适用于:①两周内短期肠外营养、营养液渗透压低于800~900mmol/L;②中心静脉置管禁忌或不可行者;③导管感染或有脓毒症者。CPN途径适用于肠外营养超过两周、营养液渗透压高于800~900mmol/L者。置管途径有经颈内静脉、锁骨下静脉或经外周的中心静脉插管(PICC)。

(4)肠外营养的供给方式:①全营养混合液(total nutrient admixture,TNA)输注法,又称"全合一"营养液输注法,即将每天所需的营养物质,在无菌条件下按次序混合输入由聚合材料制成的输液袋或玻璃容器内再输注,以保证所提供营养物质的完全性和有效性。②单瓶输注:在无条件以TNA方式输注时,可以用单瓶方式输注。但可因各营养素的非同步输入而造成某些营养素的浪费或负担过重。如当单瓶输注葡萄糖或脂肪乳剂,可因单位时间内进入人体内的葡萄糖或脂肪酸量较多而增加代谢负荷甚至出现与此相关的代谢性并发症。

(5)常见的并发症及其护理:肠外营养的并发症主要分为机械性并发症、感染性并发症和代谢性并发症。

机械性并发症包括:①置管操作相关并发症,包括气胸、血胸、皮下气肿、血管与神经损伤等。护理:护士应熟练掌握操作技术流程与规范,操作过程中应动作轻柔,以减少置管时的机械性损伤。②导管堵塞:是PN最常见的并发症之一。护理:护士在巡视过程中应及时调整输液速度,以免因凝血而发生导管堵塞。输液结束时应根据病人病情及出凝血功能状况,使用生理盐水或肝素溶液进行正压封管。③空气栓塞:可发生在置管、输液及拔管过程中。护理:置管时应让病人头低位,操作者严格遵守操作规程,对于清醒病人应嘱其屏气;输液过程中加强巡视,液体输完应及时补充,最好应用输液泵进行输注;导管护理时应防止空气经导管接口部位进入血液循环,拔管引起的空气栓塞主要是由于拔管时空气可经长期置管后形成的隧道进入静脉;拔管速度不宜过快,拔管后应密切观察病人的反应。

感染性并发症是PN最常见、最严重的并发症。导管引起局部或全身性感染是肠外营养主要的并发症。化脓性静脉炎,严重者可引起脓毒症,并且发生局部和全身真菌感染的机会较多。感染的主要原因是插管时污染伤口、输入器具或溶液污染和静脉血栓形成。护理:①护士应严格无菌操作;②动作轻柔,选择合适的导管;③固定的导管不能随意拉出或插进;④避免从导管抽血和输入血液制品;⑤输液溶液现用现配,输液袋每日更换,出现不明原因的寒战、高热应拔出导管,并对导管尖端进行培养,根据致病菌种类进行针对性治疗。

代谢性并发症常有:①电解质紊乱,如低钾血症、低镁血症等。②低血糖:持续输入高渗葡萄糖,可刺激胰岛素分泌增加,若突然停止输注含糖溶液,可致血糖下降,甚至出现低血糖性昏迷。③高血糖:开始输注营养液时速度过快,超过机体的耐受限度,如不及时进行调整和控制高血糖,可因大量利尿而出现脱水,甚至引起昏迷而危及生命。因此,接受PN的病人,应严密监测电解质及血糖与尿糖变化,及早发现代谢紊乱,并配合医生进行有效处理。

(廖毅)

第六节　泌尿系统功能监护

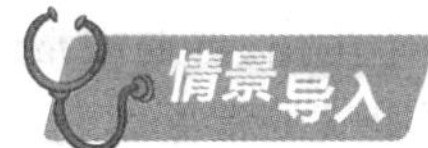

女性，45 岁。因“泡沫尿两年，颜面水肿一周，加重伴尿少两天”入院。查血肌酐 345μmol/L，尿素氮 18.6mmol/L；血生化：血钾 6.4mmol/L，血钠 137mmol/L，血氯 103mmol/L，血清总蛋白 55g/L，白蛋白 29g/L，血钙 2.02mmol/L，血磷 1.98mmol/L，尿酸 535mmol/L；尿常规：蛋白 2+，白细胞 12/HP，红细胞 18/HP，可见颗粒管型。

请思考：

1. 试分析目前病人肾功能情况。
2. 入院后如何监测和维护肾功能？

微课：肾功能及体液平衡监测

泌尿系统由肾脏、输尿管、膀胱及尿道组成。其主要功能为排泄。排泄是指机体代谢过程中所产生的各种不为机体所利用或者有害的物质向体外输送的生理过程。机体排泄的途径主要有：由呼吸器官排出，主要是二氧化碳和以水蒸气呼出的水；从皮肤排出，主要是由汗腺以汗的形式排出水、氯化钠和尿素等；从肾脏以尿的形式排出，尿中所含的排泄物为水溶性，种类最多，量也很大，因而肾脏是排泄的主要器官。此外，肾脏又是一个维持内环境稳定的重要器官，还具有内分泌功能。可见，肾脏是泌尿系统最重要的器官，肾功能也是泌尿系统最重要的功能。以下主要介绍肾功能的监测与维护。

一、肾功能的常用监测指标

需要在 ICU 监护的病人常会有肾功能异常，这些异常包括排泄含氮废物、毒物及药物的能力受损，维持水、电解质和酸碱平衡能力受损，促红细胞生成素不足等。因而，持续或间断地监测肾功能，能够尽早发现并及时处理肾脏并发症。

（一）尿液监测

1. 尿量　尿量异常是肾功能改变最直接和最常见的指标，也是反映机体重要脏器血液灌注状态的敏感指标之一。正常成人每小时尿量大于 0.5~1ml/kg 体重，成人 24h 尿量在 1000~2000ml。尿量小于 400ml/24h 或小于 17ml/h 称为少尿，少尿可分为肾前性、肾性和肾后性，尿量突然减少可能是急性肾功能损伤或尿路梗阻所致。尿量小于 100ml/24h 称为无尿，是肾衰竭的诊断依据，持续性无尿见于器质性肾损伤，表现为氮质血症或尿毒症。无尿和少尿病人病情危重、变化快，观察每小时尿量的变化更具意义。尿量大于 2500ml/24h 称为多尿，典型者常多于 3500ml/24h，可见于急性肾衰竭的多尿期，系肾浓缩功能减退及溶质性利尿等所致。尿闭即完全性无尿，多见于尿路结石所致的完全性上尿路梗阻，常突然发生于输尿管绞痛后，指膀胱空虚无尿排出，需与膀胱充满尿液但无法解出的尿潴留相鉴别。

2. 尿比重（urine specific gravity）　尿比重是反映肾脏浓缩和稀释尿液的能力，尿比重取决于尿中溶质颗粒大小、重量和数目。浓缩尿液是肾脏的重要功能，危重病人肾功能不全时最常见于肾小管受损，与尿量相比测量尿比重有时更有意义，临床上常结合 24h 尿量综合判断病人的血容量及肾浓缩功能。正常人尿比重可因饮食和饮水、出汗和排尿等情况的不同而有较大的波动，但一般应在 1.010~1.025 之间，可以因各种情况波动在 1.003~1.030 之间。尿比重 > 1.025 为高比重尿，提示尿液浓缩，肾脏本身功能尚好，可见于急性肾小球肾炎、心力衰竭、高热、脱水、糖尿病、糖尿病酮症、妊娠中毒症等，也可见于尿中含葡萄糖和碘造影剂时；尿比重 < 1.010 为低比重尿，提示尿液浓缩功能降低，见于肾功能不全恢复期、尿崩症、利尿剂治疗后、慢性肾炎及肾小管浓缩功能障碍等情况；尿比重“固定”在 1.010 左右，常表明肾脏丧失浓缩尿液功能，可见于急性肾小管坏死、急性肾炎和慢性肾脏疾病。

3. 尿常规检查　主要检查尿中有无蛋白、尿糖、尿酮、pH、尿胆红素、尿胆原等和尿沉渣中是否

笔记

含红细胞、白细胞、管型等有形成分，有助于评估病人泌尿系统感染、肾损害情况，也可以了解对于某些全身性病变以及身体其他脏器影响尿液改变的疾病如糖尿病、血液病、肝胆疾病、流行性出血热等诊疗。

(1)蛋白尿：尿内出现蛋白称为蛋白尿，也称尿蛋白。正常人尿液中含少量小分子蛋白，普通尿常规检查测不出，当尿中蛋白增加，尿常规检查可以测出即为蛋白尿。蛋白尿是慢性肾脏病的常见表现，全身性疾病时亦可出现，但有时需要排除假性蛋白尿。正常人每日尿蛋白量为40~80mg，当每24h尿蛋白量<1.0g、1.0~3.5g和>3.5g时分别称为轻度、中毒和重度蛋白尿。

(2)糖尿：正常人尿内存在微量葡萄糖，定型试验为阴性，如血糖过高，超过160~180mg/dl，糖从肾滤出增加，超过肾小管重吸收能力(300mg/min)可发生葡萄糖尿，尿糖定性检测为阳性。尿糖常见于糖尿病等；尿糖高并不一定都是糖尿病，慢性肾炎、肾病综合征、家族性糖尿等所致的肾性尿糖和妊娠性尿糖均可引起糖尿，应与糖尿病加以鉴别。

(3)尿胆原及尿胆红素：正常人尿胆原为弱阳性，尿胆原阳性见于溶血性黄疸、肝病等，阴性见于梗阻性黄疸。尿胆红素正常参考值为阴性，尿胆红素阳性见于胆道结石、肿瘤、蛔虫和胰头癌等引起的梗阻性黄疸和肝癌、肝硬化、急慢性肝炎、肝细胞坏死等导致的肝细胞性黄疸。

4. 尿钠浓度　常用来区分急性肾衰竭和肾前性因素所致的少尿。肾前性少尿时，尿钠浓度常低于10mmol/L；而急性肾衰竭时，因肾小管受损，尿钠浓度常高于30~40mmol/L。

(二) 血生化监测

1. 血尿素氮(blood urea nitrogen，BUN)　血尿素氮是体内蛋白质的代谢产物，正常情况经肾小球滤过而随尿液排出体外，临床上将其作为判断肾小球滤过功能的指标，正常值为2.9~6.4mmol/L。器质性肾功能损害时，血尿素氮增加程度与肾功能损害程度成正比，通过血BUN的监测可以有助于诊断肾功能不全，尤其对尿毒症的诊断更有价值。当肾小球滤过率下降至50ml/min，血BUN < 9mmol/L，提示为肾功能不全代偿期；血BUN > 9mmol/L，表明肾衰竭已经进入氮质血症期；血BUN > 20mmol/L，表明肾衰竭已经进入尿毒症期。肾前性和肾后性因素引起尿量减少或尿闭时可使BUN增高，体内蛋白质分解过多时也可引起血尿素氮增高，说明血尿素氮易受许多非肾脏因素影响。

2. 血肌酐(serum creatinine，SCr)　肌酐是肌肉中肌酸的代谢产物，由肾小球滤过而排出体外，分外源性和内源性两种。外源性肌酐是肉类食物在体内代谢后的产物，而内源性肌酐是体内肌肉组织代谢的产物。正常人肌酐排泄量相当稳定，血肌酐的正常值是83~177μmol/L(1~2mg/dl)，肌酐升高可反映肾小球的滤过率降低，肾功能不全时血肌酐水平明显升高。

3. 血肌酐清除率(creatinine clearance rate，Ccr)　血肌酐清除率是反映肾小球滤过功能的重要指标。成人正常值为80~120ml/min，当血肌酐清除率降低至正常值的80%以下时，提示肾小球功能减退，当血肌酐清除率降至为51~70ml/min、31~50ml/min、≤30ml/min分别表示肾小球滤过功能轻度、中度和重度障碍。多数急性和慢性肾小球肾炎病人均会表现为血肌酐清除率降低。临床上，最常用的肾功能检查是血肌酐和尿素氮，但血肌酐清除率更为准确，血肌酐次之。

微课：CRRT 的护理

4. 尿/血渗透压比值　尿渗透压测量的意义同尿比重，主要用于评估病人的血容量及肾脏的浓缩功能。临床上血、尿渗透压常同时监测，计算两者的比值，用以反映肾小管的浓缩功能。尿渗透压的正常值为600~1000mOsm/L，血渗透压的正常值为280~310mOsm/L，尿/血渗透压的比值为2.5 ± 0.8。急性肾衰竭时两者的比值降低，可小于1.1。

二、连续肾脏替代疗法

连续肾脏替代疗法(continuous renal replacement therapy，CRRT)，又称连续性血液净化(CBP)，它是指所有能够连续性(每天连续24h或接近24h)清除溶质，并对脏器功能起支持作用的新血液净化技术，即为连续性肾脏替代治疗。血液净化是把病人血液引至体外，并通过一种净化装置除去其中某些致病物质，以净化血液达到治疗疾病的目的。它主要包括血液透析、血液滤过、血液透析滤过、血液灌流、血浆置换、免疫吸附、腹膜透析等。目前血液净化疗法已不单纯用于治疗急、慢性肾衰竭病人，在许多其他急危重症病人的抢救治疗中也已得到广泛应用。当前CRRT和生命体征监护、机械通气、体外膜

肺合称为危重病人的“三大生命支持技术”。

（一）适应证

包括肾脏疾病和非肾脏疾病两大类。

1. 肾脏疾病　主要是指伴有以下情况的急性肾衰竭：如血流动力学不稳定、有严重的液体超负荷并对利尿剂无反应的、或伴有高分解代谢状态、或者是高容量液体需求的急性肾衰竭。

2. 非肾脏疾病　主要包括脓毒血症、脓毒性休克、重症急性胰腺炎、重型烧伤等引起的全身性炎症反应综合征（SIRS）、乳酸酸中毒、急性呼吸窘迫综合征、多器官功能障碍综合征（MODS）、充血性心力衰竭、心血管或冠脉搭桥手术的围术期、ECMO 使用过程中的液体管理、药物或毒物中毒、急性肝功能衰竭以及肝移植围术期支持治疗等。

（二）工作原理

目前 CRRT 清除溶质的原理主要有：①弥散，主要依赖于透析膜两侧溶质的浓度梯差，其次溶质的清除与大小成反比，通过弥散主要清除病人血液中的一些小分子物质，如尿素、肌酐、钾离子、钠离子等。②对流：有赖于透析膜两侧的压力差，超滤量和膜筛选系数决定了溶质的转移速度，通过对流原理可以清除病人血液中的一些小、中分子物质，如各种炎症介质等。③吸附：在透析器上加有一些吸附剂，如碳罐、树脂、A 蛋白柱等，通过正负电荷或范德华力同半透膜发生吸附，溶质的清除与溶质分子的特性及半透膜表面积有关，通过吸附主要可以清除血液中的一些中、大分子物质，如炎性介质、细胞因子和内毒素等。

（三）CRRT 的护理与观察要点

1. 对实施 CRRT 的病人要做好全面的评估和观察

(1) 生命体征的评估：测血压、心率每 30~60min 一次，以及时发现其变化，随时调整血液净化的速度，一般以匀速为最佳。

(2) 意识状态、瞳孔和四肢活动观察。

(3) 肾功能、血电解质和酸碱平衡的监测。

(4) 定时观察和记录血液净化机器显示的各种参数变化，尤其是动脉压、跨膜压、血流速度等。

(5) 体温监测：因血液净化时，液体进出量很大，可导致病人体温大幅度波动，应及时做好保暖工作。

(6) 出凝血状态的监测：在实施 CRRT 的过程中要将病人的血液引到体外，所以需要对管路实施抗凝，以防管道凝血。因此，CRRT 之前应根据病人的凝血状态选择合适的抗凝剂，如肝素或低分子肝素。但对于高危出血的病人为防止体内出血，可以实施无肝素抗凝或体外的低分子肝素抗凝，期间必须定时监测凝血功能，严密观察病人有无消化道、皮肤黏膜和穿刺点等出血情况。

2. 要做好病人的心理护理　在实施 CRRT 的过程中需要将病人的血液引到体外，因而会给病人造成紧张、焦虑、恐惧的心理。因此，对神志清醒病人实施 CRRT 前，要向病人解释 CRRT 的目的、作用以及可能出现的并发症，消除其紧张恐惧的心理，并取得配合。

3. 做好置换液的配置和使用　CRRT 实施过程中，应根据病人情况随时调整置换液，在进行置换液的配置过程当中要严格遵守三查七对原则和无菌操作原则。对于一些体温过低的病人需要打开血滤机的加温装置，将置换液加温到 36~38℃以后，再输入病人的体内以维持体温。

4. 做好血管通路的护理　CRRT 前，首先要建立一条血管通路。良好的血管通路的基本要求包括：血流量能够达到 200~300ml/min；容易建立体外血液循环，能反复使用；手术方法尽可能简单，成功率高；尽量不限制病人的日常生活等。血管通路按照使用时间长短分为：①临时性血管通路指能迅速建立，立即使用的血管通路。作为抢救生命的手段，主要用于急性肾衰竭、慢性肾衰竭还没有建立永久性血管通路、腹透、肾移植病人的紧急透析以及血浆置换和血液灌流等。②永久性血管通路：动－静脉内瘘（AVF）即以手术方式将动脉和静脉永久性地连接后，静脉扩张，管壁肥厚，可耐受穿刺针的反复穿刺，能长期维持使用。AVF 成熟一般需要 4~8 周，如需提前使用，至少应在 2~3 周以后。③半永久性血液透析通路主要指半永久插管，如果病人能进行永久血液透析通路则不提倡使用，颈内静脉是最常选择的血管。

血管通路是实施 CRRT 的前提条件，为了防止在血液净化间歇过程当中导管的堵塞，临床上对临

时性血管通路，一般会采用肝素进行封管。因此，在CRRT治疗前需要将导管内保留的肝素抽出，并检查导管有无凝血，如果有小血栓的形成需要立即抽出，绝对禁止向导管内强行推注液体以防血块脱落形成栓塞，治疗结束后要注入肝素进行正压封管。在启用和封管的过程当中都要做好无菌操作。此外，单针双腔管留置后需要每日更换敷料，在穿刺处标明留置和换药的时间，同时观察局部有无渗血、血肿及全身发热等反应。

（廖毅）

第七节 体液平衡监护

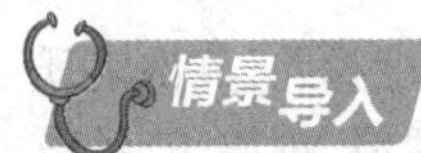

病人，男性，45岁，公务员。因“泡沫尿两年，颜面水肿一周，加重伴尿少两天”入院。血肌酐345μmol/L，尿素氮18.6mmol/L。血生化：血钾6.4mmol/L，血钠137mmol/L，血氯103mmol/L，血清总蛋白55g/L，白蛋白32g/L，血钙2.02mmol/L，血磷1.98mmol/L，总胆固醇6.5mmol/L，甘油三酯2.6mmol/L，尿酸535mmol/L。尿常规：蛋白2+，白细胞12个/HP，红细胞18个/HP，可见颗粒管型。

请思考：

试分析病人血液电解质是否存在失衡。

水和电解质是体液的主要成分，是构成正常体液容量、渗透压及维持机体正常代谢与脏器功能的基础。创伤、手术及许多内外科疾病均可导致体内水、电解质和酸碱平衡的失调，特别是急危重症病人更易发生，因而如何监测这些异常并正确处理这些问题已成为急危重症诊疗中一个极为重要的内容。

体液平衡失调可分为容量失调、浓度失调和成分失调。①容量失调：是指等渗性体液的减少或增加，只引起细胞外液量的变化，而细胞内液容量无明显改变，分为等渗性缺水、低渗性缺水、高渗性缺水和水中毒。②浓度失调：是指细胞外液中的水分增加或减少，以致渗透微粒的浓度（主要是钠离子浓度）发生改变，也即是渗透压发生改变，表现为低钠血症或高钠血症。③成分失调：是指细胞外液中除钠离子外的其他离子浓度改变虽能产生各自的病理生理影响，但因渗透微粒的数量小，不会造成对细胞外液渗透压的明显影响，仅造成成分失调，如低钾血症或高钾血症，低钙血症或高钙血症，以及酸中毒或碱中毒等。

监测体液及其成分变化可早期判断有无发生体液平衡失调，护士对体液平衡的评估和处置包括准确测量和记录摄入和排出量、体重和生命体征等。反映体液变化最敏感的是体重变化和液体摄入和排出量，而生命体征变化可能会等到较明显体液失衡时才会表现出来，因此，对体液状态的准确评估非常重要。

一、液体出入量监测

准确记录液体的摄入和排出量是评价和治疗体液、电解质失衡的重要依据。一般可记24h出入量的记录和统计，危重病人有时需要记每小时出入量。对于严重电解质和酸碱平衡失衡的病人，要详细记录每次摄入、输入和排出物的种类、数量和具体时间，以助于区分肾前性和肾性肾功能损害。

二、体重监测

数小时或1d内体重变化往往反映体液容量变化。注意测定标准恒定，有变化时应及时告知医师。

三、血容量监测

（详见本章第二节心血管系统功能监护）

四、水电解质平衡常用监测指标及维护

血清钠监测与平衡维护

1. 血清钠的监测　正常值为 135~145mmol/L。

(1) 低钠血症：血清钠小于 135mmol/L 为低钠血症，主要见于大量消化液丧失、大面积创面渗液及使用排钠利尿剂等所致的低渗性缺水，血钠浓度越低，病情越重。根据缺钠程度，低钠血症分为血清钠为 135~130mmol/L 为轻度低钠血症、129~120mmol/L 为中度低钠血症、低于 120mmol/L 为重度低钠血症。低钠血症可引起疲乏、头晕、手足麻木，恶心呕吐、低血压，尿量少，尿中含钠和氯量不同程度下降，神志不清等一系列神经症状，其症状严重程度与血钠值和血钠降低速度有关。重度低钠血症会出现严重症状，甚至死亡。

治疗上应积极处理致病原因。①多数低钠血症伴血容量过低病人，通过静脉输注生理盐水或高渗盐水以纠正低钠血症，同时补充血容量；重度低钠血症并有生命危险时必须补充高渗盐水，如 3%~5% 氯化钠溶液；②多数轻度低钠血症伴充血性心力衰竭病人，限制液体输入量（1000ml/d 左右）可能是主要治疗手段；③低钠血症伴容量过多，可在限液前提下给予呋塞米或依他尼酸，必要时给予高渗盐水。

(2) 高钠血症：血清钠高于 145mmol/L 为高钠血症，常见于摄入水分不足或丧失水分过多而导致的高渗性缺水。临床表现以神经系统症状为主，病人可有口渴、烦躁、嗜睡及震颤、肌张力增高等，初期症状的轻重与渗透压高低和血钠增高速度有关；病情进一步出现抽搐、惊厥、昏迷等严重症状时，血钠值可高达 165~170mmol/L，血浆渗透压常高于 350mmol/L。

治疗上，解除病因非常重要，能口服者予饮水；无法口服的病人，可静脉滴注 5% 葡萄糖溶液或 0.45% 氯化钠溶液，补充已丧失的液体。所需补充液体量可先根据临床表现，估计丧失水量占体重的百分比；然后按每丧失体重的 1% 补液 400~500ml 计算，分两天内补给，补液量中应加上 2000ml 生理需要量 /d。注意事项：①治疗期间应严密监测全身情况及血钠浓度，以便掌握病情和疗效，及时调整次日的补给量；②大多数高钠血症病人虽然缺水多于缺钠，但实际上也缺钠，因而补水同时还应补钠，否则，如只补水不补钠，将非但不能纠正缺钠，可能反过来出现低钠血症；③补液不宜过快，以防引起脑水肿；④如同时存在缺钾，可在尿量超过 40ml/h 后补钾；⑤经上述补液治疗后若仍存在酸中毒，可酌情补给碳酸氢钠溶液。

静脉输液原则是：输注速度应先快后慢，总输入量应分次完成。每 8~12h 根据临床表现及检测资料，包括血 Na^+、Cl^- 浓度、动脉血血气分析和中心静脉压等，随时调整输液计划。

2. 血清钾的监测　正常血清钾浓度为 3.5~5.5mmol/L。

(1) 低钾血症：低于 3.5mmol/L 时称为低钾血症，主要由于钾离子向细胞内转移、钾摄入不足或丢失所致。当缺水被纠正之后，易出现低钾血症；此外，低钾血症可致代谢性碱中毒。治疗上，积极处理病因，采取分次补钾，边治疗边观察的方法。能口服者尽量口服补钾；无法口服钾剂者，均需经静脉补给。补钾量可参考血钾浓度降低程度，每天补钾 40~80mmol 不等。静脉补钾注意事项：①浓度限制：输液中含钾量不宜超过 40mmol(相当于氯化钾 3g)/L；②速度限制：补钾量应控制在 20mmol/h 以下；③见尿补钾；④往往需要补钾数日，才能纠正细胞内缺钾。

(2) 高钾血症：高于 5.5mmol/L 时称为高钾血症，常见于酸中毒所致的钾离子细胞外转移及肾脏排泄功能受损、大量输血等情况。高钾血症致病人心搏骤停的危险，因此一经诊断，应予积极治疗。①应立即停用一切含钾的药物或溶液；②通过输注碳酸氢钠溶液、输注葡萄糖溶液及胰岛素等促使 K^+ 转入细胞内，口服阳离子交换树脂，透析疗法等方法降低血钾浓度；③静脉注射 10% 葡萄糖酸钙溶液 20ml 或氯化钙针 10ml，以缓解 K^+ 对心肌的毒性作用。

3. 血清镁　正常值为 0.8~1.2mmol/L，小于 0.8mmol/L 时称为低镁血症，可见于饥饿、吸收障碍综合征及长期胃肠消化液丢失，如肠瘘病人等。血清镁高于 1.2mmol/L 时称高镁血症，主要见于肾功能不全病人。注意血清镁浓度正常，并不代表机体不缺镁。

4. 血清钙　正常值为 2.1~2.55mmol/L。低钙血症小于 2.1mmol/L，常见于重症急性胰腺炎、肾功

能障碍及甲状旁腺受损等情况。高钙血症大于 2.55mmol/L，常见于小肠吸收增多、摄入过量的维生素 D、骨破坏增多、甲状旁腺功能亢进等。

五、酸碱平衡常用监测指标及酸碱失衡的判断

（一）酸碱平衡常用监测指标

1. 酸碱度（pH）　pH 反映血液的酸碱度，正常值为 7.35~7.45，平均值为 7.40。小于 7.35 为酸中毒，大于 7.45 为碱中毒。pH 是一个综合性指标，既受代谢因素影响，又受呼吸因素影响。

2. 动脉血二氧化碳分压（$PaCO_2$）　$PaCO_2$ 是指血液中物理溶解二氧化碳分子所产生的压力，主要受呼吸性因素影响，是酸碱平衡中反映呼吸因素的指标，正常值为 35~45mmHg，临床上以 $PaCO_2 \geqslant 50$mmHg 作为诊断Ⅱ型呼吸衰竭的实验室依据。

3. 动脉血氧分压（PaO_2）　指血液中物理溶解氧分子所产生的压力，正常值为 80~100mmHg。用于判断缺氧及其程度。①轻度缺氧：PaO_2 60~80mmHg；②中度缺氧：PaO_2 40~60mmHg；③重度缺氧：PaO_2 小于 40mmHg。临床上以 $PaO_2 < 60$mmHg 作为诊断呼吸衰竭标准。

4. 动脉碳酸氢根浓度（HCO_3^-）　以标准碳酸氢盐（SB）和实际碳酸氢盐（AB）表示。SB 是血温在 37℃、血红蛋白充分被氧饱和的条件下，经用 $PaCO_2$ 为 40mmHg 的气体平衡后所测得的 HCO_3^- 浓度，排除了呼吸因素对它的影响，故称标准碳酸氢根，是判断代谢性酸碱平衡失衡的定量指标。AB 是指未经气体平衡处理的人体血浆中 HCO_3^- 的真实含量（血气报告中的 HCO_3^- 即指 AB），是血浆中 HCO_3^- 的真实浓度，与 SB 相比，AB 包括呼吸因素的影响。当两者均升高，且 AB > SB 时，见于代谢性碱中毒或呼吸性酸中毒代偿；当两者均降低，且 AB < SB 时，见于代谢性酸中毒或呼吸性碱中毒代偿。AB 和 SB 测定值是一样的，正常值均为 22~27mmol/L，平均 24mmol/L，理论上小于 22mmol/L 考虑代谢性酸中毒；大于 27 mmol/L 考虑代谢性碱中毒。

5. 动脉血氧饱和度（SaO_2）　是单位动脉血红蛋白氧含量的百分数，正常值大于 96%~100%。

6. 碱剩余（BE）　指在标准条件下，即体温 37℃、$PaCO_2$ 40mmHg、SaO_2 100% 的情况下，将 1000ml 血浆或全血用酸或碱滴定至 pH 7.40 时所需的酸或碱量。正常值为 ± 3mmol/L。

（二）判断酸碱失衡的步骤

判断酸碱失衡应根据病因、病情、电解质、血气分析、治疗措施结果及临床表现等进行动态的综合分析。在血液酸碱监测中，pH、$PaCO_2$、HCO_3^- 浓度或 BE，是反映机体酸碱平衡的三大基本要素。pH 是判断血液酸碱度的指标，$PaCO_2$ 反映呼吸性因素，$PaCO_2$ 的原发性增加或减少，则引起呼吸性酸中毒或呼吸性碱中毒。HCO_3^- 反映代谢性因素，HCO_3^- 或 BE 的原发性减少或增加，可引起代谢性酸中毒或代谢性碱中毒。三者在对酸碱失衡的分析过程中具有重要意义。

第一步：根据 pH 指标来判断归于以下哪一种基本的紊乱类型，即 pH 确定有无酸中毒或碱中毒。再根据 $PaCO_2$ 与 HCO_3^- 浓度（或 BE）两个指标的变化关系，判断是呼吸性还是代谢性因素，进而结合 pH 判断机体的代偿情况，同时应将酸碱紊乱的时间因素考虑在内。

第二步：当 $PaCO_2$ 与 HCO_3^- 浓度（或 BE）呈反向变化，即一个指标值增高，另一个指标值降低时，应诊断为复合型酸碱失衡（相加型）。当 $PaCO_2$ 与 HCO_3^- 浓度（或 BE）呈同向变化，即两个指标值同时增高或两个指标值同时降低时，可能会有两种情况：一种是单纯性的酸碱失衡，其中一个指标值的变化是原发性改变，而另一指标的变化是继发的代偿性改变，原发的失衡决定了 pH 是偏酸或偏碱。另一种是复合型酸碱失衡（相消型），即两种变化均为原发性改变。究竟为两者中的哪种类型需要根据代偿的时间、代偿的限度等进行综合分析。

第三步：酸碱平衡紊乱的病因诊断。应包含：病人的病史、体征、神志、平衡状态和目前的用药情况；电解质情况尤其是钾离子、氯离子和阴离子间隙（AG）；氧状态参数 PaO_2、SaO_2；其他必要的临床实验室检查，如尿 pH、酮体、血糖、血肌酐、乳酸等。

（廖毅）

思考题

1. 影响动脉血气分析结果的因素有哪些？

2. 人工气道病人吸痰的指征有哪些？

3. 病人，男，30 岁，因车祸急诊入院，检查发现病人双下肢骨折，神志不清，体温 36.5℃，脉搏 110 次 /min，血压 90/70mmHg，中心静脉压 4cmH_2O，护士应立即执行的护理操作是什么？

4. 肠内营养的常见并发症有哪些？

思路解析

扫一扫，测一测

笔记

第五章 灾难救护

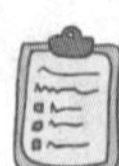

1. 掌握灾难现场检伤分类的原则和方法以及灾难现场的救护原则。
2. 熟悉各种不同灾难类型的特点和灾难伤员的转送原则。
3. 了解灾难医学的定义和灾难护理的概念;灾难现场检伤分类标志。
4. 培养良好的团队合作和沟通能力,树立以人为本、生命至上的理念。

第一节 概 述

进入21世纪以来,随着各种类型灾难的频繁发生,造成大量的人员伤亡和财产损失。资料显示,全世界每年约有350万人死于灾难,约占人类死亡总数的6%,是除自然死亡以外人类生命与健康的第一杀手。近十年来,我国已成为世界上第三个灾难损失最为严重的国家。灾难医学作为医学学科起源于20世纪下半叶,作为灾难医学救援队伍中的主力军,护士掌握灾难医学救援的知识和技术是灾难救援成功的重要保证之一。

一、灾难、灾难医学、灾难护理的定义

灾难(disaster)是指任何能引起设施破坏、经济严重损失、人员伤亡、人的健康及社会卫生服务条件恶化的事件,当其破坏力超过发生地区所能承受的限度,不得不向该地区以外的地区求援时,称之为灾难。灾难按发生的原因分为自然灾害和人为灾难;按发生的顺序分为原生灾难、次生灾难和衍生灾难;按发生方式分为突发灾难和渐变灾难。

灾难医学(disaster medicine)是一门研究在各种灾难情况下实施紧急医学救治、疾病预防和卫生保障的学科,涉及急救医学、创伤外科学、危重病医学、卫生学、流行病学、社会学、心理学、地震学、军事学、气象学等多门学科,是一门独立的多学科相互交叉渗透的新兴边缘学科。

灾难护理(disaster nursing)是指系统、灵活地应用有关灾害护理独特的知识和技能,同时与其他领域开展合作,为减轻灾害对人类的生命、健康所构成的危害所开展的活动。

二、灾难救护系统

(一) 灾难事件指挥系统

能提供共同的组织结构和交流模式,使不同组织共同应对大规模的灾难。灾难事件指挥系统

(incident command system,ICS)的目的,在于简化不同灾难应对组织之间的沟通程序,明确职责,实现统一指挥。

救护人员必须服从灾难事件指挥系统的统一指挥,紧急医疗服务是现场有紧急医疗需求时灾难事件指挥系统的最核心部分,要求参与救护人员十分广泛,包括各级卫生行政部门成立的医疗卫生救援指挥组织、专家组和医疗卫生救援机构。

(二)灾难医学救援中护士的角色

灾难的突发性、地域性等特点决定了灾难救援的多样性、复杂性和救援工作环境的艰险性,作为灾难救护的重要力量,对护士就有着更高的要求。

1. 具备丰富的专业知识和技能　了解灾难致伤的基本规律,掌握灾难救护的基本知识和基本技能。

2. 具备良好的心理素质　在面对大量的伤亡人员以及随时可能发生的危机事件,要求护士有良好的自我心理调适能力。

3. 具备优秀的综合素质　灾难救援环境恶劣,工作强度大,还得与其他学科人员合作救援,要求护士有强健体魄、充沛精力、较强的沟通协作能力以及观察能力。

4. 具备独立处理问题的能力　在灾难救援过程中,各种状况突发多变,医疗条件有限,要求护士应具备较强的应急处置能力,包括熟练掌握现场急救技术、检伤分类技术、转运过程中的救护技术以及各种心理干预技术。

(三)灾难救援中护理的内容要点

1. 现场伤员的救护　护理人员在灾难现场迅速为伤员提供现场救护,配合医生做好救护工作。

2. 伤员转送途中的监护　在伤员转送途中,护理人员承担转运途中的伤员生命体征监测和病情观察,做好基础护理工作。

3. 伤员心理护理　严重的灾难会给伤员及家属带来很大的心理创伤,护理人员对灾难伤员出现的心理问题,协助进行心理疏导。

4. 协助灾区医院重建护理秩序　灾难会给灾区的医院带来很大的损坏,救援护理人员应协助灾区医院重建护理秩序,共同开展救护工作。

5. 协助灾难现场与医疗救治点的消毒工作　大灾难过后容易导致疫情的暴发流行,护理人员协助各医疗救治点做好消毒工作,协助控制传染病暴发。

6. 对灾区伤员和民众进行健康宣教　对灾区群众应进行疾病知识的宣教,让他们养成良好的卫生习惯,在特定时期应避免进食不洁饮食、不饮生水,严防“病从口入”。

三、灾难现场的医学救援

灾难现场混乱、惊恐、无序,伤病员众多,伤情复杂严重,医疗条件差,交通堵塞不便,生活条件艰苦,缺电少水,食物缺乏等,环境仍可能有火、毒、震、滑坡、疫情、爆炸等危险因素存在。

(一)灾难现场救护的原则

灾难现场救护总体上须遵循快抢、快救、快送的“三快”原则。即先抢后救,抢中有救;根据伤情先救命后治伤,先重后轻;自救互救相结合,协助医生将伤病员迅速脱离现场,到达安全场地。灾难救护的原则具体如下:

1. 保持镇静　遇到意外灾难发生时,要保持镇静,不要惊慌失措,越慌张越易出差错。同时,还要设法维持好现场秩序。

2. 求助原则　如发生意外而现场无人时,应向周围大声呼救,请求来人帮忙或设法联系有关部门请求援助,切记不要单独留下伤病员无人照管。

3. 抢救伤员　根据伤情对伤病员进行分类抢救,总的处理原则是:先重后轻,先急后缓,先近后远。现场要求医护人员以救为主,其他人员以抢为主,各负其责,相互配合,提高抢救效率。

4. 原地抢救　对呼吸困难、窒息和心跳停止的伤病员,要快速将其头部置于后仰位并托起下颌,使其呼吸道通畅,同时实施人工呼吸、胸外心脏按压等心肺复苏操作,原地抢救。

5. 快速转运　对伤情稳定,估计转运途中不会加重伤情的伤病员,迅速将其转运到相关的医疗单位进行抢救,途中应不断观察伤病员的病情变化。

6. 服从指挥 现场抢救的一切行动必须服从有关领导的统一指挥，以便对伤员实施快捷、有序、有效的现场救治并合理分流伤员。

（二）灾难现场检伤分类

检伤分类是灾难救护的重要环节。当救护人员面对现场大批伤员时，根据病人伤情的严重程度进行分类，确定优先治疗程序的过程。可以用来决定优先治疗的顺序，也可以用来决定转送方式的顺序，还可以用来决定转送医院的顺序，分别称之为收容分类、救治分类、后送分类。

1. 检伤分类的原则 服从救治需要的原则；迅速而准确的原则；生命第一的原则；重复检伤动态评估的原则。

2. 检伤分类的种类 分为收容分类、救治分类和后送分类3种。

（1）收容分类：接收伤员的第一步，通过简单的询问和检查，对伤员进行大体区分。

（2）救治分类：是决定救治实施顺序的分类。将轻、中、重度伤病员分开，以确定救治的优先顺序。

（3）后送分类：分类动作的第三步，主要是根据伤员的诊断、预后和进一步救治的需要，确定伤员后送的顺序、地点、转运工具等。

3. 检伤分类的方法 检伤分类方法要求简单快捷，一般的方法是简单询问受伤史和主要症状，进行快速体格检查，注意气道、呼吸、循环、意识状态等。常用的检伤分类方法有ABCDE五步检伤法或简明检伤分类与快速急救系统（simple triage and rapid treatment,START）通过评估伤员的行走能力、呼吸、循环和意识四个方面进行检伤分类，具体方法见第二章第四节。

4. 检伤分类的标志 检伤分类的标志用于显示分类结果，传递分类信息，避免检伤分类工作的重复和遗漏。在灾难现场通常以颜色醒目的“伤情识别卡”贴于伤员的左胸部或其他明显部位。

（1）红色：代表非常严重的创伤，属于第一优先，需要立即给予生命支持。

（2）黄色：代表有中重大创伤，属于第二优先，可短暂等候而不危及生命。

（3）绿色：代表轻伤，属于第三优先，能行走、不紧急的伤员。

（4）黑色：代表死亡或无可救治的致命伤，属于第四优先。

（三）灾难伤员的转送

灾难短时间内造成大批量伤亡人员，使灾区医疗资源的供给与需求失去平衡。对伤员分检和初步救治后，及时转送至医疗机构进一步治疗，使转送伤员得到充足的医疗保障，降低危重病人的死亡率和致残率。

1. 转送指征 具有下列情况之一者可转送：①转送途中没有生命危险；②手术后伤情已稳定；③应当实施的医疗处置已全部完成；④伤情的变化已经处置；⑤骨折已固定；⑥体温在38.5℃以下。

2. 暂缓转送指征 ①休克症状未纠正，血流动力学不稳定者；②颅脑损伤怀疑有颅内高压、可能发生脑疝者；③颈髓损伤伴有呼吸功能障碍者；④胸、腹部损伤病情不稳定者；⑤骨折固定不确定或未经妥善处理者；⑥被转送人员或家属依从性差。

3. 转送的注意事项

（1）转送前的组织准备：大批量伤员转送前要做好精心组织准备，包括转送伤员统一编号、明确转送时间、转送模式、目的地和交接方式等准备工作。

（2）伤员转送前要做好一般处理和特殊处理：估计伤员转送过程中可能出现的并发症，做好应对措施，维持伤员的呼吸和循环功能。针对重伤员进行有针对性处理可以降低转运风险。如颅内压增高的伤员及时使用脱水剂、对严重血气胸伤员做好胸腔闭式引流等。

（3）向病人及家属交代病情，告知转送的必要性和途中可能的风险，征得同意并签字后实施转送。

4. 转送途中的护理要点

（1）地面转送：包括救护车转送和列车转送。护理要点：伤员应顺车体而卧或者根据病情采取不同的体位；将伤员妥善固定，避免剧烈震荡而加重出血和再损伤；上下车保持伤员的头高位，避免头部充血；加强病情观察，重点监测转送途中可能迅速恶化的伤员。

（2）水上转送护理要点：水上转送易受水文、气象等自然条件的影响，要防止晕船，以及呕吐引起的窒息；妥善固定伤员；实施护理操作过程中注意保持自身平衡。

（3）空中转送护理要点：合理安排伤员的位置，合并呼吸、循环功能障碍的伤员应头朝机尾，合并脑

水肿的伤员应头朝机头，以降低颅内压和减轻脑水肿；加强呼吸道护理；密切观察病情，防止低气压、低温、缺氧等对伤员的影响。

第二节　常见灾难的特点与救护

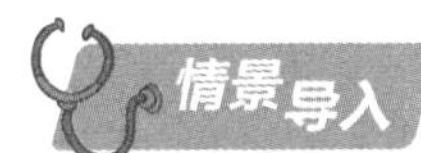

在某闹市区的一条市政道路上，一辆小轿车突然失控，以 50km/h 的速度撞向路边人群，造成人行道上多名成年人受伤。你正在院前值一线班，听从120调度，立即上救护车赶到事发现场。到达现场后，你作为一名急救护士，请问：

1. 该如何对这些伤员进行检伤分类？
2. 怎样对这些伤员实施现场救护？

一、地震救护

微课：
地震逃生和
现场救护

地震灾害在发生时间上具有突然性，在发生地域上具有不可预见性或广阔性。可造成人员伤亡、财产损失、环境和社会功能的破坏，对社会造成很大的影响。

（一）危害特点

1. 发生突然，防御难度大　由于地震灾害突然发生，人们毫无思想准备和防护措施，造成的人员伤亡非常惨重。

2. 破坏力强，伤亡惨重　地震的发生突然再加上建筑物抗震性能差，一次地震持续时间往往只有几十秒，却足以摧毁整座城市。地震可造成建筑物破坏以及山崩、滑坡、泥石流、地裂、地陷等地表的破坏和海啸等。

3. 次生灾害多且复杂　地震次生灾害是指强烈地震发生后，自然以及社会原有的状态被破坏，造成的山体滑坡、泥石流、海啸、水灾、瘟疫、火灾、爆炸、毒气泄漏、放射性物质扩散对生命产生威胁等一系列的因地震引起的灾害，统称为地震次生灾害。

4. 地域性分布和周期性　地震的发生呈现一定的地域性分布和周期性。

5. 地震预报困难　目前人们对地震灾害还停留在监测阶段，还不能准确有效地预报地震的发生。

（二）急救原则

地震引发的伤情多为机械性损伤，如骨折、软组织损伤最为常见，其次还有坠落伤、挤压伤等。在急救过程中要考虑救治的环境、伤员病情的复杂性，在组织抢险救灾的过程中，应遵循以下原则：

1. 启动灾难事件指挥系统，确立救护指挥官　一般由医疗救援队队长担任，主要担负承上启下的任务，向上级汇报现场情况，向下部署，并根据现场情况，随时请求支援。

2. 组建医疗救援分队　地震过后会导致大批量的伤员，需要大量的医疗人员组成若干医疗救援队奔赴现场。如 2008 年汶川地震共造成 69 227 人死亡、374 643 人受伤、17 923 人失踪。震后第二天，就有数十支医疗小分队奔赴灾区。到 5 月 21 日 20 时，医疗救治队伍已覆盖灾区每个受灾村庄。奋战在灾区一线的医务人员总数超过 14 万。

3. 现场救护原则　首先迅速使伤员脱离险境，先近后远，先易后难，先挖后救，先救命后治伤，先救活人后处置遗体。由经验丰富的医护人员快速进行检伤分类；保持呼吸道通畅；对骨折的伤员就地取材进行固定；对出血的部位进行止血包扎；对脱水的伤员尽早建立静脉通道，进行液体补入；对于挤压伤的伤员观察病人的血压、尿量和受压局部情况。

4. 伤员尽早分流和转送　由于地震造成大批量的伤员，灾区的医疗设施破坏严重，为使伤员得到最好的治疗。在完成初步的救治和维持生命必须的处理后，伤员应尽早转送到医院进行确定性救治。严重的伤员在病情得到一定缓解后，应立即转送到三级医院进行治疗。根据伤员的情况选择转送的方式，医护人员做好转送途中的监护。在汶川地震中，截止到 5 月 31 日，四川地震灾区累计向全国 20 个省区市的 340 多家医院转送地震伤员 10 015 人，为此出动了 21 次专列、99 架包机以及万余次救护

笔记

车和5000余名医务人员。

（三）应急救护

1. 震后自救

（1）要树立生存信念，先注意保护好自己。

（2）判断所处位置，改善周围环境，扩大生存空间，寻找和开辟脱险通道。

（3）保证呼吸道通畅。

（4）不要大喊大叫，尽量保存体力。听到动静时，用物体敲击发出求救信息。

（5）尽量寻找和节约食物、饮用水，设法延长生命，等待救援。

（6）如有外伤出血，用衣服进行包扎，如有骨折，就地取材进行固定。

2. 震后互救

（1）对埋在瓦砾中的幸存者，要先建立通风孔道，以防窒息。

（2）挖出后应立即清除口鼻异物。蒙上双眼，避免强光刺激。

（3）在救出伤病员时，应保持脊柱呈中立位，以免伤及脊髓。

（4）救出伤病员后，立即判断意识、呼吸、循环、体征等。

（5）根据伤病员的情况给予对应的处理。

（6）要避免伤病员情绪过于激动，给予必要的心理援助。

（7）正确处理挤压综合征的伤员：挤压综合征是指人体四肢肌肉丰富的部位，遭受重物长时间挤压，在挤压解除后出现的以肢体肿胀、肌红蛋白尿、高血钾为特点的急性肾衰竭、休克、甚至心脏停搏等表现，在救护过程中要注意以下几点：①力争尽早解除伤员身上的重物压迫，减少挤压综合征的发生；②伤员的伤肢可稍加固定限制活动，以减少组织分解、毒素吸收及减轻疼痛；③伤肢用凉水降温或暴露在凉爽的空气中，禁止按摩与热敷；④伤肢不要抬高，若有开放伤口和活动性出血应止血包扎。

微课：
挤压综合征病人的现场救护

二、水灾救护

水灾（floods）是指一个流域内因集中大暴雨或长时间降雨，导致该流域的水量迅猛增加，水位急剧上涨，超过其泄洪能力而造成堤坝漫溢或溃决，出现洪水泛滥的自然灾害。

（一）危害特点

1. 受灾面积大、持续时间长　如1998年夏长江特大洪水，持续了77d，长江上游一共出现8次洪峰，涉及省市、受灾农田2229万公顷。

2. 淹溺　洪水引起淹溺是死亡的主要原因。伤员可能因为溺水、呛入泥沙等引起肺水肿、心力衰竭，也可能因为长期浸泡在水中导致低温引发凝血功能障碍甚至呼吸、心跳停止。

3. 机械性创伤　各种机械性创伤在水灾中很常见。如建筑物倒塌或山石、树木冲撞都可造成挤压伤、骨折等多发性创伤。

4. 传染性疾病增多　洪水灾后人畜尸体腐烂、水源污染严重，蚊蝇滋生，可导致各种传染性疾病暴发流行，且疫情比较复杂。

5. 电击伤、爆炸及烧伤增多　洪水造成天然气运输管道、电源线、化工厂原料罐等破坏，很容易发生触电、爆炸和烧伤等。

6. 虫蛇咬伤　洪水上涨时，家畜、老鼠、蛇等爬行动物开始迁徙，而灾民为躲避洪水可能居住野外，从而虫蛇咬伤增多。

（二）急救原则

我国是水灾较多的国家之一，医学救援在灾害救援中对减少伤亡、减轻伤残具有举足轻重的作用，在水灾救护中应遵循以下原则：

1. 启动灾难事件指挥系统，确定救援方案　水灾的医疗救援有一定难度，要求医疗分队明确现场情况、评估危险程度的基础上做好救援方案，准备好充足的医疗药品，以及各种物质，并保证通讯网络通畅，协调和调动社会各方力量共同参与。

2. 做好现场的检伤分类　由经验丰富的医护人员在较宽敞的场所进行伤情评估，快速地将需要

紧急救治的伤员进行识别、现场进行生命支持的干预并组织转送。

3. 掌握重点，提高救治整体效能　针对水灾中出现的各种伤员，实施有效的救治。譬如淹溺者，从水中救出后，迅速清理呼吸道，保持呼吸道通畅，有呼吸心跳停止的就立刻实施心肺复苏；遇到电击伤的伤员，应迅速关闭电源，将伤员平卧，保持呼吸道通畅，若心跳停止者立刻实施心肺复苏；遇到毒蛇咬伤的伤员，立即用绷带在伤口近心端5cm处缚扎，阻止蛇毒吸收，再用清水、双氧水冲洗伤口，口服和外敷一些蛇药片，尽早使用抗蛇毒血清；为预防传染性疾病暴发，对传染源、传播途径以及易感人群实施防控措施。

4. 迅速转送伤病员　洪水灾害险情变化较大，应尽早把伤员转送到安全地区的医院治疗。

三、火灾救护

火灾（fire）是严重威胁生命财产安全，影响经济发展和社会稳定的常见灾害。全球每年发生火灾约600万起，造成数万人死亡和数以亿计的经济损失。发生火灾必备三个条件：可燃物、助燃物、引火源。

微课：
火灾逃生和现场救护

（一）危害特点

1. 火焰、烟气蔓延迅速　火灾发生后，在热传导、对流和辐射作用下，极易蔓延扩大，造成大量的高温热烟，给人的逃生和灭火带来极大的威胁和困难。

2. 空气污染、通气不畅、视线不良　火灾现场由于烟雾、水汽的综合作用，人的视线受到很大影响，污染的空气夹带着有毒物质，对逃生和救援都带来很大的影响。

3. 人员疏散困难　火灾突然发生，人们在惊慌之下，现场会非常混乱拥挤，造成人为踩踏损伤的几率比较大，对人员的疏散带来了很大的困难。

4. 人员伤亡和经济损失惨重　火灾常发生于人员密集的场所，消防设施不健全，人们也缺乏自我逃生训练，发生火灾时常造成较大的人员伤亡和财产损失。

（二）急救原则

火灾可通过直接伤害和间接伤害造成人体损伤，最主要的伤情是火焰烧伤，再有就是热烟灼伤。间接的伤害就是浓烟引起窒息；烟雾中有毒的气体如CO_2、CO、NO、SO_2、H_2S等，可刺激呼吸中枢，引起中毒性死亡；另外被倒塌的建筑物砸伤、刺伤以及割伤的也多见。火灾的现场救护中必须进行环境评估，注意保护自身安全的防护，避免自身伤亡，应遵循以下原则：

1. 检伤分类　对火灾致伤的伤员，评估烧伤的面积和深度，注意有无吸入性烧伤、窒息、骨折以及是否中毒等情况。

2. 火焰烧伤的伤员　迅速脱离火场，脱去燃烧的衣服，用水喷洒着火的衣服；保持呼吸道通畅，给氧；对烧伤的创面现场不做处理，保护好创面；给予镇痛剂，口服烧伤补液盐；如遇化学性烧伤，迅速脱掉污染的衣裤，用清水持续冲洗创面30min以上。

3. 中毒窒息伤员　迅速将伤员转移至通风良好处，保持呼吸道通畅，给予吸氧，呼吸、心跳停止者，立即行心肺复苏，并转送至医院进一步救治。

4. 其他　对于砸伤、刺伤或者高处坠落伤的病人可能合并多发性创伤，按创伤急救原则进行救治。

5. 分流转送　对于现场急救处理后的伤员，都应尽早转送至医院接受治疗。转送途中做好病情观察，尤其关注大面积烧伤的病人，防止发生低血容量性休克。

四、交通事故救护

交通事故伤（traffic crash injury）是指交通事故时因各种因素作用机体造成组织结构破坏和功能障碍。交通事故一般分为机动车事故、摩托车 事故、自行车事故和行人事故等类型。自1899年纽约发生第一例因交通事故致死事件后，全球每年因交通事故死亡人数逐年上升，世界卫生组织统计资料表明：每年死于交通事故的有125万人，受伤有3000万人以上。

（一）危害特点

1. 发生率、死亡率和致残率高　交通事故的发生在中低收入国家占了约80%，WHO统计每年死

笔记

于交通事故的人约有125万，致残约有500万人。

2. 引发交通事故的因素颇多　有驾驶人因素：如疲劳驾驶、超速、酒后驾驶、违规驾驶等；车辆因素：机械故障和设计缺陷，WHO指出世界80%国家销售的部分车辆不符合基本安全标准；还有道路环境因素：包括道路设计施工缺陷和恶劣天气的影响等。

3. 致伤因素多，损伤机制复杂　交通事故过程中同一伤员可同时发生多种损伤，同一类损伤也可出现在身体多个部位。

4. 伤情严重、死亡率高　交通事故损伤往往可以造成多发性创伤、复合伤，伤情复杂、休克死亡率高。

5. 诊治难度大　交通事故伤可同时存在开放性和闭合性损伤，也可能是多部位、多系统损伤，容易漏诊和误诊，确定救治的顺序困难。

(二) 急救原则

交通事故伤可造成车内外人多种损伤类型，如：撞击伤、碾压伤、切割伤、跌落伤、撕裂伤、挥鞭样损伤、骨折等，以头面部及四肢损伤比例最高，其次为胸腹部和脊柱伤。在现场急救过程中应遵循以下原则：

1. 快速检伤分类　救援人员到达现场后应快速评估现场环境，确保伤员和施救者安全，设置必要的醒目的警戒线和警戒标志；现场环境评估后，要评估伤员的数量和严重程度，是否需要增援，以及危重伤员的紧急处理和转送。

2. 现场救护　根据伤员的具体伤情采取有效的救护措施。

(1) 头面部损伤：有出血的迅速加压包扎止血，再检查有无颅内出血及颅骨骨折；有窒息者，将伤员平卧，清除口腔血块及异物，保持呼吸道通畅，必要时安置口咽通气管、环甲膜穿刺或者气管切开；检查颈部有无大动脉损伤、颈椎有无骨折，怀疑颈椎损伤立刻给伤员上颈托，按脊柱骨折进行搬运和转送。

(2) 胸腹部损伤：检查胸部有无肋骨骨折，气胸、血气胸等，有开放性气胸者迅速封闭伤口，变开放性气胸为闭合性气胸；有张力性气胸者立即穿刺减压；腹部脏器脱出时给予干净敷料覆盖、固定，不可把已脱出脏器送回腹腔。

(3) 骨折：四肢骨折、关节伤应在现场加以固定，脊柱损伤者应3~4人搬运至硬担架，防止继发性损伤。

(4) 肢体离断：对离断的肢体的残端进行包扎止血，残肢用洁净敷料包裹并低温保存随伤员一起转送到医院。

3. 分流转送　交通事故造成的大批量伤员，应根据周围的医疗资源进行分流转送，以确保伤员都能得到最好的救治。

五、矿难救护

矿难(mine disaster)是指在采矿过程中发生的事故。我国煤炭产量居世界首位，同时也是一个矿难大国。常见的矿难有瓦斯爆炸、煤尘爆炸、透水事故、矿井失火、顶板塌方等。

(一) 危害特点

新时期，煤矿事故呈现出突发性、破坏性、灾难性、继发性的特点，对矿区作业人员造成极大的安全威胁，同时造成较大的经济损失。煤矿事故的危害性之所以这么大，与事故发生后应急能力不足、救援不及时有关。

1. 影响范围大、伤亡人数多　我国的煤矿均为瓦斯矿井，瓦斯爆炸是矿山最严重、破坏性最强的群体伤亡事故。一旦发生瓦斯爆炸，会产生巨大的冲击波和反射冲击波，也会产生大量有毒的气体，温度可以高达几千摄氏度，对井下作业的工人都是致命性的损伤。

2. 救援条件有限　这是煤矿重大灾害事故不同于其他行业事故的最明显特征。井下一般灾害包括：水、火、瓦斯、顶板、煤尘。当重大事故发生时，井下的生产系统会遭到破坏，巷道被堵，导致新鲜风流无法及时输送至被困人员，而被困人员在无新鲜风流或其他供给的条件下存活时间较短。

3. 伤员伤势重　矿难发生时，工人多会因为井下作业的冒顶、片帮、塌方等导致砸伤、挤压伤、坠

落伤等;也可能因为瓦斯爆炸引起爆炸伤、烧伤;也有一部分透水事故而导致淹溺。

(二) 急救原则

我国煤矿系统的急救工作由井下和井口保健站、矿医疗站、矿务局总医院三级急救医疗网负责。一旦矿难发生,如何尽早开始医疗救援是影响救援成功的关键,应遵循如下原则:

1. 加强煤矿救护队的急救技能训练　煤矿救护队是矿难救援的主力军,矿难发生后首先下井实施救援,加强救护队的急救技能训练是提高矿难救援水平的重要措施。

2. 检伤分类　按检伤分类的原则对伤员进行快速评估和分类处置。

3. 现场救护　对爆炸伤、烧伤以及砸伤的伤员保持呼吸道通畅,给氧;包扎止血创面、固定骨折部位;镇痛、补液、抗休克及抗感染治疗。对窒息中毒者,应立即转运至通风良好处,保持呼吸道通畅,给氧;根据中毒情况采取相应的救护措施。

4. 分流转送　根据伤员的数量和严重程度进行分流转送至医院,进行进一步的救治。

六、急性放射性损伤救护

放射性损伤指机体全身或局部受到放射线外照射或放射性核素污染而导致的组织损害。能引起放射性烧伤的射线主要有 β 射线、γ 射线和 X 射线。

(一) 危害特点

1. 突发性和快速性　放射事故往往突然发生,会有大量放射物质蔓延到周边空气中,对人们健康威胁极大,引起腹泻、脱发、出血、头晕等。

2. 损伤多为复合伤　放射性损伤首先累及的是皮肤,可以导致皮肤的急性放射性损伤,也可能引起放射性皮肤癌;还可能导致急性大脑综合征、胃肠综合征、造血系统的损伤等。

3. 社会心理影响大　随着科技的普及,人们对核辐射、核辐射事故及放射物感染等了解越来越多,也认识到核辐射事故的巨大危害。因此,人们对于核辐射事故也是十分惧怕。一旦某地区有核辐射事故出现,那么该地区附近的人们将惶恐不安。

4. 影响范围大、持续时间长　在核辐射事故出现后,不仅对社会秩序冲击极大,而且事故波及范围大、危害人群多、持续时间长。只要某区域的空气中夹杂着放射物,那么该区域中生活的所有居民都可能感染放射物。再次,放射物在空气中的停留时间会特别长,无法在短时间内消除。

(二) 急救原则

1. 启动灾难事件指挥系统　一旦发生放射性事故,应立即向上级汇报,启动应急预案,将事故控制在最小的范围,减小事故的后果。

2. 现场救护

(1) 尽快脱离放射源,消除放射性沾染,避免再次受到照射。

(2) 保护损伤部位,防止外伤及各种理化刺激,及时给予必要的保护性包扎。

(3) 消除炎症,防止继发感染,促进组织再生修复。

(4) 对不同严重程度的放射性烧伤采取不同的方法进行治疗,对有深部组织损伤,经久不愈的溃疡应考虑进行手术治疗,切除坏死组织,进行缝合、植皮或者皮瓣移植。

(5) 如同时伴有全身性放射损伤(放射病),应局部治疗与全身治疗结合进行。

3. 对污染的场所进行去污处理　事故造成的某些场所被放射性污染后,在放射性物质泄漏已经得到可靠控制的情况下,应当迅速安排进行场所去污,去污过程中,应对所产生的固态和液态废物进行适当分类收集,以便进一步处理或处置。并做好场外环境的辐射监测。

七、突发公共卫生事件救护

突发公共卫生事件(public health emergency)是指已经发生或者可能发生的、对公众健康造成或者可能造成重大损失的传染病疫情和不明原因的群体性疫病,还有重大食物中毒和职业中毒,以及其他危害公共健康的突发公共事件。

(一) 危害特点

1. 突发性　事件多为突然发生,发生紧急,难以预测,无法做出相应的应对措施。

2. 成因的多样性　许多公共卫生事件与自然灾害有关，如地震过后会引发大的疫情。也有的公共卫生事件跟环境的污染、生态的破坏有关。社会安全事件也是形成公共卫生事件的一个重要原因。

3. 分布的差异性　在时间分布上有差异性，不同季节传染病的发病率不同。

4. 传播的广泛性　传染病一旦具备传染源、传播途径以及易感人群，就可能在毫无国界情况下广泛传播。

5. 复杂性以及多样性　重大卫生事件不仅对人的健康有影响，对环境、经济乃至政治都有影响。引起公共卫生事件的因素是多样性的，如生物因素、自然灾害、食品药品安全事件等。

6. 频繁发生、新发事件多　近些年公共卫生事件发生率越来越频繁，与忽视生态保护、有毒害物质滥用，公共卫生事业建设投入经费不足都有关系，导致新发事件不断发生，如艾滋病发病率越来越高、非典疫情、禽流感疫情、手足口病等都威胁着人类的健康。

（二）急救原则

1. 启动突发事件应急处理指挥部　突发事件发生后，应由有关部门成立突发事件应急处理指挥部，实行统一领导、统一指挥。

2. 做好应急预案　包括对突发事件的监测和预警；突发事件信息的收集、分析、报告与通报制度；事件的分级、应急工作方案；现场控制、应急设施、设备、救治药品和医疗器械等储备和调度。

3. 积极上报　突发公共卫生事件情况紧急，必须及时向上级领导汇报。

4. 现场处理原则　突发公共卫生事件情况紧急，应立即将受害者脱离现场，送往有条件的专科医院，必要时立即隔离。对传染病病人和疑似传染病病人，应当采取就地隔离、就地观察、就地治疗的措施，减少危险因素的扩散。

（曾学燕）

思考题

在某车祸现场，作为现场的医护人员，病人甲明显上肢骨折，走到你身边，查体：呼吸 24 次 /min，桡动脉搏动 127 次 /min，清醒、哭叫厉害，你将病人甲分为哪一类？病人乙仰卧于地没有呼吸，不能维持气道开放，颈动脉搏动微弱、无反应，你将病人乙分为哪一类？

思路解析

扫一扫，测一测

笔记

附　录

附录Ⅰ　APACHE Ⅱ评分系统表

姓名:__________　年龄:__________　性别:男　女　住院号:________________

A. 年龄	≤ 44 岁□　0 ;45~54 岁□　2 ;55~64 岁□　3 ;65~74 岁□　5 ;≥ 75 岁□ 6	A 计分:
B. 有无严重器官系统功能不全或免疫损害	非手术或择期手术后□ 2 ;不能手术及急诊手术后□ 5 ; 无以上情况□ 0	B 计分:

C.GCS 评分	6	5	4	3	2	1
1. 睁眼反应			□自动睁眼	□呼唤睁眼	□刺疼睁眼	□不能睁眼
2. 语言反应		□回答切题	□回答不切题	□答非所问	□只能发音	□不能言语
3. 运动反应	□按吩咐动作	□刺疼能定位	□刺疼能躲避	□刺疼肢体屈曲	□刺疼肢体伸展	□不能活动
GCS 积分:			C 积分 =15-GCS		C 计分:	

生理指标	分值								
	+4	+3	+2	+1	0	+1	+2	+3	+4
1. 体温(℃)	≥ 41	39~40.9		38. 5~38.9	36~38.4	34~35.9	32~33.9	30~31.9	≤ 29.9
2. 平均血压 (mmHg)	≥ 160	130~159	110~129		70~109		50~69		≤ 49
3. 心率(次 /min)	≥ 180	140~179	110~139		70~109		55~69	40~54	≤ 39
4. 呼吸(次 /min)	≥ 50	35~49		25~34	12~24	10~11	6~9		≤ 5
5. PaO_2(mmHg) (FiO_2 < 50%) $A-aDO_2$(mmHg) (FiO_2 < 50%)	 ≥ 500	 350~499	 200~349		> 70 < 200	61~70		55~69	< 55
6. 动脉血 pH 血清 HCO_3^-(mmol/L) (无血气时用)	≥ 7.7 ≥ 52	7. 6~7.69 41~51.9		7. 5~7.59 32~40.9	7. 33~7.49 23~31.9		7. 25~7.32 18~21.9	7. 15~7.24 15~17.9	< 7.15 < 15
7. Na^+(mmol/L)	≥ 180	160~179	155~159	150~154	130~149		120~129	111~119	< 110
8. K^+(mmol/L)	≥ 7	6~6.9		5. 5~5.9	3. 5~5.4	3~3.4	2. 5~2.9		< 2.5
9. 肌酐 (μmol/L)	≥ 309	169~308	133~168		53~132		< 53		

续表

生理指标	分值								
	+4	+3	+2	+1	0	+1	+2	+3	+4
10. 血细胞比容 /%	≥ 60		50~59.9	46~49.9	30~45.9		20~29.9		< 20
11. WBC/($\times 10^9 \cdot L^{-1}$)	≥ 40		20~39.9	15~19.9	3~14.9		1~2.9		< 1
D 计分：									

APACHE Ⅱ总积分 =A+B+C+D　　评分时间__________h　　APACHE Ⅱ总积分：______

说明：

1. 数据采集应为病人入 ICU 或抢救开始后 24h 内最差值，并注明具体评分时间。
2. B 项中“不能手术”理解为由于病人病情危重而不能接受手术治疗者。
3. 严重器官功能不全值：①心：心功能Ⅳ级；②肺：慢性缺氧，阻塞性或限制性通气障碍，运动耐力差；③肾：慢性透析者；④肝：肝硬化，门脉高压，有上消化道出血史，肝性脑病，肝功能衰竭史。
4. 免疫损害：如接受放疗、化疗、长期或大量激素治疗，有白血病、淋巴瘤、艾滋病等。
5. D 项中的血压值为平均动脉压。
6. 呼吸频率为病人的自主呼吸频率。
7. 如果病人是急性肾衰竭，则血清肌酐一项分值应在原基础上加倍。

记录医师：________________

附录Ⅱ　呼吸困难救治流程

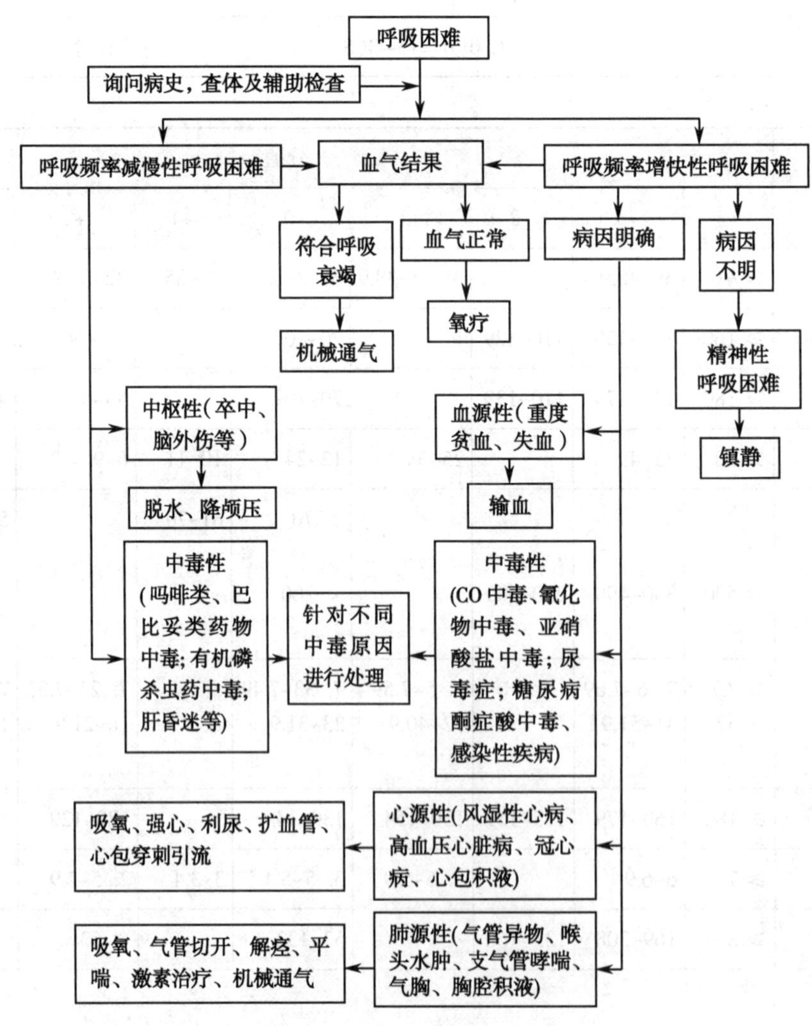

附录Ⅲ 急性腹痛的处理流程

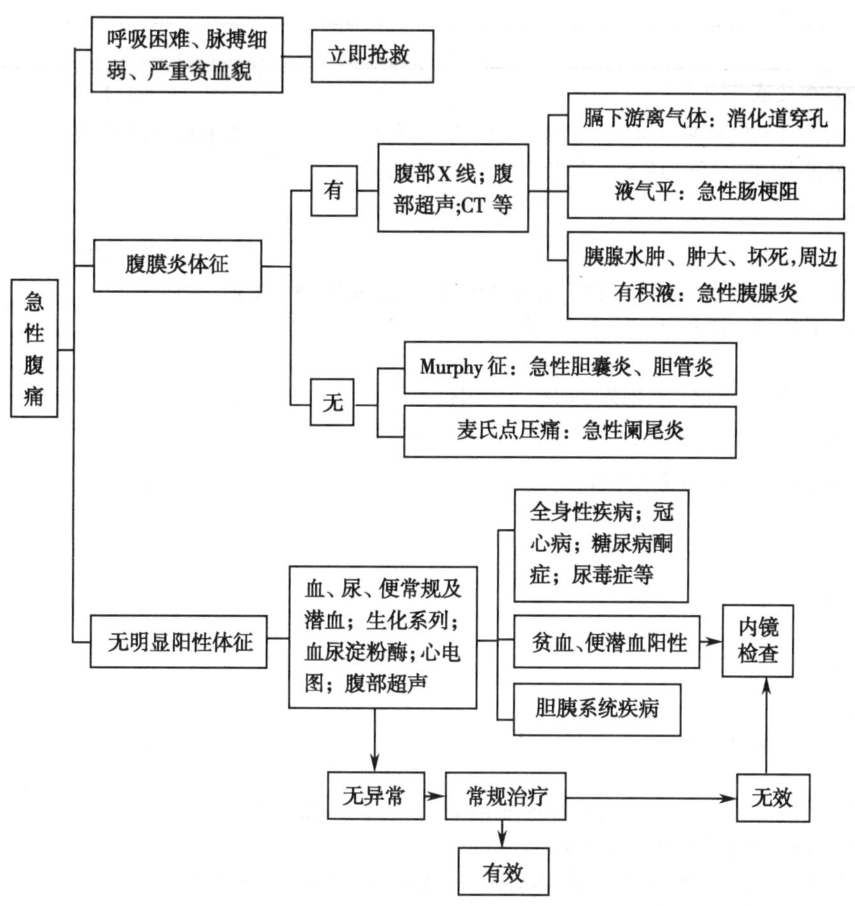

附录Ⅳ 高热救护流程图

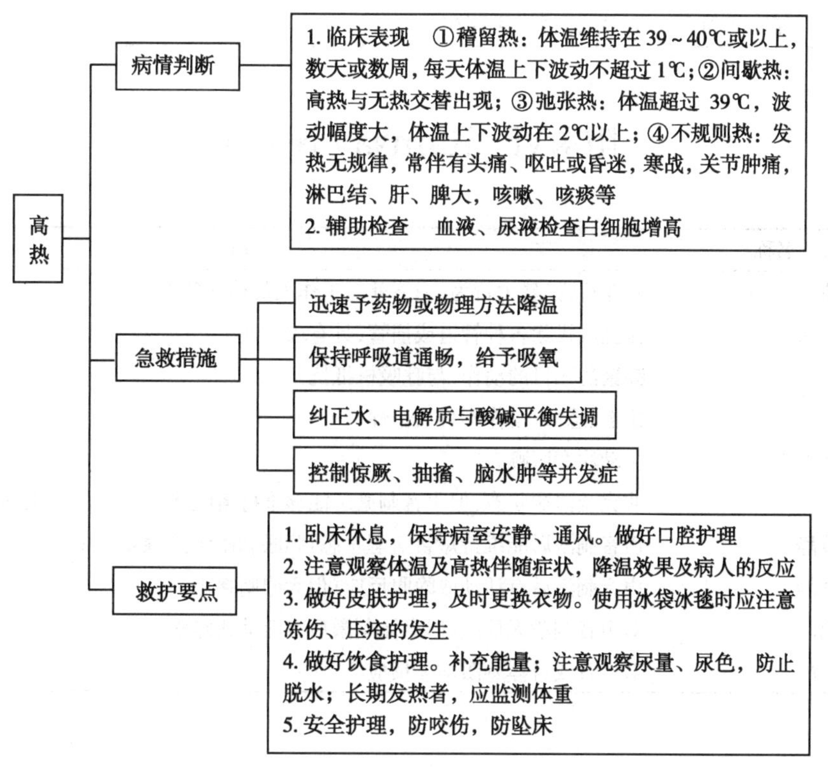

附录Ⅴ　ICU 意识模糊评估表(CAM-ICU)

CAM-ICU	
特征 1:意识状态急性改变或波动	阳性标准
病人的意识状态是否与其基线状况不同?或在过去 24h 内,病人的意识状态是否有任何波动?表现为镇静量表(如 RASS)、GCS 或既往谵妄评估得分的波动。	任何问题答案为"是"
特征 2:注意力障碍	
数字法检查注意力 指导语: 跟病人说,"我要给您读 10 个数字,任何时候当您听到数字'8',就捏一下我的手。"然后用正常的语调朗读下列数字,每个间隔 3s。 6 8 5 9 8 3 8 8 4 7 当读到数字"8"病人没有捏手或读到其他数字时病人做出捏手动作,均计为错误。	错误数 > 2
特征 3:意识水平改变	
如果 RASS 的实际得分不是 0 分(清醒且平静)为阳性	RASS 不为"0"
特征 4:思维混乱	
是非题: (1)石头是否能浮在水面上? (2)海里是否有鱼? (3)1 斤是否比 2 斤重? 您是否能用榔头钉钉子 当病人回答错误时记录错误的个数 执行指令 跟病人说:"伸出这几根手指"(检查者在病人面前伸出两根手指),然后说:"现在用另一只手伸出同样多的手指"(这次检查者不做示范) * 如果病人只有一只手能动,第二个指令改为要求病人"再增加一个手指"。如果病人不能成功执行全部指令,记录 1 个错误。	错误总数 > 1
CAM-ICU 总体评估:特征 1 和特征 2 同时为阳性,再加上特征 3 或特征 4 其中一项为阳性即为 CAM-ICU 阳性。 符合标准:阳性(谵妄存在),不符合标准:阴性(谵妄不存在)	

附录Ⅵ　Ramsay 评分表

得分	名称	描述
+4	攻击性	好斗行为、暴力行为,当下就对工作人员构成危险
+3	极度躁动	拉扯或拔除各种管道或插管,具有攻击性
+2	躁动	频繁的无目的动作,与呼吸机抵抗
+1	烦躁不安	焦虑、恐惧、动作不具攻击性
0	清醒且平静	主动注意照顾者
-1	嗜睡	非完全清醒状态,但声音刺激后能够维持清醒状态(睁眼并有眼睛接触 > 10s)
-2	轻度镇静	声音刺激后能维持短暂清醒状态(睁眼和眼睛接触 < 10s)
-3	中度镇静	声音刺激后有活动或睁眼反应(但无眼睛接触)
-4	深度镇静	对声音刺激无反应,但身体刺激后有活动或睁眼
-5	不可叫醒	对声音或身体刺激均无反应

附录Ⅶ　改良的 MRC 肌力分级

级别	评定标准
0	肌力完全丧失，无任何肌肉收缩
Ⅰ	可见肌肉轻微收缩，无肢体活动
Ⅱ -	消除重力影响能活动，但活动范围在 50%~100% 之间
Ⅱ	不能对抗阻力，但在消除重力影响后能做全范围运动
Ⅱ +	能对抗重力，但运动范围 < 50%
Ⅲ -	能对抗重力，但运动范围在 50%~100% 之间
Ⅲ	能对抗重力，且能完成全范围运动，但不能抗任何阻力
Ⅲ +	情况与Ⅲ级相仿，但在运动末期能对抗一定的阻力
Ⅳ -	对抗的阻力与Ⅳ级相同，但运动范围在 50%~100% 之间
Ⅳ	能对抗阻力，且能完成全范围活动，但阻力达不到Ⅴ水平
Ⅳ +	在活动的初、中期能对抗的阻力与Ⅳ级相同，但在末期能对抗Ⅴ级阻力
Ⅴ -	能对抗与Ⅴ级相同的阻力，但活动范围在 50%~100% 之间
Ⅴ	能对抗与正常相应肌肉相同的阻力，且能做全范围运动

附录Ⅷ　肌张力评定分级

分级	肌张力	标准
0	软瘫	被活动肢体无反应
1	低张力	被活动肢体反应减弱
2	正常	被活动肢体反应正常
3	轻、重度增高	被活动肢体有阻力反应
4	重度增高	被活动肢体有持续性阻力反应

改良的 Ashworth 分级

级别	评定标准
0 级	正常肌张力
1 级	肌张力略微增加，受累部分被动屈伸时，在关节活动范围之末时呈现最小的阻力，或出现突然卡住和突然释放
1+ 级	肌张力轻度增加，在关节活动的 50% 范围内突然卡住，在关节活动范围 50% 均出现最小阻力
2 级	肌张力较明显增加，通过关节活动大部分时，肌张力均明显增加，但受累部分仍能较容易被移动
3 级	肌张力严重增高，被动活动困难
4 级	强直，受累部分被动屈伸时呈现强直状态，不能活动

参考文献

[1] 王惠珍.急危重症护理学.3版.北京：人民卫生出版社，2016.
[2] 张波，桂莉.急危重症护理学.4版.北京：人民卫生出版社，2017.
[3] 尤黎明，吴瑛.内科护理学.6版.北京：人民卫生出版社，2017.
[4] 于凯江，杜斌.重症医学.北京：人民卫生出版社，2016.
[5] 李新钢，王任直.外科学 神经外科分册.北京：人民卫生出版社，2015.
[6] 董桂银.急危重症护理学.济南：山东人民出版社，2014.
[7] 胡爱招.急危重症护理学.2版.杭州：浙江大学出版社，2013.
[8] 许虹.急救护理学.北京：人民卫生出版社，2012.
[9] 徐琳.急救护理学.郑州：郑州大学出版社，2013.
[10] 王庸晋.急危重症护理学.南京：江苏科学技术出版社，2013.
[11] 卢根娣.急危重症护理学.上海：第二军医大学出版社，2013.
[12] 葛均波，徐永健.内科学.8版.北京：人民卫生出版社，2013.
[13] 陈孝平，汪建平.外科学.8版.北京：人民卫生出版社，2013.
[14] 周会兰.急危重症护理学.北京：人民卫生出版社，2013.
[15] 李相中.急危重症护理学.北京：军事医学科学出版社，2013.
[16] 刘大伟，邱海波，严静.重症医学专科资质培训教材.北京：人民卫生出版社，2013.
[17] 岳茂兴.灾害事故现场急救.2版.北京：化学工业出版社，2013.
[18] 杨丽丽，陈小航.急重症护理学.2版.北京：人民卫生出版社，2012.
[19] 张波.急危重症护理学.北京：人民卫生出版社，2012.
[20] 杨桂荣，缪礼红.急救护理技术.武汉：华中科技大学出版社，2012.
[21] 刘书祥.急重症护理.上海：同济大学出版社，2012.
[22] 叶文琴.急救护理.北京：人民卫生出版社，2012.
[23] 魏蕊.急救医学.西安：第四军医大学出版社，2012.
[24] 万长秀.急救护理学.北京：中国中医药出版社，2012.
[25] 巫向前，方芳.危重症监护.北京：人民卫生出版社，2012.
[26] 刘大为.重症医学科诊疗常规.北京：人民卫生出版社，2012.
[27] 王丽华，李庆印.最新ICU专科护士资格人证培训教程.2版.北京：人民军医出版社，2011.
[28] 谭进.急危重症护理学.2版.北京：人民卫生出版社，2011.
[29] 刘晓云.急救护理学.长沙：中南大学出版社，2011.
[30] 朱京慈.急危重症护理技术.北京：人民卫生出版社，2011.
[31] 狄树亭，马金秀，王扣英.急危重症护理护理技术.北京：中国协和医科大学出版社，2011.
[32] 万小燕，杜利.急救护理.武汉：湖北科学技术出版社，2011.
[33] 陶红.急救护理学.北京：高等教育出版社，2010.
[34] 王辰.呼吸治疗教程.北京：人民卫生出版社，2010.
[35] 张凤梅，贾丽萍.急救护理技术.北京：科学出版社，2010.
[36] 李春盛.急诊医学高级教程.北京：人民军医出版社，2010.
[37] 关青.急危重症护理学.北京：人民卫生出版社，2009.

中英文名词对照索引

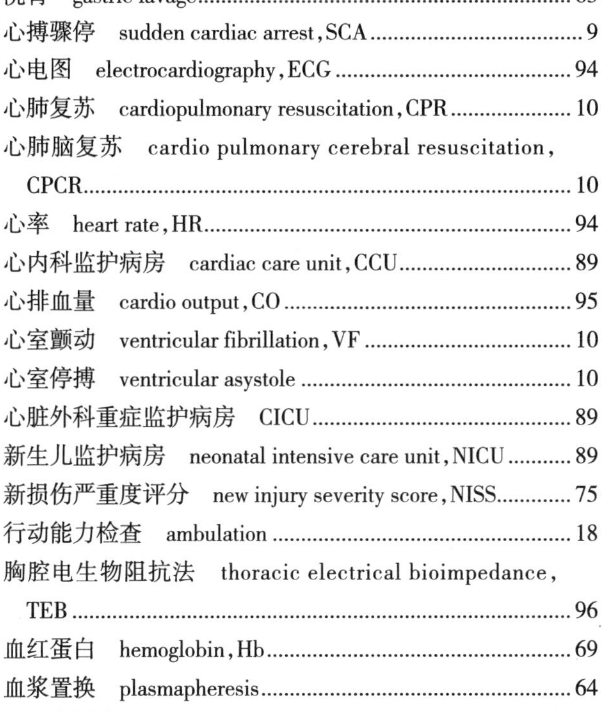

Z